5-7, rue de l'École-Polytechnique, 75005 Paris

http://www.harmattan.fr
diffusion.harmattan@wanadoo.fr

ISBN : 978-2-343-10033-3
EAN : 9782343100333

EAU MINÉRALE
ET MÉDECINE THERMALE

Michel Jaltel

EAU MINÉRALE ET MÉDECINE THERMALE

Deux millénaires d'histoire

L'Harmattan

DU MÊME AUTEUR :

La Roche-Posay, station européenne de la peau.

Royat, station thermale de l'artérite.

Amélie-les-bains, Editions Pharmathèmes.

Bourbonne-les-bains : plus de 2000 ans de médecine thermale.

Thermalisme et alimentation, Editions J. Lyon.

Thermalisme et bien-être, Editions Chiron.

Couverture 1re page : source du Par

La source thermale du Par à Chaudes-Aigues, l'une des eaux les plus chaudes d'Europe, avec une température de 82 ° C au griffon et un débit de plus de 300 l/minute. (Photo F. Billon).

PRÉFACE

Professeur Patrice Queneau

Ce livre est passionnant. Il nous est offert par un de ces gentlemen à la culture polyvalente qui se font rares aujourd'hui. Quel régal ! Bien écrit, il éclate de réalité et… fourmille de surprises !

Le Docteur Michel Jaltel, docteur en médecine, docteur en pharmacie, médecin biologiste, médecin thermal, membre honoraire de l'Académie de pharmacie, nous propose un condensé de ses connaissances encyclopédiques sur l'histoire du thermalisme : la grande histoire, résultante des multiples petites histoires et anecdotes sur cette thérapeutique multimillénaire, avec ses enjeux médicaux, mais aussi économiques, politiques, sociétaux, et même philosophiques : la spiritualité de l'eau n'est pas un vain mot !

En ces siècles pendant lesquels les épidémies ont décimé les populations davantage que les guerres les plus atroces, on voit combien le thermalisme a été recherché comme un lieu d'apaisement, une recherche de sérénité et le pansement des blessures, favorisé en cela par l'impuissance de la médecine à soigner les grands fléaux : la tuberculose, les épidémies gravissimes de peste, de lèpre, de syphilis et tant d'autres ! Cet ouvrage souligne à souhait la créativité des médecins thermaux à rechercher les bénéfices de l'eau, des boues, des gaz thermaux… en un mot du thermalisme sous toutes ses formes les plus appropriées.

Michel Jaltel se présente comme un prosélyte de l'eau, objet de toutes formes de pratiques telles que la cure de l'abbé Kneipp, le « *vicaire du choléra* », qui plaide pour les exercices corporels, la marche à contre-courant dans les ruisseaux, les bains aromatiques à base de paille d'avoine, de bourgeons de pin ainsi que les applications de serviettes et de draps mouillés. Il veut « *accommoder à chaque cas l'application de l'eau au besoin du patient* » auquel il propose volontiers de s'immerger deux fois par semaine dans l'eau glacée du Danube !

Mais l'auteur souligne aussi le rôle des investisseurs, avec l'idée prémonitoire de faire valser les grands de ce monde et leurs fortunes à l'image des bals de la cour impériale au temps de Napoléon III et du duc de Morny. Le livre décrit aussi comment fut créé le *Crédit immobilier*, puissante banque française, qui participe à la création des *Compagnies de gaz et de chemins de fer.*

L'arrivée du chemin de fer dans les régions thermales françaises ! Parlons-en ! Quel chambardement ! Là où les curistes étaient jadis acheminés sur « *des chemins si étroits, si scabreux pour arriver au Mont-Dore qu'ils ne pouvaient s'y rendre qu'en litière* »... l'arrivée du chemin de fer transforme tout, avec la création de nouvelles gares, la mise en place de nouvelles compagnies ferroviaires (la *Compagnie de l'Est...)* et les fameux trains des eaux : le rapide et luxueux « *Dauphiné Savoie Express* », le « *Vichy Express* », le « *Luchon Express* », le « *Pyrénées Express* », le « *Paris Pyrénées Express* ». La Compagnie PLM inaugure aussi un « *Londres Vichy Pullman* », ainsi qu'un « *Pullman Edelweiss* » venant d'Amsterdam et de Bruxelles afin de relier Vittel et Contrexéville avec le Nord-Ouest de l'Europe !

Puis il y a la publicité thermale ! C'est l'époque des premiers slogans publicitaires dont le lyrisme n'a d'égal que la référence aux personnalités venues se tremper dans les piscines thermales et boire l'eau magique des stations. Cette publicité est même servie par la littérature qui offre de fidèles descriptions de la journée d'un curiste. Tel Maupassant qui nous révèle la fameuse sonde *Baraduc* pour lavage d'estomac à l'eau thermale : « *grand instrument de torture du grand inspecteur qui la plongeait dans tous les œsophages des curistes avec une joie enfantine [...] Pareil à quelque supplicié des temps anciens, il [le malade] était serré, étranglé dans une sorte de camisole de force. [...] Les yeux hagards, les joues violettes, l'écume aux lèvres, le curiste haletait, suffoquait poussait des hoquets d'angoisse et cramponné aux bras du fauteuil faisait des efforts terribles pour rejeter cette bête de caoutchouc qui lui pénétrait dans le corps. Le garçon ouvrit alors le robinet et bientôt le ventre du malade se gonfla visiblement. [...] Au lieu de tousser il râlait, le pauvre, et secoué de convulsions...* »

Le Docteur Michel Jaltel nous conte mille et une merveilles concernant des curistes célèbres : de César à Victor Hugo, en passant par Marguerite de Navarre et Catherine de Médicis, Bismarck, Napoléon III et l'impératrice Eugénie, l'étonnante Reine Victoria et sa passion pour Aix-les-Bains (et... ses « frivolités », dit-on), Honoré de Balzac (« *La peau de chagrin* » et la description des contreforts du Massif du Sancy), Alexandre Dumas (« *Voyage à*

Cauteret »), Alphonse de Lamartine et son coup de foudre pour sa belle créole phtisique qu'il avait sauvé de la noyade, Alphonse Daudet et son tabès terriblement douloureux (soigné à Allevard, Néris et Lamalou, ce qu'il conte notamment dans *La Doulou*, son journal de souffrance), Sacha Guitry, Claude Debussy, Sarah Bernhardt et les années folles dans toutes leurs splendeurs créatives et un peu lestes....

Et Michel Jaltel de nous révéler combien cet engouement prélude à l'avènement du tourisme en montagne et au développement de stations thermales dépositaires d'un vécu historique et d'une mémoire qui devrait nous inciter à un peu de sagesse : tout cela n'aurait-il été que feu de paille essentiellement allumé par les joies de la montagne, les valses endiablées suivies d'émoustillants « collés-serrés » ? D'ailleurs pas inutiles pour assouplir les vertèbres et faire perdre du poids, n'est-ce pas ?

Les progrès considérables de la médecine moderne, notamment en thérapeutiques médicamenteuse et chirurgicale, ont bouleversé les pratiques médicales. Du coup, reste-t-il aujourd'hui une place pour le thermalisme dans l'arsenal des moyens pour soigner, soulager et guérir ?

Même si le présent et l'avenir se nourrissent du passé, le thermalisme moderne ne peut se dispenser d'une démarche d'évaluation clinique rigoureuse destinée à préciser, en 2016, son réel Service médical rendu (SMR) aux malades porteurs d'affections chroniques (douleurs, affections ORL, dermatologiques, vasculaires et d'autres). Cette démarche est en bonne voie.

C'est la perspective optimiste et exigeante de la conclusion de Michel Jaltel, à laquelle nous adhérons, dans le souci commun de déterminer la place exacte du thermalisme dans la science et l'art d'optimiser les soins, de façon personnalisée, c'est-à-dire pour chaque malade, à chaque moment de sa maladie.

Cher lecteur, lisez, dégustez avec gouleyance ce livre riche de vérités historiques, contées avec fidélité, humour et le charme subtil de la passion de l'auteur pour la magie de l'eau.

Pr Patrice Queneau

Membre de l'Académie nationale de médecine
Membre correspondant de l'Académie nationale de pharmacie
Doyen honoraire de la Faculté de médecine de Saint-Etienne
Professeur émérite de thérapeutique

SOMMAIRE

PRÉFACE 7

AVANT-PROPOS 15
La magie des sources thermales 16
L'eau, source de purification 17
Du symbolique... au pratique. Première domestication de l'eau 19

I. L'ÉPOQUE GALLO-ROMAINE 23

II. UN LONG DÉCLIN 33
Les invasions 33
Une nouvelle religion monothéiste 34
De grandes épidémies 40

III. TIMIDE RENOUVEAU THERMAL 47
Médecine arabe... Médecine de l'Eau 48
Retour au bain 49
Déjà la littérature... au griffon 50
Des personnalités qui s'intéressent aux eaux minérales 52
Un curiste célèbre : Michel Eyquem de Montaigne à Plombières 57

IV. PREMIÈRE LÉGISLATION THERMALE 61
Henry IV protecteur des sources thermales 61
D'illustres curistes à... Bourbon-l'Archambault 62
... puis à Vichy 65
Premières guerre des eaux... 67
De la guerre des eaux... à la guerre des métaux 70
Quelques personnalités célèbres en cure 72
Première ébauche d'une recherche thermale 74
Très grande polyvalence des maladies soignées 77

V. ESSOR DE NOUVELLES STATIONS 81
Un certain ruisseau puant... dans la banlieue de Paris... ! 81
Dans le bailliage de Darney... à quatre lieux de Neufchâteau 82
Chateldon... un petit Spa... entre Auvergne et Bourbonnais ! 85
Dans le jardin d'un certain Monsieur Cachat 86

VI. AVANT LES GRANDS CHANGEMENTS DE 1789 .... **89**
Quand les Philosophes viennent en cure 89
Libéralité des derniers intendants de province 91

VII. DES ANNÉES DIFFICILES **95**
La période révolutionnaire 95
Napoléonides 98
Un curiste assidu... pendant plus de trente ans 102

VIII. LES HÔPITAUX THERMAUX MILITAIRES **105**

IX. QUAND THERMALISME RIME AVEC ROMANTISME **113**

X. THERMALISME ET DIPLOMATIE : DU SECOND EMPIRE... À NOS JOURS **119**
Un impérial curiste : Napoléon III 119
Diplomatie thermale : Plombières 124
Bad Ems 125
Aix les bains 128
Evian 128

XI. RUÉE VERS L'EAU MINÉRALE **131**
Guerre des sondages, guerre des captages 131
La Bourboule... fille de Murat le Quaire 132
Châtel Guyon... ou Mont Oriol 133
Les trois Lamalou 135
Eau de Vichy ou... eau du bassin de Vichy ? 137
La grande bataille des goutteux et des bilieux 139
Guerre des établissements thermaux 140
De nouvelles stations thermales se font connaitre 143

XII. LES À-CÔTÉS DU THERMALISME **151**
Cures thermales à domicile 151
Eaux purgatives 153
Eaux minérales artificielles et sels de bain 155
Une célèbre pastille 156
Premier parc thermal d'attraction à Saint-Yorre : Château-Robert 158
Déjà... de l'or en bouteilles 158

XIII. LES CAUSES DU SUCCÈS **163**
Promoteurs et investisseurs 163
L'arrivée du chemin de fer 164
Début de la publicité thermale 168
Progrès médicaux et thermaux 169

XIV. L'EAU... OBJET DE TOUTES LES CONQUÊTES : CURE KNEIPP **173**

XV. DE LA BELLE ÉPOQUE... AUX ANNÉES FOLLES **177**
Une fin de siècle des plus brillantes 177
Les amants de Royat 182
Nouvelles orientations thermales : cure thermale et cure climatique d'hiver .. 185
Un nouveau siècle plein de promesses mais aussi parfois d'incertitudes 187

XVI. LA JOURNÉE DU CURISTE **191**
Passage obligé aux thermes 191
Vers une autonomie des buvettes 195
Quand les villes d'eau se transforment... en villes de pierres 198
Les distractions offertes au curiste 203

XVII. DES ANNÉES DIFFICILES **215**
Le régime de Vichy 215
L'Aïgat de 1940 dans les stations thermales catalanes 218

XVIII. L'APRÈS-GUERRE **221**
Naissance d'un thermalisme social 222
Nouvelles orientations thermales. Nouveaux concepts.
Nouvelles formes de thermalisme 225
De nombreux défis à relever pour cette fin du XXe siècle 229

XIX. UNE RECHERCHE THERMALE TOUJOURS TRÈS EN POINTE **237**
Découverte de nouvelles sources 237
Construction et rénovation de nombreux établissements thermaux 240
Des eaux minérales dont on s'efforce de mieux connaitre : 243
- L'origine 243
- La durée de formation 245
- La composition physicochimique 246
- Le mode d'action 246

XX. DES EAUX MINÉRALES DE PLUS EN PLUS EMBOUTEILLÉES **249**
Pourquoi ce besoin accru de consommer des eaux minérales embouteillées ? 249
Comme les grands vins, les eaux minérales possèdent leurs grands crus 251

XXI. L'AVENIR DE LA MÉDECINE THERMALE **255**
Le Service médical rendu pour mieux évaluer les effets favorables
des cures thermales 255
Une recherche permanente de la qualité 256
Une meilleure prise en compte du double effet d'une cure thermale 258
- Un volet curatif recherché depuis toujours 258
- Mais aussi un volet préventif trop longtemps négligé 259

CONCLUSION
RETOUR AUX SOURCES POUR PLUS DE SANTÉ, PLUS DE MIEUX-ÊTRE **263**

BIBLIOGRAPHIE **267**

LISTE DES STATIONS THERMALES MÉTROPOLITAINES CITÉES DANS L'OUVRAGE .. **271**

AVANT-PROPOS

Le thermalisme, médecine naturelle par excellence, puise ses origines dans un passé, oh combien lointain, puisque le jaillissement d'une source chaude des entrailles de la terre, de cette terre qui nous nourrit, éveilla dès le début de l'humanité, un sentiment mêlé de terreur mais aussi de respect et de vénération. Et d'ailleurs, comment rester insensible devant l'émergence tumultueuse d'une eau minérale parmi des grondements titanesques, des nuages de vapeurs soufrées, de gaz thermaux ou l'atmosphère empyreumatique qui entoure certains griffons !

L'origine d'une source thermale restera pendant longtemps empreinte de mystères et donnera lieu à nombre de légendes merveilleuses : une déesse d'amour pleura et, de ses larmes répandues sur la terre, sortirent la mer, les fleuves mais aussi quelques unes de nos sources thermales ! L'apparition d'une eau chaude jaillissant de la terre suscitera la fascination de tous les peuples anciens pour qui, seuls les dieux pouvaient faire surgir du néant ce précieux liquide chaud et lui conférer des qualités curatives réelles ou supposées, qu'on le boive ou que l'on s'y baigne. L'eau, élément cosmique au même titre que le soleil, l'air ou la terre, représente un composé indispensable à la vie. Aussi existera t-il, tout au long de la longue histoire de notre humanité, une relation privilégiée entre l'*Eau* et l'*Homme*. Ce dernier présentera avec l'eau, tantôt des rapports de soumission (mythes et religions), tantôt de domination, voire de domestication, en utilisant ce précieux liquide dans des domaines aussi variés que la santé, l'hygiène, l'agriculture, l'industrie. Aujourd'hui encore, l'eau thermale véhicule toujours un certain caractère mystérieux auquel le curiste de ce XXIe siècle se trouve encore confronté.

La magie des sources thermales

Dans l'histoire ancienne on retrouve de très nombreux témoignages de croyances, de superstitions en rapport avec les propriétés bienfaisantes des sources thermales. En Béotie, prés du temple de Trophonius, coulait une fontaine qui avait la réputation d'augmenter la mémoire : elle s'appelait *Mnémosyne*. A proximité, une autre source était connue pour faire perdre la mémoire : c'était la source *Léthé* qui donnera son nom au célèbre fleuve des Enfers connu pour apporter l'oubli aux âmes des morts. Selon Pline, il existait en Lycie une fontaine que l'on visitait pour connaître l'avenir : on donnait à manger aux poissons tout en posant des questions. Si la réponse était favorable, les poissons consommaient rapidement la nourriture ; sinon, ils repoussaient les offrandes de la queue ! Ce rôle divinatoire associé à l'eau se retrouvera aussi à l'une des sources de Patras : les malades qui s'y rendaient invoquaient les dieux après avoir placé un miroir à la surface de l'eau. On pouvait ainsi observer l'image du patient selon l'évolution de sa maladie. Il en était de même à Colophon où Tacite décrit une fontaine thermale qui donnait à ceux qui consommaient son eau un pouvoir divinatoire mais, en contre partie, elle abrégeait leur vie et c'est ainsi que Germanicus y aurait appris sa mort prématurée.

Pendant longtemps, la maladie sera considérée comme une punition divine traduisant la colère des dieux. Médecine et Religion seront ainsi longtemps confondues, la pratique médicale restant étroitement liée à la religion. Les oracles seront des messages, des signes par lesquels les dieux transmettent aux hommes malades leurs souhaits par l'intermédiaire de prêtres médecins et à l'aide de l'*Eau* qui garde tout son caractère symbolique. Les médecins interviennent pour obtenir la guérison des malades grâce à la bonne volonté des dieux à l'aide d'un rituel à base d'*Eau* sous forme d'ablutions, d'immersions, de boissons destinées à purifier le malade et à atténuer le courroux divin.

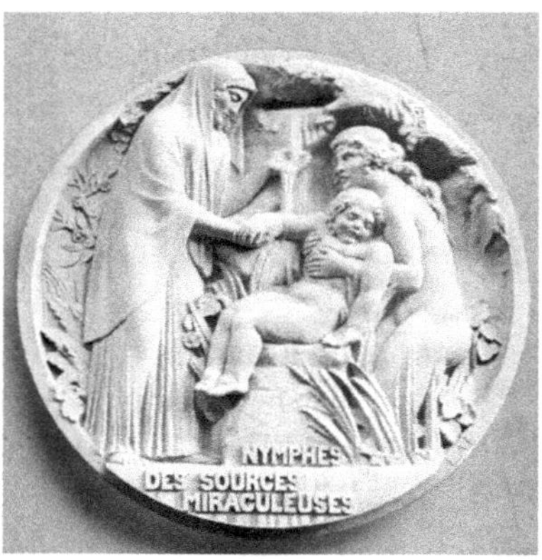

L'eau, source de purification et de santé. Bas-relief façade. Faculté de Médecine rue des Saints-Pères Paris (*La Revue Française Supplément* n° 128 mai 1961).

La source thermale deviendra ainsi pour nos ancêtres un lieu sacré par excellence car il s'agit d'une eau de résurgence qui a puisé tout au long de son trajet souterrain au sein des profondeurs, des vertus complémentaires, des forces exceptionnelles qu'elle vient généreusement distribuer à une humanité accablée par la maladie. Nombre de temples s'édifient à proximité des sources thermales et l'on voit se créer, plusieurs siècles avant notre ère, dans les îles de Lesbos, de Lipari, de Cos ou d'Eubée, de véritables centres thermaux. La présence dans l'île de Mélos de bains chauds utilisés pour calmer les démangeaisons suggère l'existence des premières techniques thermales dans le domaine de la dermatologie. Dès l'époque d'Aristote, des embryons de stations thermales reçoivent malades et pèlerins car le sacré se mêle toujours de façon intime à la santé. C'est ainsi que les eaux d'Oedepsos apparues à la suite d'un tremblement de terre, font accourir une foule de malades et de mystiques. Devant l'affluence des curistes, les officiers du roi Antigonus, précurseurs de nos modernes agents du fisc, s'empressent d'imposer une taxe de boisson, ancêtre de notre actuelle taxe de séjour. Mais la fontaine, rebelle aux économistes... se tarit bien vite ! Il n'en faut pas plus pour faire accourir de nouveaux malades et accroître encore plus la renommée de la source.

Asclépios, fils d'Apollon, connu plus tard chez les latins sous le nom d'Esculape, dieu de la médecine, donnera naissance aux *Asclépiades,* sortes de prêtres médecins attachés à des lieux de culte construits sur les lieux mêmes d'émergence de sources thermales : on y édifie des temples qui renferment des installations destinées au bain des malades. On y trouve des fontaines, des cuves à fond plat pour le bain de propreté mais aussi des cuves plus profondes, sortes de piscines pour le bain thérapeutique par immersion. Devins et prêtresses s'établissent, eux aussi, à proximité des griffons, construisent des temples, protègent l'émergence de toute profanation : défenseurs de notre actuel périmètre de protection, ils empêchent déjà pollution et implantation sauvage auprès des sources thermales.

L'eau, source de purification

En donnant aux corps avec lesquels elle entre en contact une sorte d'authenticité, l'eau joue un rôle purificateur sur les plans physique et spirituel, en agissant à la fois sur le corps et sur l'esprit.

Elle devient ainsi hygiénique et rédemptrice, utilisable, non seulement pour la propreté corporelle, mais aussi pour l'esprit ce qui permet d'expliquer son rôle particulier dans différentes religions.

Dans la mythologie hindoue, le passage à la vie se fait à travers l'eau et grâce à l'eau. On le représente d'ailleurs fort bien sous l'image du rhizome de lotus couvert de feuilles émergeant avec vigueur du nombril de Yasha. Ce rite de purification se retrouvera chez les Aztèques comme chez les Indiens. Dans les temples égyptiens, même le pharaon est tenu à la purification par le bain, le lavement des pieds ou l'aspersion. Dans la religion hébraïque, le déluge possède, lui aussi, ce caractère symbolique de purification, de guérison de l'impur, du corrompu ; plus tard, les rites initiatiques confirmeront ce symbolisme avec passage obligatoire dans la piscine purificatrice. Le mikve ou mikvah, bain communautaire rituel du judaïsme, retrouve un sens identique lorsqu'il impose à la femme impure de se laver, par exemple à la fin de ses règles, avant d'accomplir ses devoirs religieux au temple. Dans la religion islamique, il faut se laver le visage, les pieds et les mains avant toute prière. Il en sera de même dans la religion chrétienne à travers le baptême pratiqué par immersion totale jusqu'au IVe siècle. Mais l'eau, symbole religieux est aussi synonyme de vie, de santé et ces deux symboles s'unissent très étroitement dans toute l'histoire de notre humanité. Dans l'Exode, lorsque l'Eternel dit à Moïse : « Je vais t'apparaître là-bas sur le rocher au mont Horeb, tu frapperas le rocher et il en jaillira de l'eau... et le peuple boira », il s'agit, tout à la fois, de fournir un breuvage spirituel mais aussi de satisfaire un besoin matériel. On passe insensiblement de la fonction symbolique à la fonction utilitaire.

Les grands fleuves, berceau des civilisations, resteront longtemps des lieux de baignades régénératrices car ils représentent pour les hommes une origine divine. Avant de couler sur terre, le Gange se serait déversé pendant 1000 ans dans la chevelure de Shiva alors que le Nil correspondrait à la transpiration des mains d'Osiris. L'eau représente aussi le liquide attribué par excellence à la naissance des grandes figures de l'humanité : Moïse, abandonné dans un panier au fil du Nil, sera recueilli puis élevé par la fille du pharaon. Hercule consolidera ses forces aux Thermopyles en se baignant dans une source thermale soufrée dédiée à Vulcain, dieu du Feu.

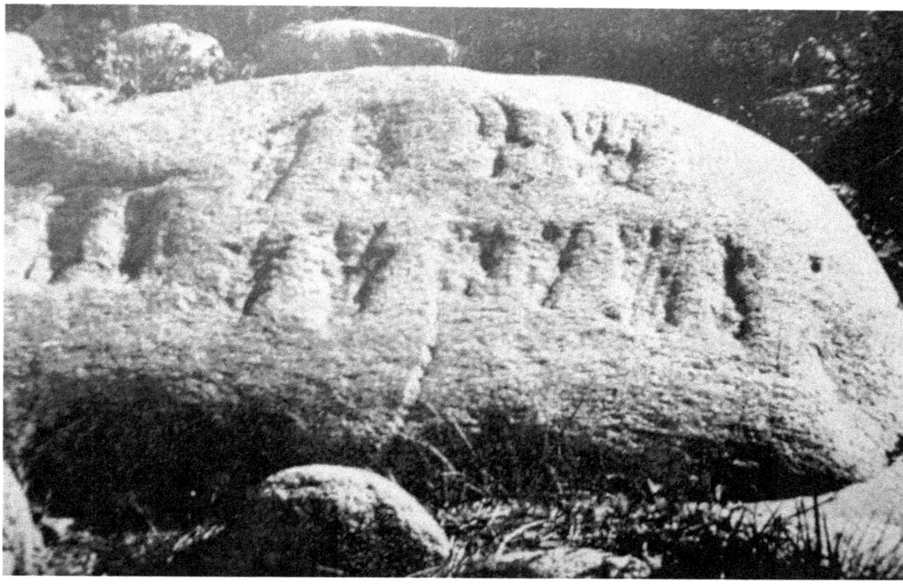

D'énormes blocs de pierre gravés par nos lointains ancêtres sous forme d'inscriptions en creux représentent, aujourd'hui encore, une énigme pour le curiste fréquentant la station thermale d'Amélie-les-bains. Ces inscriptions, toujours visibles dans le quartier de la Petite Provence, témoigneraient, peut-être, d'un habitat très ancien à proximité des sources thermales. (Collection particulière)

Du symbolique... au pratique. Première domestication de l'eau

« Les eaux minérales ont peuplé l'Olympe de nouveaux dieux et la terre de villes nouvelles ».
Pline

L'eau n'est pas seulement pour l'homme une partie de lui-même, le principal constituant de son corps : elle devient au cours des siècles un élément domesticable, servilement utilisé, parfois même surutilisé, voire dévoyé. On oublie alors ses origines divines pour la rendre simple et soumise.

En abandonnant la chasse, l'Homo sapiens se sédentarise à proximité des grands fleuves, le Nil, l'Euphrate, le Jourdain, l'Indus, sur les rives desquelles poussent de multiples graminées sauvages. Il suffira d'apporter l'eau et le limon en abondance pour fertiliser les terres, supprimer les risques de famine et même obtenir un excédent de récoltes. C'est à l'eau que l'on devra la naissance des premières cités, des premières civilisations. L'eau serait ainsi à l'origine de la première révolution urbaine de l'humanité dès le IVe millénaire avant notre ère. Les villages s'installent sur des escarpements pour mieux se protéger des envahisseurs et utilisent l'eau de pluie recueillie et stockée dans des citernes creusées dans le rocher comme le montrent les palais crétois. Ils s'implantent ensuite auprès des rivières et surtout des sources lorsque les conditions de sécurité le permettent. Ces civilisations antiques préfèrent cependant les sources aux rivières dont le débit est parfois capricieux sous ces climats méditerranéens. A Cnossos, les édifices sont bâtis au dessus des sources dont l'émergence est enclose dans des chambres souterraines. L'usure de certaines dalles prouve que les habitants venaient régulièrement y puiser l'eau. L'usage domestique de l'eau reste cependant très lié à une utilisation thérapeutique. Le palais royal de Minos possédait des baignoires en terre cuite et des espèces de pédiluves. C'est l'époque où Dédale, le mythique architecte du labyrinthe de Minos, construit les thermes de Sélinonte. Ainsi les travaux réalisés autour d'une source, d'un puits, d'un point d'eau, seront-ils toujours considérables dès l'aube de l'humanité.

Si les adductions d'eau implantées plus tard par les Romains sur le sol gaulois remplissent encore d'admiration notre civilisation technologique trop souvent blasée, il ne faut pas oublier que des travaux tout aussi importants furent entrepris par des civilisations encore plus anciennes. Mohenjo-Daro, ville hindoue habitée il y a cinq mille ans, possédait déjà une piscine publique entourée de petites salles servant vraisemblablement à des fins d'hydrothérapie. Plus tard, de remarquables travaux seront lancés en Mésopotamie pour approvisionner en eau les grandes cités. Babylone présentera un gigantesque système d'irrigation qui distribuait l'eau sur de nombreux hectares, permettant ainsi d'arroser par une multitude de canaux ses célèbres jardins suspendus. On détournera l'Euphrate et on remontera à l'aide de norias les eaux du fleuve jusqu'aux célèbres jardins situés 90 mètres plus haut en utilisant des troncs de palmiers évidés. Sous l'impulsion de Sennachérib, un aqueduc amènera l'eau à Ninive mais ce travail qui nous paraît colossal pour l'époque ne restera pas une exception puisque des villes comme Pergame, Smyrne ou Athènes recevront, elles aussi, l'eau par aqueducs plusieurs siècles avant notre ère. Les Egyptiens construiront tout un système de digues et de canaux, qu'ils ouvrent ou qu'ils ferment, pour irriguer leurs champs selon le degré d'humidité du sol. La représentation sur les peintures de l'époque de cette science de l'irrigation montre l'importance de cette activité ancestrale dans la vie du fellah.

En associant sacré et religion, santé et religion, en cherchant un équilibre, une harmonie avec l'*Eau*, l'homme s'efforce, dès cette époque, de vivre au rythme naturel des grands éléments qui l'entourent : le soleil qui le réchauffe, la terre qui le nourrit, et surtout l'eau qui l'abreuve ou le guérit car l'eau de source possède ce triple rôle symbolique, purificateur mais aussi thérapeutique en raison des éléments physicochimiques qu'elle a puisés au cours de son long trajet souterrain.

De cette période antique où l'eau est à la fois breuvage, source de vie et de santé, que reste t-il en matière de thermalisme sur notre sol français ? Bien peu de vestiges. Seuls ont résisté à l'action dévastatrice combinée de l'homme, de l'humidité et des animaux prédateurs quelques silex polis dans des stations aussi éloignées que Vichy, Bourbonne ou Néris. Il en est de même des pierres gravées retrouvées à Amélie-les-bains après la crue de 1940. Quant aux cornes d'auroch, découvertes dans le *Puisard romain,* pétrifiées par un contact prolongé avec l'eau hyperthermale de Bourbonne, elles pourraient représenter une forme d'offrande de la partie la plus noble de l'animal aux divinités aquatiques. D'autres sources thermales étaient peut-être connues et exploitées : Ussat, voisine des grottes de Fontanet et de Lombrives mais aussi des célèbres grottes de Niaux ou l'art animalier provoque, aujourd'hui encore, notre respectueuse admiration.

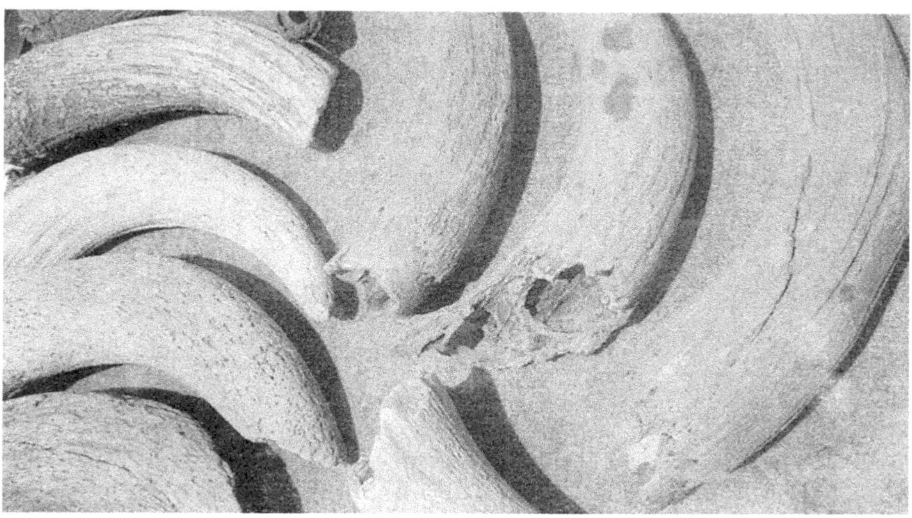

Des cornes d'aurochs pétrifiées retrouvées dans les bassins thermaux, à proximité du *Puisard romain* de l'établissement thermal de Bourbonne-les-bains pourraient évoquer les offrandes de nos lointains ancêtres au dieu des sources thermales Borvo et à sa parèdre Damona. (Médiathèque Musée ville de Bourbonne-les-bains)

C'est donc dès les temps les plus reculés que l'*Eau* apparaît comme un bien précieux à protéger, à utiliser pour sa santé comme pour son usage quotidien, alors que notre civilisation actuelle nous laisse gaspiller ce liquide ou pire, nous autorise à polluer, dans l'indifférence souvent quasi générale, d'immenses nappes phréatiques. Comment expliquer qu'une civilisation technologiquement évoluée comme la nôtre oublie si facilement cette notion fondamentale que toute vie ne reste possible que dans la limite de ressources hydriques suffisantes !

Enfin, comment ne pas se sentir coupable d'un tel gaspillage alors que trop de pays du Tiers-Monde n'ont à leur disposition qu'une eau trop rare ou trop polluée, source de contaminations bactériennes ou parasitaires ou qu'il manque cruellement à ces populations le minimum d'eau nécessaire à leur agriculture, leur élevage, en un mot à leur survie.

Ce manque d'eau pour une partie de l'humanité aujourd'hui, peut-être demain pour encore un bien plus grand nombre d'hommes, en raison de notre surconsommation, de nos modes de vie, de notre civilisation de surconfort, devrait nous inciter à méditer les sages paroles d'Hippocrate : « *Il faut avoir beaucoup d'égard à la nature de l'eau* ». Précurseur en matière d'hydrologie, de thermalisme mais aussi écologiste dans le sens le plus noble du terme, le père de la médecine sera rejoint plus tard par Sénèque qui souhaitait « *voir élever des autels et offrir des sacrifices là où coule une source* ». Cette merveilleuse pensée d'un grand philosophe sera particulièrement mise en pratique par nos ancêtres les Gaulois puis par les Romains sur les lieux mêmes d'émergence des sources thermales, témoins ces vestiges qui jalonnent encore la riche histoire de nombre de nos stations thermales françaises.

I. L'ÉPOQUE GALLO-ROMAINE

« Les Romains n'ont connu d'autres médecines que les bains ».
Pline l'Ancien

Lorsqu'on emploie le mot thermal, immédiatement vient à l'esprit l'adjectif romain. Et pourtant, les Romains n'ont fait qu'adapter et développer, certes au plus haut point, une thérapeutique qui existait bien avant eux. Les Etrusques, par exemple, possédaient une sorte de prêtres, les *Acquilegi,* chargés de la surveillance des sources thermales. Quant aux Gaulois, « nos ancêtres », symbolisés sous les traits du malin guerrier Astérix, du tailleur de menhirs Obélix, du barde Assurancetourix, ils représentaient déjà, en matière de crénothérapie, une civilisation fort raffinée puisque certaines tribus, tout en exerçant le négoce des métaux, du fer, de l'argent, du cuivre ne dédaignaient nullement les bienfaits des eaux de Balaruc, de Plombières, de Bourbonne, de Royat-Chamalières. Monnaies ouvragées, fibules délicatement ciselées, bijoux découverts à proximité des griffons témoignent de cet engouement. Et d'ailleurs ce caractère sacré des sources est en total accord avec la spiritualité de ces tribus, « peuple très adonné aux pratiques religieuses », écrira César dans ses *Commentaires.*

Si parmi les quatre cent dieux gaulois vénérés, un cinquième correspond à des divinités féminines, tous sont intimement mêlés à la nature à travers la forêt, les rivières, les sources, les fontaines. La Gaule possédait en effet prés de 800 sanctuaires dédiés à des divinités aquatiques. Nos ancêtres peuplaient les sources de tout un panthéon de divinités pour lesquelles ils construisent des sanctuaires, le plus souvent modestes : une simple enceinte délimitait le terrain sacré à l'intérieur duquel on venait vénérer la divinité. Les envahisseurs romains ne feront ensuite que remplacer la divinité gauloise par une divinité latine : c'est ainsi que les déesses mères romaines s'implantent à coté des matrones gauloises et des fées celtiques. Seuls les noms changent, se latinisent. Parmi les sanctuaires gaulois les plus réputés figurent les sources de la Seine avec la déesse Séquana. On a retrouvé au fond du vallon dans le sous-sol de très nombreuses offrandes, des ex-voto, de riches bijoux, des statuettes en bronze gravé ou des objets plus modestes comme de simples cailloux aux formes bizarres.

La Gaule préromaine utilisait déjà les sources thermales auxquelles étaient associées nombre de divinités celtiques éponymes. Ivaus ou Edovius protégeait les eaux d'Evaux et probablement d'Evian. Le radical celtique *Lix,* liquide, à l'origine d'*Ilixo*, dieu des sources, sera latinisé en luxovius et donnera naissance à Luxeuil et à Luchon. La racine indo-européenne *ner* qui signifie jaillissant, se retrouvera à Neyrac et Néris. Occupée dès le premier siècle de notre ère par la huitième légion de César, embellie par la générosité de Julius Equester diumvir, la cité bourbonnaise dédiée au dieu Nérios sera latinisée en *Aquae Nerii.* Néris possédait alors des temples, des villas, un amphithéâtre, trois piscines de marbre et des thermes qui seront agrandis au IIe siècle. Connue dès l'époque éduenne sous le nom d'Arbandal, Saint-Honoré se transforme lorsque les légions de César découvrent des sources chaudes et les appellent *Aquae Nicinaei.* Borvo, dieu des sources bouillonnantes sera plus tard latinisé en Bormanus et donnera son nom aux stations de La Bourboule, Bourbonne-les-bains, Bourbon-l'Archambault, Bourbon-Lancy, Barbotan. Il sera parfois accompagné de sa parèdre Damona qui apparaît comme la gardienne des sources chaudes fécondantes à Bourbonne-les-bains, Bourbon-Lancy, Divonne-les-bains ou Caldes de Vizella au Portugal.

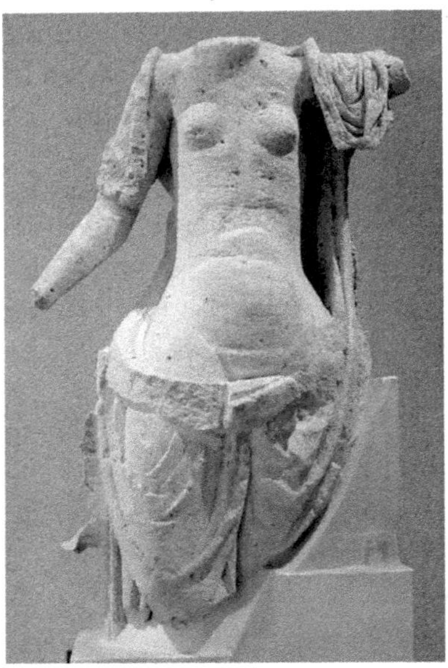

Cette magnifique statue de femme, découverte lors de la démolition de l'ancien établissement thermal de Bourbonne-les-bains, évoque Damona, déesse des sources chaudes, parèdre du dieu Borvo qui donnera son nom à plusieurs stations thermales françaises. (Médiathèque Musée ville de Bourbonne-les-bains)

Lorsque Lucinius Crassus, lieutenant de César, établit un camp – *castrum* en latin – au cours de la conquête de la Gascogne, il l'installe à proximité d'une source thermale qui deviendra Castéra-Verduzan. *Asc,* qui signifie eau, sera latinisé pour former Ax, Aix, Dax. On y rajoutera souvent des vocables civils ou militaires ou le nom de la peuplade autochtone :

Aquae Tarbelli, eau des Tarbelles, indique Dax qui se développe autours de sa Fontaine Chaude, *Aquae Sextiae,* eau de Sextius, mentionnée par Strabon *ou Aquae Salluviorum* eau de la tribu celtoligure des Salluviens pour Aix-en-Provence. De même *Aquae gratianae* pour Aix-les-bains qui conserve, aujourd'hui encore, son arc de Campanus construit au premier siècle pour honorer les défunts d'une riche famille. Du nom latin *balneum* qui signifie bain, dériveront Bagnoles-de-l'Orne, Bagnols-les-bains, Bagnères-de-Bigorre, Bagnères-de-Luchon, Bains-les-bains. *Calidus,* qui évoque la chaleur, conduira aux noms de Cauterets, de Chaudes-Aigues ou des Escaldes. Dinia, capitale des Bodiontici selon Pline l'Ancien, très appréciée pour ses eaux thermales, sera à l'origine de Digne. Les déesses mères, bienveillantes pour l'humanité, président à la fécondité de la terre et se retrouvent aux Fumades dans le Gard, à Aix-les-bains sous le nom de Comédones. Quant au mot *néhe*, d'origine celtogermanique, il désigne des divinités protectrices vénérées auprès des sources de Dax. Après l'invasion romaine, les divinités gauloises deviendront *Nymphae, Fatae, Proximae*, *Naiades*, honorées à Gréoux sous le nom de *Nymphis Griselicis*, à Capvern, à Balaruc et à Luchon ou encore *Divonae* célébrées dans la station jurassienne de Divonne. L'invasion de la Gaule entraîne ainsi une superposition puis une assimilation plus ou moins totale du polythéisme gaulois au polythéisme romain.

A Rome, les thermes publics représentaient des constructions très importantes et de grande classe comme le montrent les bains d'Agrippa construits en 19 avant J.C. et alimentés par un aqueduc spécial, l'Aqua Virgo, mais aussi ceux de Néron, de Titus, de Trajan et surtout de Caracalla édifiés sur l'Aventin et qui pouvaient recevoir jusqu'à 1600 personnes ; ces derniers seront dépassés seulement un siècle plus tard par les fameux thermes de Dioclétien. Représentant une civilisation de bien-être et de raffinement, la technique thermale romaine nous prouve le haut niveau social auquel était parvenu ce grand peuple. Autour d'un vaste hall rectangulaire se disposaient harmonieusement différentes pièces : l'*atrium*, lieu d'attente, de passage où se mêlaient les patriciens à toge brodée d'or mais aussi les Romains de toutes conditions, le péristyle orné d'autels dédiés à Apollon, les piscines entourées de gradins sur lesquels s'allongent les baigneurs le plus souvent nus. Dallées de marbre, elles ont souvent admirablement résisté aux injures du temps. On retrouvait le *frigidarium* ou piscine d'eau froide, le *caldarium* ou bain chaud, le *sudatorium* ou étuve et enfin le *tépidarium* ou bassin d'eau tiède et salle de repos, point de rendez-vous où l'on se faisait masser, passer le strigile par les *tractatores* et enfin l'*unctarium* réservé aux parfums et aux huiles, autant de pièces où régnait une intense animation.

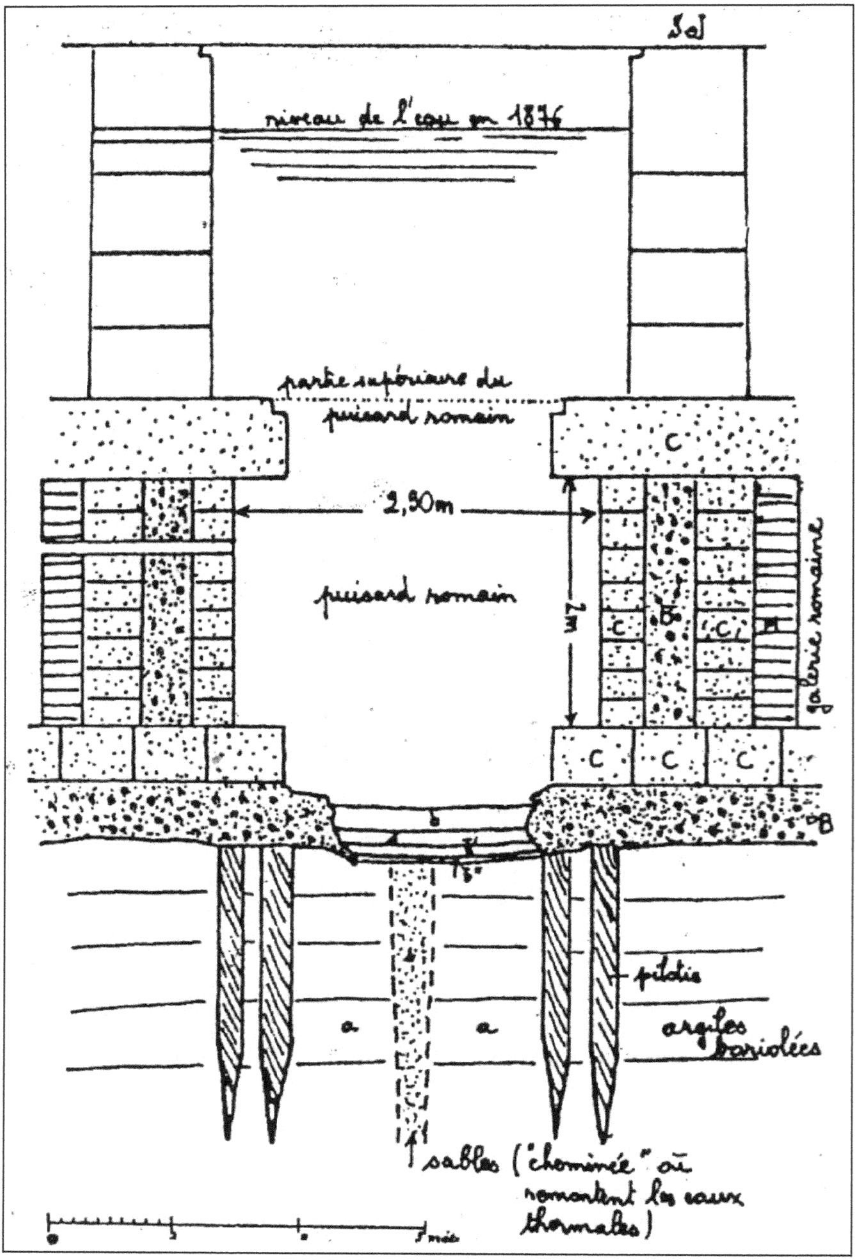

A Bourbonne-les-bains, les Romains construiront un puisard pour protéger les griffons thermaux de l'eau du ruisseau de Borne. (Schéma du puisard romain selon Daubrée. Annales des Mines)

Une grande partie de la journée du citoyen romain se passait en effet aux thermes car il aimait s'adonner aux délices du bain quotidien. Le prix d'entrée, un quart d'as, restait d'ailleurs modique. Si l'on ajoute la richesse et la magnificence des locaux, tout concourt à en faire un lieu de rendez-vous très fréquenté. Il semble que le peuple n'était d'ailleurs pas exclu de ces plaisirs : le plébéien pouvait jouir du luxe de ces établissements thermaux. Selon Cicéron, le gong annonçant l'ouverture des bains publics était devenu « plus doux à entendre que la voix des philosophes ».

Parmi les thérapeutiques médicales utilisées par les romains, il faut bien sûr citer le thermalisme sous forme d'immersions en piscine ou de bains individuels sans oublier les boissons. La magnifique buveuse d'eau découverte à Vichy en est un exemple. Dés cette époque, Galien sera le premier à attribuer des vertus spécifiques aux différentes eaux thermales. Pour lui, les eaux alcalines s'utilisent pour apaiser les maux d'estomac, les eaux sulfureuses sont actives dans les maladies de peau tandis que les eaux salines sont recommandées en bains aux lymphatiques et aux femmes atteintes de dysménorrhées. Il tentera déjà d'analyser les eaux en se basant sur le temps d'ébullition, sur la formation de dépôts en refroidissant, sur de possibles réactions chimiques au contact des alliages de métaux à base d'argent, de plomb, de stibe (ancien nom de l'antimoine).

Pour mieux connaître les maladies soignées dans ces centres thermaux gallo-romains, il suffit, aujourd'hui encore, de se reporter aux offrandes et aux ex-voto découverts à proximité des émergences. Parfois ce sont des figurines représentant des êtres humains torturés par la douleur ; ailleurs, ce sont des fragments d'organes (bras, mains, seins, organes génitaux) rongés ou déformés vraisemblablement par la maladie. La mise à jour en 1963 d'ex-voto aux sources de la Seine, les richesses archéologiques découvertes à Bourbonne-les-bains lors de la reconstruction de l'établissement thermal en 1977 s'apparentent à l'exceptionnelle trouvaille de la source des *Roches** à Chamalières, près de Royat, entre 1968 et 1971 : 1500 sculptures, 8500 fragments mis à jour en creusant les fondations d'un immeuble ainsi qu'une tablette de plomb gravée de l'un des plus longs textes connus en langue gauloise (on y trouve mention du dieu arverne Maponos, chasseur-guerrier, lié aux sources et aux fontaines), le tout dans un état de conservation exceptionnel. Ce véritable « Lourdes gaulois » se compose de sculptures en bois déposées au Ier siècle de notre ère, à proximité d'une source minérale qui, agrandissant sa cuvette

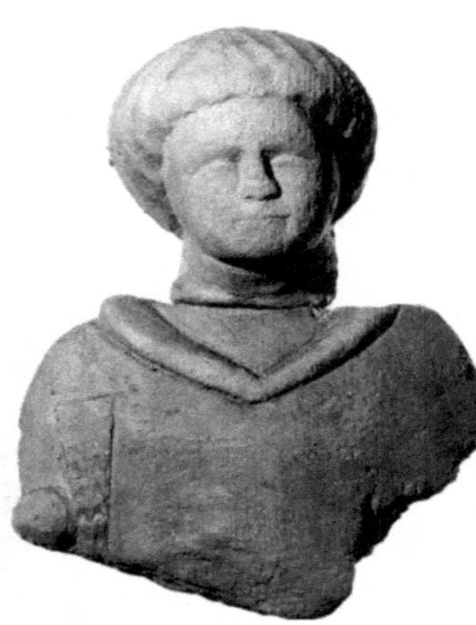

Emouvant hommage de nos ancêtres les Gaulois aux sources thermales à travers cette tête votive en bois sculptée datant du I er siècle de notre ère. Ex-voto retrouvé source des Roches à Royat-Chamalières. Dépôt d'Etat, Ville de Clermont-Fd. Musée Bargoin. (Cliché Dubois-Levasseur. Faculté des lettres. Clermont-Fd. Photo communiquée par la Direction des antiquités historiques d'Auvergne)

d'émergence au cours des années, a englouti dans une atmosphère saturée en gaz carbonique ce véritable trésor archéologique sous une épaisse couche de tourbe. Ces têtes, ces bustes, ces mains tenant une offrande, ces jambes, ces organes internes stylisés (poumons, trachée, cœur) forment un ensemble d'un intérêt exceptionnel car il nous renseigne d'abord sur l'art des Gaulois de travailler le hêtre, le châtaigner, le chêne ou le frêne mais aussi sur les croyances de tout un peuple vis à vis des sources thermales. Emouvant hommage de la piété populaire de nos ancêtres, ces figurines magnifiquement sculptées et merveilleusement conservées rappellent les représentations anciennes des temples grecs où il y avait, selon Pausanias « un grand nombre de colonnes sur lesquelles étaient écrits les noms de ceux que le dieu avait obligés ainsi que la maladie et la manière dont ils avaient été guéris ». Aux ex-voto s'ajoutent les offrandes aux dieux des sources en reconnaissance de la guérison : les 10 000 pièces retrouvées à Bourbonne-les-bains en sont un exemple. De même à Amélie, la mise à jour en 1845, au cours des travaux d'amélioration du griffon du *Gros Escaldadou**, de monnaies à l'effigie de César et des lamelles de plomb sur lesquelles de mystérieuses inscriptions où se mêlent latin et langue locale indiquent une invocation aux divinités des eaux, les *Kantas Niskas*. Pour les plus humbles, les offrandes se limitent à quelques fruits, à quelques noisettes. D'autres, souhaitant connaître l'avenir, jettent des dés dans la fontaine et comptent les points. Les moins fortunés utilisent des pierres et observent le mouvement du projectile au cours de sa chute. Curieuse tradition qui fait, aujourd'hui encore, jeter des pièces dans les bassins de la fontaine de Trévi ou dans les sources du Danube à Donaueschingen !

Si l'on voulait répertorier les stations thermales françaises possédant des vestiges romains ou même se vantant d'un passé gallo-romain, il faudrait presque toutes les citer : Aix-en-Provence ou *Aquae*

Sextiae du nom du consul romain, Caius Sextius, qui aurait créé les thermes en 122 avant J.C., Aix-les-bains ou *Aquae Gratianae* avec son arc de Campanus érigé au IIIe siècle, Neyrac avec une portion de voie romaine qui la relie à Meyras, Aulus connue en raison peut-être de la proximité de gisements de plomb argentifère, Ax-les-thermes exploitée depuis 2000 ans, Bagnols-les-bains au pied du mont Lozère, Uriage dont les fouilles archéologiques furent réalisées par Flandrin en 1914 puis par Perraza entre 1977 et 1982, Balaruc admirablement située sur l'étang de Thau, Bourbon-Lancy citée par le rhéteur Eumène pour ses « eaux pures qui n'ont rien de désagréables ni au goût ni à l'odorat ». César en personne viendra s'y baigner au cours de la conquête des Gaules si l'on en croit Burgundino. Il en est de même de Capvern, de Dax, *Aquae Tarbellicae,* où Julie, fille d'Auguste, serait venue, selon la légende, soulager des maux entraînés par sa vie de débauche, de Bourbonne-les-bains avec ses nombreux autels votifs et son trésor de pièces découvertes dans un griffon, d'Evaux-les-bains avec ses vestiges de bassins pavés de marbres et ses salles revêtues de mosaïques construites vraisemblablement sous le proconsulat de Duratius entre 40 et 20 avant J-C., de Vichy correspondant à *Aquis calidis* ou *Aquae calidae,* bien que ce terme se retrouve pour désigner d'autres stations comme Chaudes-Aigues dans le Cantal ou Les Escaldes en territoire andorran. D'autres centres thermaux étaient renommés comme Sails-les-bains qui a livré à la sagacité des archéologues maintes pièces et médailles aux effigies de Vespasien ; tout comme Gréoux en Haute Provence, Le Mont-Dore, Bain-les-bains, Uriage, Saint-Laurent-les-bains, Niederbronn, Saint-Honoré, Tercis ou Salies-du-Salat. Aux Fumades, dans le Gard, on retrouvera en 1871 une piscine romaine, de nombreux petits autels sur lesquels étaient représentées les trois nymphes protégeant les sources.

A Plombières, les Romains détourneront l'Eaugronne afin d'éviter une contamination des sources par le ruisseau. Il en sera de même à Bourbonne-les-bains où le griffon thermal se situait à proximité immédiate du ruisseau de Borne : les Romains évacuent les alluvions accumulés sur plusieurs mètres d'épaisseur, creusent un canal de dérivation, améliorent les captages en construisant en maçonnerie le célèbre *Puisard Romain.* Après avoir réalisé ces importants travaux, ils édifieront des thermes avec piscines, pièces réservées aux bains chauds, aux massages, aux jeux avec une palestre à l'usage des sportifs. En reconnaissance aux divinités bienfaisantes, les plus riches curistes élèveront à proximité des thermes des autels, placeront des ex-voto.

A la même époque, Luxeuil peut s'enorgueillir de posséder des bassins thermaux qui dépassent en superficie ceux de Rome. On retrouve des piscines thermales à Néris, à Royat à proximité des thermes Saint-Mart. Dans les Pyrénées centrales, les thermes de Bagnères-de-Bigorre renferment un monument élevé en l'honneur de César Auguste. Tibère fait creuser à Luchon des piscines et agrandir les thermes qui auraient été à l'époque fort importants si l'on en croit la citation : « *balneum Lixonense post Neapolitense primum* » (les thermes de Luchon sont les premiers après ceux de Naples). Reliée par une voie romaine à *Lugdunum Convenarum* (Saint-Bertrand-de-Comminges), capitale à l'époque de la colonie des *Convenae*, Luchon conserve jalousement onze autels votifs en marbre blanc de Saint-Béat consacrés aux nymphes. A l'extrémité la plus méridionale de la chaine pyrénéenne, Amélie-les-bains possède, peut-être, l'un des ensembles thermaux romains les plus importants de France. Malheureusement, nombre de salles, de piscines furent murées ou défigurées au cours des siècles : seule une piscine classée monument historique est encore visible. L'existence de toutes ces stations thermales nous a été scrupuleusement transmise par de nombreux écrits et en particulier par un érudit allemand d'Augsbourg qui recopia, au Moyen Age, la fameuse *carte de Peutinger*.

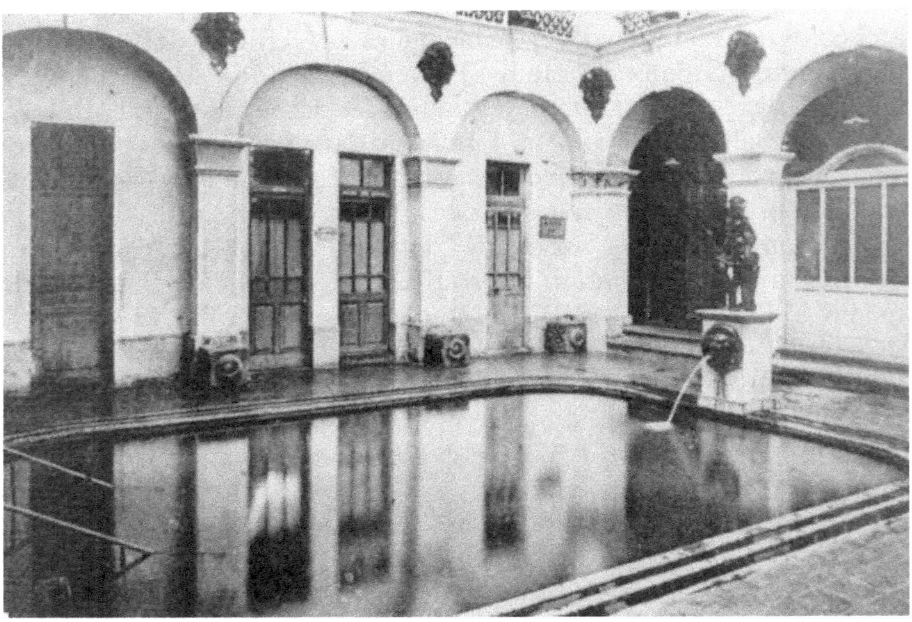

Piscine romaine Etablissement thermal *Les Bains Romains* Amélie-les-bains. (Doc.Chaîne thermale du Soleil)

Dès cette époque, de nombreuses cités de la Gaule romanisée possèdent aussi des établissements qu'on pourrait assimiler à des bains publics ou à des centres ludiques alimentés en eau non thermale par aqueducs ou à l'aide de puits et de citernes comme à Barzan sur la Gironde à proximité de Saintes. On retrouve dans ces établissements la structure architecturale des stations thermales avec les vestiaires ou *apodyterium*, les salles de soins à différentes températures (salle tiède ou *tepidarium*, étuve humide ou *caldarium*, étude sèche ou *sudatio*, pièce froide ou *frigidarium)* sans oublier l'*unctarium* réservé aux massages avec des huiles parfumées, la piscine ou *natatio* bordée d'une palestre plus ou moins vaste pour les sportifs. Ces centres balnéaires, publics ou parfois privés, accueillent toute une population avide de propreté, d'hygiène mais aussi de délassement. C'est ainsi qu'on retrouve aujourd'hui encore de tels vestiges à Paris (« thermes » de Cluny, de la rue Gay-Lussac), à Nice-Cimiez, à Riez-la-Romaine, à Arles, à Saint-Rémy-de-Provence, à Bliesbruck, ou à Andilly-en-Bassigny.

II. UN LONG DÉCLIN

« Mille ans sans eau » !
Michelet

Aux fastes et à la grandeur de l'époque gallo-romaine succède une longue période de vicissitudes thermales. Lorsqu'on passe de l'histoire de l'Empire romain à celle des peuples qui vécurent ensuite en Occident, « on ressemble à un voyageur qui, au sortir d'une ville superbe, se trouve dans des déserts couverts de ronces » écrira Voltaire dans ses *Essais sur les mœurs.* Plusieurs phénomènes vont se conjuguer pour entraîner ce déclin thermal et expliquer une telle décadence.

Les invasions

Les temps troublés par les guerres provoquent toujours une régression dans les rapports de l'homme avec l'eau, avec toutes les formes d'eau, y compris l'eau thermale. A l'inverse, la paix et le développement économique conduisent à une recherche de plus d'eau, d'une eau de meilleure qualité, avec parfois pour corollaire une certaine tendance au gaspillage. Le Moyen Age n'échappera pas à cette régression. Les invasions barbares bouleversent les conditions de vie de l'Europe toute entière en désorganisant les moyens de communication et en entravant la fréquentation des établissements thermaux. Sous la pression des hordes barbares qui sèment partout la terreur, il ne restera plus que ruines et désolation.

Seules quelques villes thermales comme Dax, importante place forte, ou Bagnères-de-Bigorre sont dotées d'enceintes fortifiées et de remparts. En 251, les Alamans rançonnent et pillent Luxovicum – Luxeuil –. 406 voit le passage du Rhin par des dizaines de milliers de Barbares : « des peuples innombrables et féroces occupent la Gaule » écrira saint Jérôme. « Tout ce qui se trouve compris entre les Alpes et les Pyrénées, entre l'Océan et le Rhin, a été dévasté par les Quades, les Vandales, les Sarmates, les Alains, les Saxons, les Burgondes ». Le pillage de Rome en 410 par les Barbares marquera le déclin définitif de l'hégémonie romaine et de l'âge d'or du thermalisme. Luxeuil sera à nouveau dévasté par Attila en 451. Les thermes d'Aix-en-Provence seront détruits par les Sarrazins en 737. Aux invasions venues du nord aux IIIe, IVe et Ve siècles, se surajouteront ensuite les envahisseurs venant du sud. La mort en 632 du prophète Mahomet prêchant la guerre sainte provoque un déferlement musulman d'abord en Asie Mineure avec le siège de Constantinople. L'Afrique du Nord est envahie à son tour en 709, l'Espagne en 711, le Roussillon en 719. En 730, l'émir Abd el Rahman force le passage de la Garonne mais la victoire de Charles Martel en 732 arrête l'invasion et change, peut-être,... la face du monde européen.

Une nouvelle religion monothéiste

Parallèlement au déclin de la civilisation romaine, se développe dans tout l'Occident une nouvelle religion : le christianisme. Bien que cette religion monothéiste progresse très lentement dans les campagnes – le mot paysan présenterait la même origine que paganisme, *paganus,* habitant des campagnes –, elle va s'efforcer pendant plusieurs siècles, tantôt de détruire les anciennes divinités païennes des eaux, tantôt d'assimiler le polythéisme gallo-romain afin de christianiser les sources antiques. Aussi est-il parfois difficile de faire la part entre l'action destructrice des Barbares et celle des nouveaux convertis au christianisme ! Celui qu'on appellera le grand saint Martin, le fondateur de nombreux monastères, de Ligugé en Poitou à Marmoutier en Touraine, sillonne le pays pour détruire les temples, combler les fontaines impies, mutiler ou briser les effigies divines. Les anciens thermes ne sont plus que ruines et la pratique des bains auprès d'une source thermale est même considérée comme une pratique de sorcellerie. « Chaque fois que vous tomberez dans quelque infirmité, ne faites point de cérémonies diaboliques aux fontaines » confiera saint-Eloi, évêque de Noyon.

Ne parvenant pas à déraciner cette vénération des populations des campagnes pour les fontaines thermales, la nouvelle religion chrétienne va alors essayer de les assimiler, de les récupérer à son profit. On remplace le dieu gallo-romain ou le génie tutélaire par un saint ; on construit des chapelles sur les ruines encore fumantes des temples, ce qui n'empêche pas la population de continuer à déposer des offrandes au bord des fontaines, de suspendre des ex-voto à coté des sources ou de lancer des objets précieux dans les griffons.

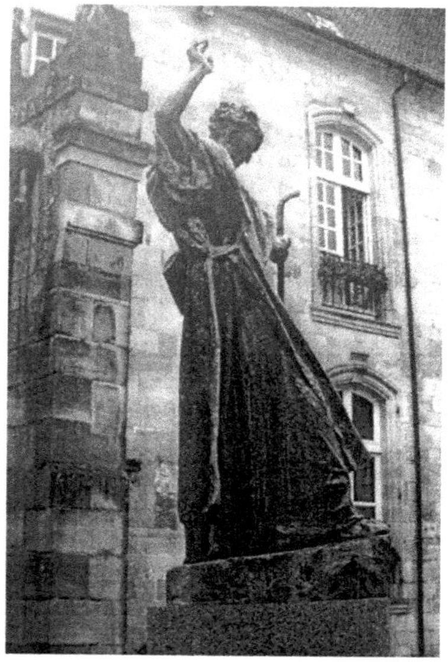

Vers 590 arrive en Gaule un moine irlandais, Colomban. Sur les ruines des thermes de Luxeuil, il fonde un monastère qu'il dote d'un règlement sévère – *six coups de fouet pour celui qui parle ou qui tousse pendant la messe* -. Ce sera le début du monachisme irlandais sur le sol français. *Chaque jour prier, chaque jour peiner, chaque jour travailler et chaque jour lire,* telle sera la «regula monachorum» des moines luxoviens. (Statue Ch. Grange ville de Luxeuil)

A noter que fontaines et sources miraculeuses aux pouvoirs thérapeutiques exceptionnels vont persister dans certaines campagnes jusqu'au XXe siècle. On continuera pendant longtemps à fréquenter ces lieux de pèlerinage à époque fixe. On boit de l'eau de la fontaine miraculeuse et on en emporte pour prolonger le traitement chez soi. Parfois c'est une femme du village qui va à la source à pied avec les vêtements de la personne à guérir ; elle les trempe dans la source et les rapporte à la malade. La croyance populaire veut que le malade mouillé par l'eau soit guéri et que la maladie reste dans le vêtement. Ensuite on rapportait le vêtement auprès de la source en ex-voto comme cela se pratiquait autrefois aux Fumades.

Tout au long du haut Moyen Age, le christianisme va s'implanter sur les lieux mêmes d'émergence des sources pour essayer de mieux les assimiler. Par exemple, à quelques lieux de Châlons-en-Champagne, on bâtit une église, Notre Dame de l'Epine, au-dessus d'un puits profond qui abrite une source miraculeuse. Cette construction fera écrire plus tard à Victor Hugo : « ce puits a produit une église comme un oignon produit une tulipe » ! Il en sera de même de la fontaine sacrée au chevet de la cathédrale du Puy-en-Velay : elle correspondrait à un ancien puits celtique dont l'eau servait jadis de remède efficace et gratuit pour tous les malades abandonnés par la médecine. Une église primitive dédiée à *Sanctus Petrus de Rivo Calido* c'est à dire « Saint Pierre du ruisseau chaud » est construite sur pilotis à proximité du célèbre bourbier de Barbotan vers le IVe siècle. A *Ivaos* divinité vénérée à Evaux, aux confins du Bourbonnais, du Limousin et de la Marche, succède un culte chrétien autours de la tombe d'un saint ermite mort au VIe siècle. Sur les ruines d'un temple dédié à Neptune, dieu des eaux bienfaisantes, sera édifiée à Balaruc une chapelle consacrée à Notre Dame des Eaux. Une charte datée de 809, témoigne de l'existence d'une chapelle dédiée à Saint-Martin-de-Fenollar, à proximité des sources thermales du Boulou. On observe l'implantation de nombreux ordres religieux sur les ruines des anciens thermes gallo-romains : Templiers à Gréoux et à Castéra-Verduzan, Capucins à Forges, Célestins à Vichy, Bénédictins à Alet et aux Bains d'Arles (l'actuelle Amélie).

Parmi les nombreux moines irlandais venus christianiser la Bretagne, l'un d'eux arpente la Gaule : marcheur infatigable, prêcheur, défricheur, guerrier, Colomban obtient du roi Childebert la « concession des ruines de Luxovium » (Luxeuil) située à l'extrémité de l'épaisse Vôge. En 590, il y fonde sur les vestiges d'un petit village gaulois brûlé par Attila un premier monastère qui va rayonner d'un immense prestige. Il y introduit sur le plan religieux la pratique de la confession individuelle (« un homme sans confesseur est comme un homme sans tête ») et sera à l'origine d'un important foyer religieux et culturel. Les pieux cénobites, plus attentifs à maintenir la pureté des âmes, ne font qu'un usage très limité des eaux thermales de Luxeuil, bien qu'une légende raconte que saint-Agile aurait ressuscité au VIIe siècle un baigneur noyé accidentellement dans une piscine. L'abbé de Luxeuil deviendra même un véritable petit souverain qui sera tour à tour sous la protection des Empereurs germaniques, des Comtes de Bourgogne, de Champagne, du roi de France, avant de céder son territoire à Charles Quint en 1534. Plus tard un disciple de Colomban ira porter la parole de Dieu le long des vallées de l'Escaut, de la Lys et de la Scarpe où il fondera à son tour un monastère à l'origine de Saint-Amand-les-Eaux.

Parfois ce sont des seigneurs, propriétaires des ruines des anciens établissements thermaux, qui les lèguent à des ordres monastiques. En raison de la crainte d'un châtiment éternel, ils recherchent le rachat de leurs fautes antérieures par des dons aux congrégations religieuses. Ainsi Raymond de Bigorre cède aux bénédictins de Saint-Savin la vallée de Cauterets, sous réserve d'y entretenir des cabanes de baigneurs car « il désire racheter son âme et celle de ses parents, craignant de perdre le paradis à cause de ses péchés ». De même le seigneur de Bourbon-Lancy fait don des bains à l'abbaye de Cluny sous réserve d'y installer un prieuré et une aumônerie. Sanche Guillaume, duc de Gascogne, fonde un monastère à Salies-de-Béarn. Sous le règne de Charles le Simple, on retrouve la donation de la fontaine de Cransac au monastère de Conques comme le prouve le cartulaire de l'abbaye. En 886, les sources de Chaudes-Aigues sont concédées au chapitre de Saint-Julien de Brioude. De même, le comte Guifred fait don des bains de Vernet en 1007 aux bénédictins de Saint-Martin-du-Canigou. Balaruc sera cédée au XIe siècle au chapitre de la cathédrale de Montpellier tandis qu'à Plombières le « *bain de la Reine* » sera légué aux « *Dames* » du chapitre de Remiremont.

La maladie restant attachée au péché est parfois perçue comme une grâce qui doit donner au patient l'occasion de se racheter par la souffrance. Les moines médecins de l'époque sont confrontés à un double devoir : soulager les corps mais surtout assurer le salut des âmes. La maladie incite cependant les premiers monastères à accueillir les infirmes et les indigents. On réserve un dortoir pour les malades, une pièce pour la saignée et, à l'extérieur, un jardin pour les plantes médicinales : ce seront les ancêtres des premiers hôtels-Dieu, à la fois lieu de guérison et de repentir. La foi, la prière, l'adoration des reliques font office de médicaments. La nouvelle religion chrétienne attribue en effet un grand pouvoir aux reliques, aux pèlerinages et à une multitude de saints guérisseurs. La translation des reliques de ces saints marque souvent à l'endroit de leur dépôt une trace indélébile, le plus souvent sous forme d'une source aux propriétés surnaturelles. Par exemple, le corps de Saint Louis sera à l'origine d'une fontaine miraculeuse au pied de l'abbaye de Molesme. Le pouvoir des saints est souvent si important qu'il se transmet jusqu'à leur monture. Les chevaux, les ânes de Saint Martin, de Saint Julien, de Saint Martial, de Saint Genufle parsèment la campagne française de sources guérisseuses ! Il en sera de même du bâton des saints, de la crosse des nouveaux évêques : Saint Aubert frappe le roc avec sa crosse pour que le maçon qui travaille à l'édification du Mont-Saint-Michel dispose d'une eau de bonne qualité pour la confection du mortier. Dans son ermitage caché dans l'immense forêt d'Argonne, une jeune fileuse, Menehould, prend en pitié des pèlerins assoiffés : avec le fuseau de son rouet, elle perce le sol pour faire sourdre une eau rafraîchissante.

Ce culte des reliques entraîne d'importants déplacements des populations vers les lieux de culte. Chevaliers et ordres religieux se combattent pour acquérir quelques vestiges de reliques dont l'authenticité reste difficilement contrôlable : bâton de Moïse, gouttes de lait de la Vierge... C'est ainsi qu'on retrouve à Bourbon-l'Archambaut, soigneusement conservés dans un reliquaire, une épine de la sainte couronne et un important fragment de la croix du Christ. Les routes vers Saint Jacques de Compostelle se jalonnent d'auberges : ainsi à l'entrée de la vallée de l'Aspre, dans les Pyrénées, une commanderie et un hospice placés sous la protection de Sainte Christine reçoivent pèlerins et malades. Telle sera l'origine de l'ancienne station thermale de Saint-Christau. Alet-les-bains, lieu de pèlerinage aura le privilège de recevoir le pape Urbain II avant d'être érigé plus tard en évêché pour mieux s'opposer à l'hérésie cathare.

Autre légende où se côtoient intimement religion et source miraculeuse, celle de l'eau de la « Sainte Tombe » à Arles-sur-le-Tech, à proximité d'Amélie-les-bains. Sous le règne de Lothaire, la région d'Arles est terrorisée par les « *Simiots* », espèces de monstres à corps de chien et à tête de singe. Les habitants implorent le saint abbé Arnufle, prieur des bains d'Arles, d'aller à Rome demander la bénédiction du pape. A son retour de la ville éternelle, Arnufle ramène les reliques d'Abdon et Sennen, deux princes kurdes convertis au christianisme et décapités sous Domitien après avoir été exposés sans succès aux bêtes du Colisée. Les chemins du retour n'étant pas sûrs, le saint abbé, déguisé en paysan, cache ses précieuses reliques dans un baril à double fond rempli d'eau et de vin puis regagne après maintes péripéties le Vallespir à dos de mule. A son arrivé, il vide l'eau du baril dans un sarcophage vide et depuis lors, suinterait de cette tombe exposée à l'entrée de l'abbatiale une eau limpide appelée « eau des saints » vénérée en Vallespir pour ses propriétés miraculeuses mais dont l'origine reste, encore aujourd'hui, toujours aussi mystérieuse.

Si le diable côtoie Dieu au milieu d'un univers d'êtres, tantôt merveilleux, tantôt hideux, que nous ont laissé les sculpteurs de chapiteaux, l'homme s'efforce aussi d'apaiser la colère divine en se plaçant sous la protection des saints. Saint Pardoux est honoré auprès des sources du Mont-Dore, Saint Grelichon à Bourbon-l'Archambault où les jeunes filles soucieuses d'avoir une opulente poitrine raclent un peu de la statue et avalent cette poudre mélangée, soit à du vin, soit à l'eau des sources thermales de la station. Enymie, fille de Clotaire, veut se consacrer à Dieu tandis que son père souhaite la marier. Une lèpre hideuse lui déforme alors le ventre et met à couvert sa virginité. Elle se retire à Bagnols où elle est guérie par les eaux d'une source mais le mal réapparaît dès qu'elle quitte le village lozérien. Ce n'est qu'après trois rechutes et trois cures salvatrices que le roi accepte de voir sa fille se consacrer à Dieu et se retirer à proximité de la source miraculeuse, ici même où s'édifiera, au pied du mont Lozère, la station thermale de Bagnols-les-bains.

Après une époque faste au cours de laquelle l'eau a été apportée à la cité sous de grands volumes par aqueducs pour alimenter des thermes, des fontaines publiques ou tout simplement pour les besoins de la vie quotidienne, s'ouvre sur notre sol le temps des « eaux parcimonieuses » ou des siècles de « propreté sèche », « d'hygiène sèche ». Même si la formule de Michelet, « Mille ans sans bains », s'avère caricaturale, on observe que l'eau disparaît des préoccupations majeures des populations en raison des guerres, des famines. « La saleté au Moyen Age devient une vertu, l'Occident se gratte alors tout entier ». Dans un dialogue amoureux Marguerite de Navarre écrira : « voyez mes belles mains, encore que je ne les ai point décrassées depuis huit jours » ! Cette aversion pour l'eau sera reprise dans la règle de saint Benoît qui autorise le bain uniquement aux malades « toutes les fois qu'on le jugera nécessaire mais pour ceux qui se portent bien, surtout s'ils sont jeunes, on ne leurs en accordera l'usage que très rarement... ». Le courant ascétique de Saint Benoit prône le mépris du corps pour atteindre la sainteté et le pape Grégoire le Grand écrira au VIe siècle « si la luxure et la volupté sont le mobile qui fait rechercher le bain, nous ne le permettons pas ; si on le prend parce que le corps en a besoin, nous ne le défendons pas ». Dès 325, le Code Justinien interdira aux femmes l'accès aux bains, au risque de répudiation, puis Jean Chrysostome le refusera à tous. La nouvelle religion monothéiste participe ainsi indirectement à discréditer la pratique thermale : la morale gagne ce que l'hygiène perd.

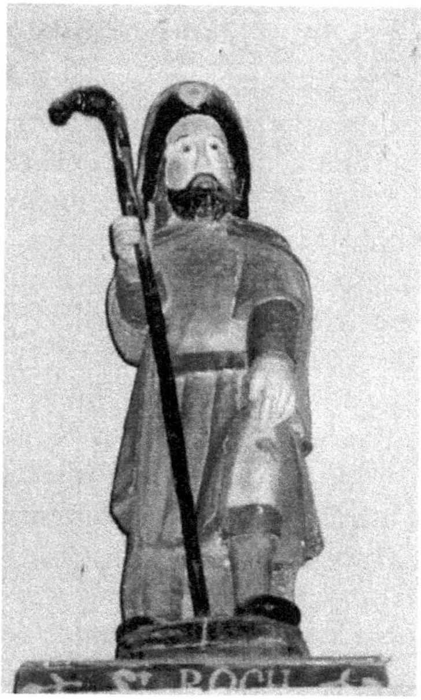

Les saints guérisseurs de la nouvelle religion monothéiste remplacent les anciennes divinités gallo-romaines. Saint Roch, invoqué pour guérir les maladies de peau, ne cache plus sa souffrance et nous dévoile ses bubons. Il donnera même son nom à une source à La Roche- Posay. Statue de saint-Roch Eglise de Léotoing, 43410. (Collection particulière)

De grandes épidémies

Véhiculée par la navigation dans tout le bassin méditerranéen, la **peste** dite de Justinien, et dont le nom dériverait de « *pessimum* », la plus grave (des maladies), provoque des ravages en France dès le VIe siècle. Mais la plus importante épidémie aura lieu beaucoup plus tard à Marseille en 1347 puis dans la France toute entière. Toute l'Europe sera contaminée : 25 millions d'individus vont mourir en cinq ans dont près de 50 000 rien qu'à Paris (500 décès par jour à l'Hôtel Dieu !). Considérée comme une punition divine en période d'épidémies, les remèdes se limitent souvent à des prières à Saint Roch représenté avec son bubon – implanté par pudeur sur la cuisse et non au pli de l'aine –, à des processions à l'adresse de quelques saints ou à la formule recommandée par Hippocrate : « fuis tôt, fuis loin, fuis longtemps » ! Guy de Chauliac sera le premier à évoquer la notion de contagion « avec ceux qui leurs avaient acheté des effets, les avaient touchés ou même conversés ». Pour lutter contre les risques de contagion et les miasmes véhiculés par les malades, certains préconisent de porter sur la bouche une éponge imbibée de « vinaigre des quatre voleurs », de réaliser des fumigations d'herbes odoriférantes, de bois aromatiques à base de benjoin ou d'encens. Plus tard, un médecin, Charles Delorme, inventera un ingénieux système de protection composé d'une tunique en serge d'Arras surmontée d'un masque en maroquin équipé d'un long nez d'un demi-pied rempli de plantes aromatiques afin de détourner la malignité de l'air et de détruire les *vapeurs pestilentielles*. Ces épidémies de peste persisteront pendant plusieurs siècles comme on les observera à Bagnères-de-Bigorre en 1348, 1361 puis en 1588, 1628 et même 1654.

Si la **lèpre** est connue depuis le IIe siècle, ce sont les huit Croisades successives, entre 1096 et 1270, qui transformeront l'endémie lépreuse en une véritable pandémie. Aux signes cliniques de la maladie – visage couvert de boutons durs, cartilage du nez et des oreilles pourrissant, peau ulcérée totalement insensible – s'associent les fameux procès en ladrerie qui condamnent les *mésels* ou *cagots* à l'isolement quasi définitif par rapport au monde des vivants. Le roi Philippe V le long n'hésitera pas à se servir de la crainte inspirée par la lèpre pour renflouer les caisses du royaume de France en faisant croire que les juifs se sont alliés aux lépreux pour exterminer les chrétiens et s'approprier leurs biens. C'est l'époque où l'on inscrit sur la porte du cimetière des Innocents la célèbre épitaphe : « *Garde toi de l'amitié d'un fol, d'un juif ou d'un lépreux* ».

Certaines sources thermales vont cependant bénéficier très directement de cette épidémie de lèpre. Les premières maladreries, qui présentent à leur début un caractère d'assistance publique aux plus déshérités, s'implantent à proximité des sources thermales riches en soufre. On reconnaît déjà, de façon empirique, le rôle bénéfique de cet élément chimique sur certaines maladies de peau. Tel est le cas de Cauterets, de Luchon, de Vernet, des bains d'Arles, de La Preste et surtout d'Ax-les-thermes qui possède, dès 1260, à l'initiative du Comte de Foix, un hôpital-léproserie et un *bain des ladres*, encore visible aujourd'hui sur la place du Breilh, toujours enveloppée de vapeurs sulfureuses, au pied de l'hôpital Saint Louis. On en retrouve aussi à Aix-les-bains, à Tercis, à Rennes-les-bains ou même à Neyrac, au cœur du Vivarais où l'on utilise des baignoires en châtaignier et où les hommes élèvent des constructions sommaires en pierres sèches au dessus des sources ou à proximité des grottes dans lesquelles se dégage la célèbre *mofette*.

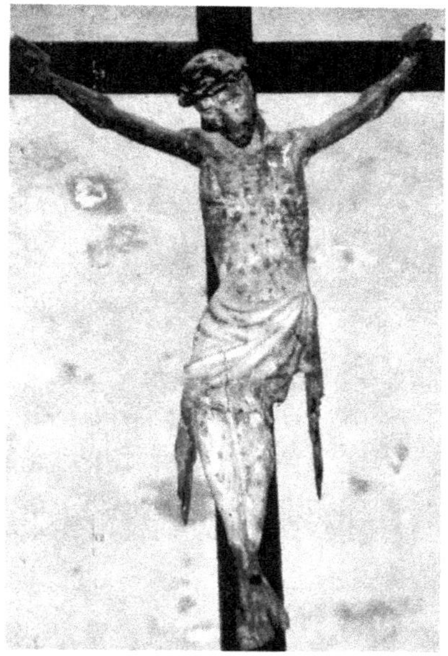

Pour lutter contre la lèpre, principal fléau tout au long du Moyen Age, on fera appel aux eaux minérales soufrées. Cette terrible maladie donnera même lieu à une représentation d'un Christ lépreux en bois polychrome marouflé toujours visible dans la basilique de Brioude.

« *Passant, je suis lépreux, tel me fit le sculpteur*
Quand il me façonna pour la maladrerie
De la Bajasse où je fus le consolateur
Des malheureux atteints par cette maladie ».
(Collection particulière)

D'autres épidémies dont on ne connaît parfois ni l'origine ni la nature ravagent les populations : d'abord le « *Mal des ardents* » ou « *Feu de Saint Antoine* » (lié à l'ergot de seigle), puis les « *fièvres intestinales* » (choléra, fièvre typhoïde, typhus dont sera victime Saint Louis en 1270) et surtout, au début de la Renaissance, la *grande vérole* dont l'origine mystérieuse sera attribuée d'abord aux indiennes des Caraïbes qui auraient contaminé les valeureux marins de Christophe Colomb. Ceux-ci la transmettent à leur tour aux prostituées des ports espagnols ; de là, la maladie gagne les ports italiens d'où le nom de *mal napolitain*, de *grosse vérole de*

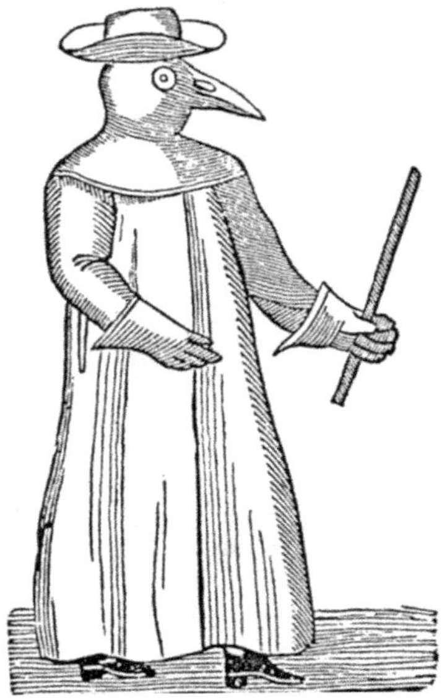

Médecin d'Henry IV puis de Louis XIII et ardent défenseur des cures thermales, Charles De Lorme serait à l'origine de ce curieux costume utilisé pour se protéger des maladies contagieuses : *«Je prescrivais à ceux qui visitaient les malades de s'habiller de camelot, de serge d'Arras, de taffetas ou, s'ils avaient assez de biens, de maroquins ou de treillis d'Allemagne... Je pris l'habitude de ne jamais sortir sans avoir dans la bouche de l'ail, dans le nez de la rue, dans les oreilles de l'encens, sur les yeux des bésicles... Je me fis faire un casque de même maroquin que l'habit où j'avais fais attacher un nez long d'un demi-pied afin de détourner la malignité de l'air. »* (Moniteur des Pharmacies 25-5-68 n° 831)

Naples. L'épidémie gagne rapidement Marseille, d'où sa dénomination de *mal français*, avant qu'un médecin de Padoue, Jérome Fracastor, ne l'appelle, en 1530, syphilis dans un poème écrit en vers latins en s'inspirant d'un personnage des *Métamorphoses* d'Ovide. Dès 1497, le Parlement imposera aux syphilitiques ne résidant pas habituellement à Paris de quitter la capitale car « on constatait que tous ceux qui avaient utilisé les bains publics étaient contaminés et transmettaient la contamination à leur famille et à leur entourage ». De telles observations font fuir les quelques personnes qui souhaitent encore fréquenter les piscines thermales.

Des noms de sources qui nous rappellent la longue histoire du thermalisme français.

Retour à la mythologie.

Esculape, dieu de la médecine, donnera son nom à une source à proximité d'Aix-les-bains. Cette eau miraculeuse, ayant guéri en 1822 l'acné du chevalier de Gimbernat, sera à l'origine de l'essor de la station de Marlioz. Apollon, qui possédait à Delphes un sanctuaire en son honneur, jette, aujourd'hui encore, un œil bienveillant sur les curistes qui viennent, chaque matin, à jeun, consommer, en position allongée, l'eau chaude sulfurée de la source Apollon de La Preste pour soulager une cystite récidivante ou réduire une gêne engendrée par une prostate hypertrophiée. Quant à Velléda, prophétesse germanique qui s'opposa à l'invasion romaine avant d'être capturée, elle n'est toujours pas oubliée à Royat qui possède sa source Velleda*. A La Roche-Posay, la source Mélusine* rend toujours hommage à la célèbre fée Mélusine dont le bas du corps prenait, chaque fin de semaine, la forme d'un serpent avant de parcourir de nuit le Poitou en semant la terreur.*

Période gallo-romaine.

Bien des sources nous rappellent cette période fastueuse pour le thermalisme français. On trouve, par exemple, une source Romaine à Balaruc, aux Fumades, à Niederbronn, à Saint-Honoré, sans oublier le Robinet Romain* à Plombières ou le Puisard romain* à Bourbonne. Quant à César, il donnera son nom à plusieurs sources à Aulus, à Cauteret, à Evaux, à Royat ainsi qu'au Mont-Dore.*

Une nouvelle religion monothéiste colonise les sources.

En s'implantant sur les lieux mêmes d'émergence des sources, le christianisme s'efforce d'assimiler le polythéisme gallo-romain et de remplacer le nom des divinités païennes par celui des saints. On trouve par exemple à La Roche-Posay les sources Radegonde en hommage à la fondatrice du monastère Sainte Croix de Poitiers, Saint-Savin et Saint-Cyprien , deux chrétiens martyrisés puis vénérés dans la vallée de la Gartempe. La source Saint-Mart* de Royat nous rappelle la présence d'un jeune noble Martius qui se retire pour vivre en anachorète dans une grotte puis fonde un monastère à proximité de ruines thermales gallo-romaines. De nombreux saints donneront leur nom aux sources thermales comme Saint-Odile* à Avène, Saint-Jean-Baptiste* à Berthemont, Saint-Roch* à Barèges et à La Roche-Posay, choix particulièrement judicieux pour une station spécialisée dans le traitement des maladies de peau.*

Thonon possédera sa source Saint-François, en hommage à François de Sales qui ne manquait jamais de venir se désaltérer à la source de la Versoie* lorsqu'il évangélisait le Chablais. Quant aux sources thermales dédiées à Saint-Loubouer elles prendront, ainsi que le village, le nom d'Eugénie en 1861 après la visite de l'impératrice.*

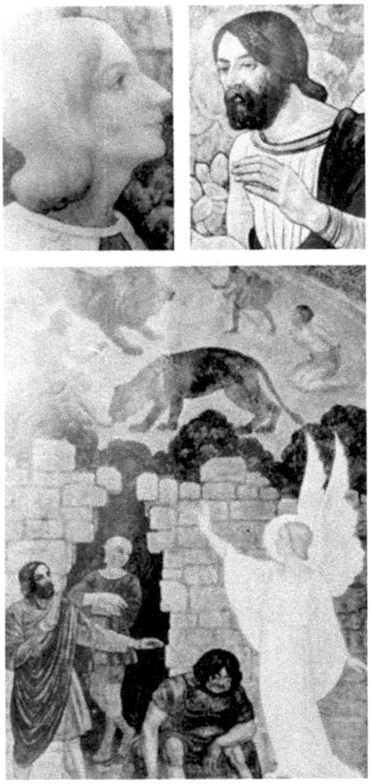

Savin et Cyprien, deux frères issus d'une noble famille romaine, venus évangéliser la Gaule sont mis en prison avant d'être livrés aux bêtes féroces. Un ange apparait, endort les géoliers puis libère les deux frères en écartant lers murs de la prison. Oeuvre du peinte Andra, ces fresques murales relatent la légende de Saint Savin et Saint Cyprien qui donnèrent leur nom à deux sources de la station thermale. (Collection particulière)

Une part de légende qui se mêle à la religion.

Des pèlerins assoiffés, en route vers Saint-Jacques-de-Compostelle, découvrent enfin une source gazeuse pour se désaltérer au lieu dit Rieumajou. En remerciements, ils bâtissent à proximité une chapelle, « La Sauvetat », qui donnera plus tard son nom au village. Reconnue eau minérale en 1848 pour ses bienfaits sur la santé, La Salvetat-sur-Agout devient même station thermale jusqu'en 1930. Rachetée en 1990 par Danone, son eau embouteillée apporte, aujourd'hui encore, au consommateur « le soleil mais pas le sel » !

Des clins d'œil à l'histoire.

En souvenir du passage à Forges de Louis XIII, d'Anne d'Autriche et de Richelieu, les sources ferrugineuses de la station prendront les noms de Royale, Reinette* et Cardinale*. Il en sera de même à Bagnères-de-Bigorre avec la source La Reine* en hommage à Jeanne d'Albret. A Enghien, la source découverte par le père Cotte deviendra source du Roi* en souvenir de son action bénéfique pour soulager les ulcères variqueux de Louis XVIII. Les sources Duguesclin* et le Connétable* nous rappellent le passage de ce grand capitaine entre 1370 et 1371 à La Roche-Posay. A Rochefort-sur-mer, la source L'Empereur* se veut un hommage à Napoléon I er qui avait encouragé le premier forage en 1808. Souvent on veut remercier un bienfaiteur qui a contribué au développement de la station : tel est le cas de la source Stanislas* à Plombières, de la source Vauban* à Saint-Amand. Parfois on honore un homme illustre comme l'astronome et homme politique, Arago* à Amélie. Morsbronn possède sa source chlorurée sodique et sulfatée calcique dite des Cuirassiers*, en souvenir* *de la charge héroïque de Reischoffen, lors de la bataille de Froeschwiller le 6 août 1870. Le plus souvent le nom de la source rappelle le découvreur (Chomel* et Lucas* à Vichy), le propriétaire (Bourges* à Lamalou, Choussy* à La Bourboule, Pujade* à Amélie, Miraton* à Châtel-Guyon, Saturnin Badoit* à Saint-Galmier, Perrier* à Vergèze, Parrot* à Saint-Romain-le-Puy), le médecin thermal qui a fait connaître les propriétés de la source (Hybord* à Brides, Alliot* à Plombières, Lepape* à Luchon, Vidart* à Divonne). Le passage d'hommes ou plus souvent... de femmes célèbres se traduit par de nouveaux noms de sources comme Reine Hortense* à Aix-les-bains, Eugénie* à Royat, la Reine* à Bourbon-Lancy en souvenir du passage en 1542 de Catherine de Médicis venue soigner sa stérilité après 10 ans de mariage. A Vichy, la source Mesdames* nous rappelle la cure effectuée en 1786 par Mesdames de France, filles de Louis XV et tantes de Louis XVI.*

Parfois le nom des sources est lié à la petite histoire locale : la source Grande Grille de Vichy tire son nom d'une grille installée tout autour du griffon pour empêcher le bétail de s'abreuver en été à la buvette ; la source du Parc* (ancien puits Brosson, le premier propriétaire) doit son nom à son implantation dans le nouveau parc crée par Napoléon III sur les bords d'Allier. Le nom de la source des Célestins* s'explique par la proximité d'un ancien couvent construit sur le rocher en 1410 et qui*

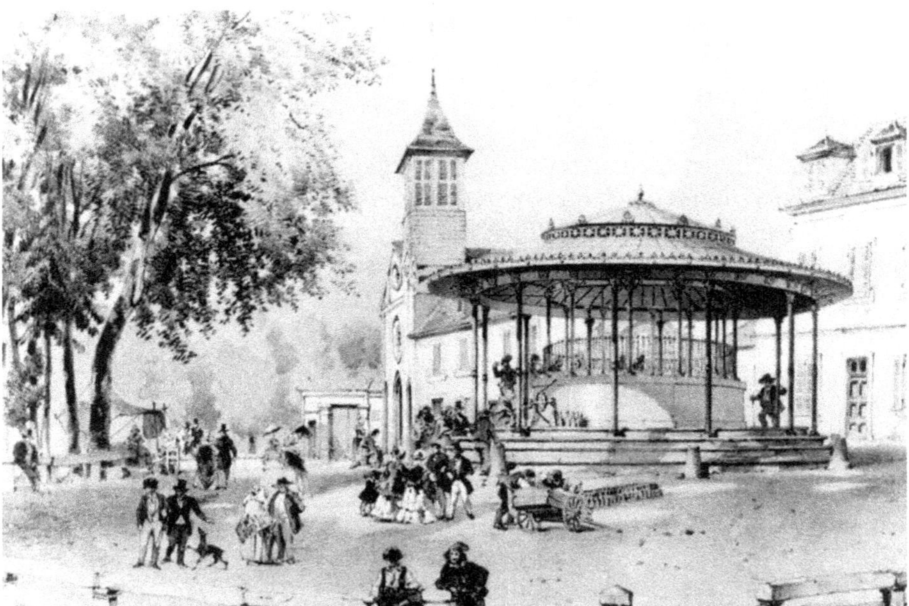

La source dite de l'Hôpital à Vichy était autrefois située à proximité d'un hôpital. Lithographies de Clerget. « *Vichy, ses sources et ses environs* » dessinées d'après nature par Ch. Bour, E.Ciceri, H. Clerget Publié par Talbot chez Laussedat à Clermont-Fd. (Médiathèque Valery Larbaud de Vichy)

abrita des moines célestins. La source de l'Hôpital (ancienne source Gros Boulet) a pour origine la présence de l'ancien hôpital civil construit au milieu du XVIIIe siècle à proximité. En 1714, on découvre à Saint Amand-les-eaux une source qui aura le privilège de soulager les maux dont souffre l'évêque d'Arras d'où son nom. A Ribeauvillé, la source dite des Ménétriers* sera rebaptisée Carola* en hommage à Caroline Staub, femme du docteur Staub qui a redécouvert la source en 1888 à partir d'un ancien cartulaire.*

Un simple rappel des caractéristiques physicochimiques de la source.

On trouve une source Froide aux Eaux-Bonnes, à Bagnols-les-bains. Inversement la Fontaine Chaude* ou Nèhe* à Dax, les Etuves* à Digne, l'Enfer* à Plombières suggèrent déjà la thermalité de l'eau minérale. De même à Sain-Amand-les-eaux avec la source du Bouillon* qui rappelle les turbulences importantes de l'eau à son émergence au niveau du griffon. Ailleurs, c'est le débit qui permet de distinguer la Grande Fontaine* et la Petite Fontaine* à Castera-Verduzan, le Petit Escaldadou* et le Grand Escaldadou* à Amélie. Les propriétés chimiques de la source sont aussi utilisées pour l'identifier : on distingue une source dite de Soufre* à Aix-les-Bains et une autre dite d'Alun*, l'une et l'autre au débit très important. A Plombières, on trouve la source Savonneuse* et à Bains-les-bains, le Robinet de Fer* utilisé pour sa puissance dans le traitement de l'artérite des membres inférieurs.*

Des propriétés thérapeutiques bien spécifiques.

Les Eaux-Bonnes possède la source Vieille plus connue sous le nom d'eau d'arquebusade* car utilisée par les vaillants combattants de Pavie ou de Marignan pour réduire les fractures, ressouder les os, cicatriser les plaies. La source des Chanteurs* au Mont-Dore s'utilisait en gargarismes et pulvérisations pour soigner et améliorer les pathologies de la gorge si fréquentes dans certaines professions. Quant à la source des Dames*, à Luz-Saint-Sauveur, elle nous rappelle l'orientation de la station dans le domaine de la gynécologie.*

Ou tout simplement un rôle dans la vie quotidienne des habitants de la cité.

L'Escaldadou à Amélie évoque son utilisation ancienne pour échauder les cochons tandis qu'à Chaudes-Aigues, la source du Par* suggère son usage villageois pour « parer », c'est à dire nettoyer, préparer les viandes, améliorer la présentation des animaux, plumer les volailles, épiler les cochons.*

III. TIMIDE RENOUVEAU THERMAL

Dès le Ve siècle, les thermes de Néris profitent d'un début de reconstruction tandis que le fils de Chlodion le Chevelu restaure les piscines romaines de Plombières dans lesquelles viendra plus tard se baigner Louis le Débonnaire. Mais c'est l'avènement de Charlemagne qui marque le début d'un timide renouveau thermal car l'Empereur d'Occident reste un partisan convaincu de la crénothérapie. Aix-la-Chapelle, première capitale de l'esprit européen, devient aussi capitale du thermalisme et reine des villes d'eaux pour l'époque. En fixant sa résidence dans une boucle de la Meuse, dans une région connue pour ses eaux chaudes – *Aquae grani* –, l'Empereur rend à l'humble bourgade toute la splendeur de ses thermes d'antan. Dans son palais, au milieu de ses familiers, il aime s'exposer aux vapeurs chaudes. Eginhard, dans sa *Vita et gesta Caroli Magni,* cite l'Empereur comme le plus habile nageur de son temps : « il faisait des parties de bains avec ses favoris et ses premiers officiers », ne dédaignant pas de faire entrer avec lui, dans le bain, la compagnie toute entière de ses gardes... C'est d'ailleurs à la suite d'une de ses balnéations préférées qu'il décédera.

Ses successeurs sauront, eux aussi, reconnaître les bienfaits des eaux minérales : Louis le Pieux résidera parfois à Néris comme l'avaient fait précédemment Pépin puis Berthe au grand pied. Mais il faudra attendre les conciles successifs de Clermont, en 1130, interdisant aux moines d'étudier la médecine pour leurs éviter tout contact impudique avec le corps, et surtout de Latran, en 1215, pour obtenir un début de laïcisation de la médecine et... un timide retour à l'utilisation des sources thermales.

Médecine arabe… Médecine de l'Eau

A la décadence de l'Empire Romain et de la pensée médicale gréco-romaine, s'oppose dès cette époque une médecine arabe très en pointe avec de grands noms comme Avicenne, le « prince des médecins », célèbre pour son *Canon de la médecine* et plus tard, à Cordoue, Averroès qui interprète la métaphysique d'Aristote à la lumière du Coran. Si les premiers pas du christianisme encouragent plus la prière que la balnéothérapie, à l'inverse, la médecine arabe connaît, dès le IXe siècle, un âge d'or sans précédent. La curiosité du Moyen-Orient pour l'hydrothérapie s'explique par l'intérêt de Mahomet et de l'Islam pour l'eau. Si le Coran renferme en effet un certain nombre de préceptes dans le domaine de l'hygiène alimentaire et corporelle, il prescrit aussi aux fidèles la pratique des ablutions avant d'entrer dans les mosquées. Les bains de Zeuxippe à Constantinople feront l'objet d'aménagements somptueux comparables à ceux construits à Rome quelques siècles plus tôt. A la même époque, Bagdad possède de nombreux hammams ou bains publics. Lors de la conquête d'Alexandrie, les Arabes auraient brûlé plusieurs milliers de livres de la bibliothèque, uniquement pour entretenir les chaudières de tous les hammams publics. En Espagne, les Maures implantent des établissements de bains célèbres : Cordoue dispose en 1236 de très nombreux bains publics. A Grenade, on retrouve dans le palais de l'Alhambra, des thermes dont la disposition rappelle ceux de l'époque romaine avec une lumière pénétrant dans les plafonds par des ouvertures en forme d'étoiles.

De retour des Croisades, la noblesse française, qui a découvert l'usage raffiné de ces bains au Moyen Orient, va relancer timidement leur utilisation. La piscine romaine comme la baignoire en marbre ont disparu. Le bain public a été remplacé par les cuviers de bois assez grands pour recevoir deux ou trois personnes. Il s'agit de la « cuve baigneresse », ronde ou ovale, cerclée et cloutée de bois. Cette restriction des volumes d'eau chaude consommée s'explique d'abord pour des raisons d'économie d'eau. « L'eau est rare, elle est précieuse et coûteuse ». Le baigneur s'allonge rarement pour laisser plus de place aux autres tant que l'eau est chaude. Les plus riches utilisent un « fond de bain », sorte de couverture qui tapisse la partie inférieure du cuvier. Pour conserver la chaleur et améliorer le confort, le cuvier est parfois surmonté d'un rideau car on associe déjà bain par immersion et bain de vapeur. Le hammam où se pratiquent les ablutions avant la prière, se répand d'abord en Espagne sous le nom de bain maure puis se développe en France avec l'apparition des premières étuves. Ce bain de vapeur humide suggère tout à la fois un lieu de purification, de réflexion, de méditation, de délassement du corps comme de l'esprit, à travers une nudité totale censée effacer toutes distinctions entre les différentes couches sociales, les différentes races, les différentes religions. C'est donc à la fois un rite purificateur, une forme de médecine, mais aussi une philosophie qui permet de nettoyer totalement son corps de l'extérieur comme de l'intérieur... par une très abondante sudation. « On est baigné sans être dans l'eau et on sue aussi abondamment que l'on veut sans être sec, ce qui fait que son usage ne cause ni la constipation du ventre, ni la faiblesse de poitrine comme les bains ordinaires, ni les évanouissements ».

C'est l'époque où l'on voit se créer à Paris les premiers bains publics et étuves régis par un règlement très précis qui interdit d'ouvrir avant le lever du soleil ou de « faire crier les étuves ». « Nul ne doit annoncer ou faire annoncer l'ouverture des étuves avant le point du jour à cause des périls qui peuvent à venir à ceux qui se lèvent au dit cri pour aller aux étuves ». Etienne Boileau, prévôt des marchands de Paris, fixe dans son *Livre des métiers* le statut des étuveurs de la capitale. Une certaine concurrence commence déjà à apparaître entre l'eau de Paris et certaines eaux minérales : Nicolas de Bligny, fondateur des étuves au jardin médicinal de Pincourt, ose écrire : « les malades reçoivent une vapeur nouvelle anodine et fortifiante d'un effet infiniment plus prompt et plus assuré que la boue de Barbotan et que les bains de Bourbonne et de Barèges ».

Retour au bain

Il faut donc chasser de nos esprits cette idée fausse mais fort répandue d'un Moyen Age où l'hygiène est inexistante, où l'art est obscur, primitif, naïf. Dès le bas Moyen Age, le bain redevient un plaisir raffiné comme le rappelle le dicton : « *Venari, ludere, lavari, bibere, hoc est vivere* » : « chasser, jouer, se baigner, boire, voilà qui s'appelle vivre ». Christine de Pisan, première femme de lettre française, nous révèle que le statut de la corporation des tisserands de Paris leurs donnait droit chaque jour à trois heures de loisirs pour « déjeuner, dîner, goûter les bains ». Et d'ailleurs, le bain chaud reste le seul moyen « pour expulser l'ordure que la nature crache par les pertuis de la chair »!

Bains et étuves se développent puis se transforment progressivement en cabarets étuves où les convives dînent ensemble dans des baignoires. Plus tard, les étrangers viendront même contempler les baigneurs entièrement nus et le principal plaisir de certains sera de lancer aux plus jolies baigneuses... ou aux plus entreprenantes, qui un bouquet de fleurs, qui une pièce d'or ! Les plus grands opposants aux étuves seront, on s'en doute, les représentants de l'église qui les considèrent comme des lieux de perdition... même si certains monastères sont propriétaires d'étuves ! En 1441, le synode d'Avignon défendra aux ecclésiastiques et aux clercs mariés l'entrée des étuves. Saint Cyprien adjure les chrétiennes de « ne point exposer aux regards curieux la nudité de leurs corps et de ne pas donner ainsi de charme au péché ». « O vous buveurs et femmes qui vous montrez aux étuves ! Je vous donne rendez-vous aux étuves de soufre » s'exclame un prédicateur à un prêche de carême. « Pour le salut de vos âmes et la préservation de vos filles, je voudrais qu'on réformât ces étuves et qu'on empêchât les hommes de s'y mêler avec les femmes » rajoute un autre. On interdira aux étuviers de recevoir ensemble des hommes et des femmes car, selon un chroniqueur, « les dames vont es chambres aux hommes... par ignorance et inversement ». Les excès de quelques-uns jettent un nouveau discrédit sur la thérapeutique thermale.

Déjà la littérature... au griffon

La station de Bourbon-l'Archambault peut s'enorgueillir d'avoir été le cadre, dès le XIIe siècle, du célèbre « *Roman de Flamenca* », prototype du roman d'amour courtois. Cette belle histoire d'amour, écrite en langue d'oc en plus de 8000 vers octosyllabiques, nous rappelle que le Bourbonnais constitue à l'époque la frontière entre le royaume de France et le duché d'Aquitaine, ce qui explique les importantes fortifications qui protégeaient la cité et dont il ne reste aujourd'hui que la tour « *Quiquengrogne* ». Ce roman nous décrit une station « où tous gens du pays et étrangers peuvent prendre des bains très confortablement. Pas de boiteux ni d'éclopés qui ne s'en retourna guéri s'il n'abrégeait pas trop son séjour. On pouvait se baigner quand on voulait dès que l'on avait « fait marché » avec le patron d'un hôtel concessionnaire des sources. Dans chaque bain jaillissaient de l'eau chaude et de l'eau froide. Chacun était clos et couvert comme une maison et il s'y trouvait des chambres tranquilles où l'on pouvait se reposer et se rafraîchir à son plaisir ».

L'héroïne du roman, Flamenca, a été enfermée pendant deux ans par son époux jaloux Archambault VII, seigneur de Bourbon. Un jeune chevalier, Guillaume de Nevers, décide de la délivrer et la retrouve trois fois par semaine ...au bain. Pierre Gui aubergiste possède des bains privés qu'il met à la disposition des deux amoureux :

« *Préparez les bains avec soin,*
Lavez les tous de bord à bord.
Videz-les de leur eau ancienne
Et remplissez-les d'eau nouvelle,
Car Madame s'y baignera...
Dès qu'il lui viendra convenance ».

D'autres stations auront l'honneur de recevoir des gens de lettres : les Eaux-Bonnes et Cauterets avec Gaston Phoebus, comte de Foix et vicomte de Béarn. Fin lettré, il entretient à Orthez une cour fastueuse. Passionné de vénerie – son *Livre de chasse* restera une référence pendant plusieurs siècles –, il possède une étonnante chevelure dorée mais, hélas, une infirmité malheureuse le poursuit : il devient sourd et envisage de se rendre à Cauterets pour se soigner : les vertus des eaux soufrées semblent déjà reconnues pour traiter les pathologies de la sphère ORL ! Un siècle plus tard, Cauterets recevra une autre curiste prestigieuse : Marguerite d'Angoulême, reine de Navarre, qui y écrit en partie l'*Heptameron*. La Marguerite des Marguerites, dont la beauté et l'intelligence furent célébrées par maints poètes, vint y soigner ses rhumatismes. Grande admiratrice du *Décaméron* de Boccace, l'illustre curiste « au corps de femme, au cœur d'homme et à la tête d'ange », protège des poètes tels Clément Marot ou des penseurs novateurs tels Calvin. Très satisfaite de son séjour dans la station, elle écrira : « le premier jour de septembre, les bains des monts pyrénéens commencent d'entrer en leur vertu. Il se trouve à Cauterets plusieurs personnes tant de France que d'Espagne, les uns pour boire de l'eau, les autres pour s'y baigner et les autres pour prendre la fange (ancêtre de nos modernes bains de boues à l'origine du terme fangothérapie) qui sont choses si merveilleuses que les malades abandonnés des médecins s'en retrouvent tous guéris ». Elle y conduira plus tard sa fille Jeanne d'Albret car « *Cauldères tout que guarech* » (Cauterets guérit de tout). Cette dernière, « qui n'a de femme que le sexe » au dire d'un chroniqueur malveillant, sera fort satisfaite de sa cure pyrénéenne. Ne l'a t'on pas craint stérile et voilà qu'elle donne naissance quelques mois après sa cure à un fils, un enfant des eaux, le futur Henry IV. En souvenir, l'une des sources sera d'ailleurs baptisée *La Reine**.

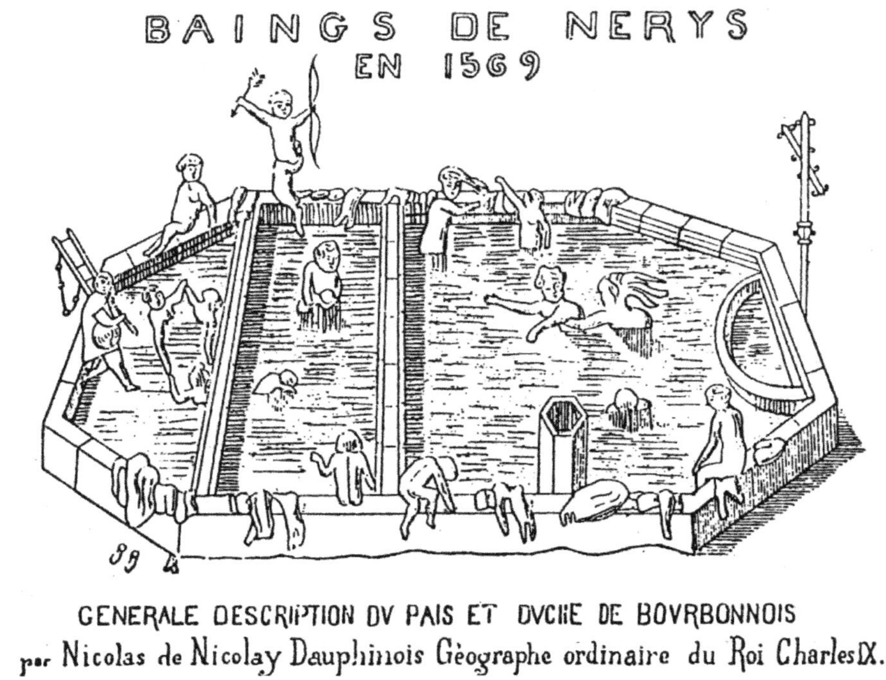

Le bain en piscine thermale, synonyme de bain de jouvence. (Bibliothèque Nationale de France)

Des personnalités qui s'intéressent aux eaux minérales

Dès le début du XIIIe siècle, le bas Moyen Age se présente déjà comme une période de lumière. A l'enseignement monastique où la pratique médicale s'exerçait exclusivement au contact des moines, les seuls à connaitre le latin et les seuls habilités à dispenser des soins, va succéder une brillante période scolastique avec la création des premières universités : Montpellier, Paris, Bologne, Salamanque, Valladolid, Heidelberg. L'école de Salerne, premier centre laïc mixte en Europe consacré exclusivement à la culture médicale, profite tout à la fois des courants des pensées grecque, juive et surtout arabe avec l'arrivée en 1076 de Constantin l'Africain. En raison de son implantation géographique sur la côte amalfitaine au centre de la Méditerranée, étudiants et malades y affluent pour bénéficier à la fois d'un enseignement de grande valeur mais aussi des thérapeutiques dispensées par un corps médical renommé.

La médecine thermale va connaître un nouvel essor favorisé par l'apparition de l'humanisme qui place l'homme au centre des préoccupations avec une primauté du corps par rapport à l'esprit, d'où l'importance attribuée aux soins corporels, à la balnéothérapie. Les Italiens seront les premiers à profiter de ce nouvel élan avec Savonarole qui publie dès cette époque un traité sur les propriétés des stations thermales italiennes. L'eau est déjà perçue comme capable de s'infiltrer dans le corps à travers la peau : par contre, le bain est toujours considéré comme fragilisant les organes car il laisserait les pores cutanés béants.

La température élevée de certaines de nos sources thermales frappe déjà l'imagination : quoi de plus mystérieux que de voir jaillir de terre une eau bouillonnante, brûlante au toucher et parfois à l'odeur suffocante ! Pour Aristote la chaleur des eaux minérales s'expliquait par un feu intérieur lié à la dissolution du sel et du soufre. Rabelais, médecin de formation, avancera une toute autre explication : pour lui la chaleur des sources thermales serait due à une mauvaise chaude-pisse du bon Pantagruel : « ses médecins le soignèrent fort bien et, à force de drogues lénitives et diurétiques, lui firent pisser son malheur. Son urine était si chaude que depuis ce temps là, elle n'est pas encore refroidie. Et vous en avez en France en divers endroits : c'est ce qu'on appelle les bains chauds comme Cauterets, Néris, Dax, Bourbonne et ailleurs ».

Théophraste Bombast von Hohenheim, plus connu sous le nom de Paracelse, considère la Nature comme le grand guérisseur de l'homme. Père de la « théorie des signatures », il pense qu'à toute maladie correspond une substance curative spécifique qui représente la quintessence d'une partie de plante, d'animal ou de minéral. D'où la nécessité d'en extraire les substances actives, le plus souvent par distillation, afin de préparer des produits concentrés et purifiés en substances actives. C'est ce principe même de l'analyse chimique des eaux thermales à la recherche de leurs composants qu'il nous a transmis dans son « *Discours des eaux minérales* » et dans son ouvrage « *De la vertu des bains de Pfäffers* ». Alchimiste et médecin, véritable fils de la Renaissance, passionné de philosophie, d'astronomie, d'occultisme, il lance une

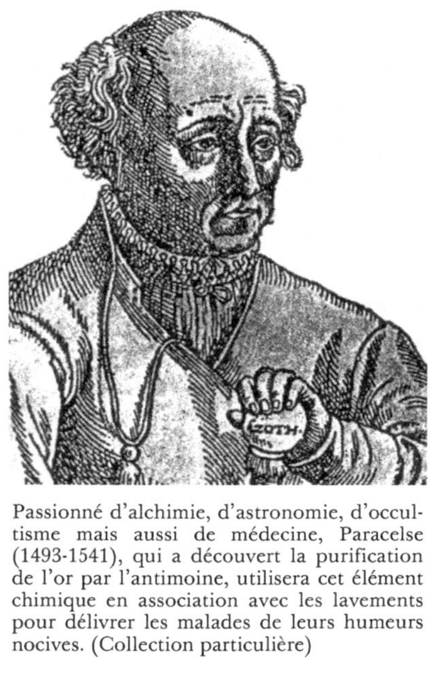

Passionné d'alchimie, d'astronomie, d'occultisme mais aussi de médecine, Paracelse (1493-1541), qui a découvert la purification de l'or par l'antimoine, utilisera cet élément chimique en association avec les lavements pour délivrer les malades de leurs humeurs nocives. (Collection particulière)

thérapeutique basée sur les éléments chimiques tels que le fer, l'or, le mercure et déjà le *stibe*, plus tard connu sous le nom d'antimoine ! Rompant avec la thèse traditionaliste de Galien dont il brûle les œuvres en public, Paracelse privilégie le rôle des facteurs chimiques dans le fonctionnement harmonieux de notre organisme. Les éléments minéraux contenus dans les eaux minérales vont donc susciter un intérêt majeur pour ce mage illuminé considéré par Leibnitz comme « le plus fou des médecins ».

Autre médecin célèbre, Léonard Thurneysser se fait d'abord connaître pour ses travaux de salubrité publique avec le nettoyage régulier des rues et la pose de canalisations d'eau potable à Berlin. En 1572, il écrit un traité d'hydrologie, « *Pison* », en hommage au fleuve aurifère cité dans la Genèse, et précise les premières techniques d'analyse des eaux minérales : « On remplit une mesure de huit onces d'eau minérale. On distille cette eau. On pèse le résidu de la distillation. Ce résidu est ensuite dissout puis laissé cristalliser par évaporation. On pèse à nouveau. La différence entre les deux pesées représente... le nitre ».

Ambroise Paré, chirurgien barbier des armées d'Italie à 19 ans, puis brillant chirurgien militaire avant de devenir chirurgien royal d'Henry II, de François II, de Charles IX et d'Henry III, reste un ardent défenseur des eaux minérales qu'il qualifie de « bonnes eaux ». Sans être chimiste, il distingue cependant les eaux « sulfurez, alumineuses, bitumineuses, cuivreuses, ferrez, plombez et gypseuses ».

Rabelais cite Balaruc et ses sources. En 1532, Ranchin, chancelier de l'université de Montpellier, y herborise avec ses élèves tandis que le docteur Nicolas Dortoman consacre, en 1579, une importante monographie *De Balneis* aux eaux et aux boues de la station. D'autres stations se font connaître par les curistes qui les fréquentent ou les écrivains qui les célèbrent. Diane de Châteaumorand, épouse d'Honoré d'Urfé, devient propriétaire des bains de Sail, petit village du Forez situé entre Roanne et Lapalisse, où jaillissent les sources thermales du *Hamel** et des *Romains**. Elle vient y protéger sa peau délicate pour lui conserver « une éclatante fraîcheur ». Tous les chroniqueurs de l'époque parleront alors de la « Fontaine de Jouvence de la belle Diane » qui aurait inspiré le tendre et champêtre roman de l'*Astrée* dans lequel Céladon retrouve la bergère Astrée à la fameuse fontaine « Vérité d'Amour » ! Le renom de Sail gagnera même la cour du dernier des Valois puisque les Mignons du roi Henry III, viendront y soigner leurs maladies de peau. Quant à Henry III, il guérira ses coliques néphrétiques à Pougues dont les vertus viennent d'être découvertes en 1574 par Louis de Gonzague, duc de Nevers. Le résultat sera si spectaculaire que le roi y retournera l'année suivante.

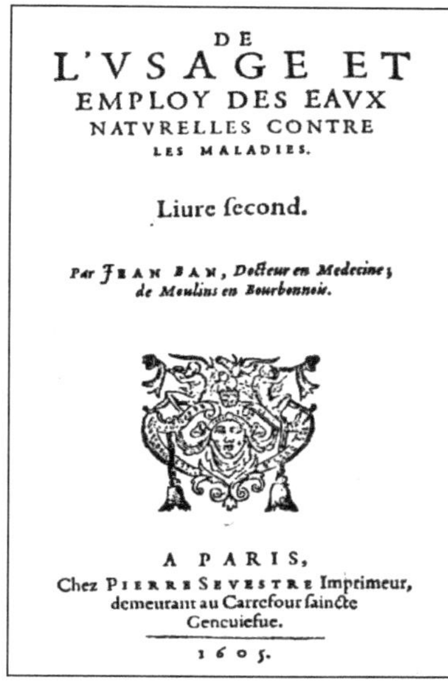
DE
L'VSAGE ET
EMPLOY DES EAVX
NATVRELLES CONTRE
LES MALADIES.

Liure second.

Par Iean Ban, Docteur en Medecine, de Moulins en Bourbonnois.

A PARIS,
Chez Pierre Sevestre Imprimeur, demeurant au Carrefour saincte Geneuiefue.

1605.

L'un des premiers traités d'hydrologie thermale en France. (Collection particulière)

A la même époque, Barbotan sera célébrée par Blaise de Montluc qui cite la station dans ses *Mémoires* et y vient soigner en 1567 « une douleur de cuisse ». Il en sera de même de Montaigne qui fait allusion à Barbotan en 1580 1581, dans son *Journal de voyage en Italie*. Un médecin, Nicolas Chesneau, publie à Bordeaux un ouvrage dédié aux vertus de ces eaux et en particulier aux qualités exceptionnelles de ses boues : « après être resté le matin deux heures dans le bourbier, les forts peuvent recommencer le soir mais les faibles feront bien de s'abstenir. La boisson doit toujours précéder l'usage du bain et se coucher après le bain provoque une sueur salutaire ». Quant au poète lyrique Guillaume du Bartas, il ne tarit pas d'éloges sur la station gersoise et sur les diverses pathologies soignées :

« Or, comme ma Gascogne heureusement abonde
En soldats, blés et vins, plus qu'autre part du monde,
Elle abonde de même en bains non achetés
Où le peuple étranger accourt de tous côtés,
Où la femme behaigne (stérile), où le paralytique,
L'ulcéré, le goutteux, le sourd, le sciatique,
Quittant du blond soleil l'une et l'autre maison,
Trouve sans débourser sa propre guérison ».

Dans le Vivarais, les premiers effets favorables des « bonnes fontaines » de Vals seront connus à partir de 1602 après qu'un certain dominicain, le père Thomas, se trouve miraculeusement guéri (d'où le nom *La Dominique** donnée à l'une des très nombreuses sources du bassin thermal de la station ardéchoise). Madame de Montlaur s'intéresse alors à ces eaux et leur renommée deviendra telle qu'un siècle plus tard, elles seront transportées à grand frais à la cour du Roi-Soleil.

De cette époque, Nicolas de Nicolay, géographe du roi Charles IX et ami de Ronsard, nous a laissé de très beaux dessins des bains de Bourbon-l'Archambault et de Néris. Sur une gravure identifiée « *Bains de Nerys en 1569* », on peut observer dans une piscine octogonale en plein air des hommes et des femmes s'adonnant au plaisir du bain ou se divertissant sous l'œil de Cupidon. La piscine est « environnée par le dedans de trois rangs de grandes marches ou degrés de pierre à mode d'un théâtre pour servir de sièges à ceux qui s'y baignent. La couleur de l'eau tient du céleste, mêlée d'un peu de verdeur et si parfaitement claire que l'on verrait une épingle au fond ». Il en est de même à Bourbon-l'Archambault où la piscine est accolée à un petit bassin qui sert de lavoir à des paysannes qui y nettoient leur linge. Profonde d'environ un mètre puisque les baigneurs se trouvent à moitié hors de l'eau, elle rassemble une dizaine de curistes des deux sexes avec au centre un couple qui s'y étreint fort tendrement. L'eau thermale retrouve sa symbolique de régénération, de pureté, de guérison.

Dans les stations, les logeurs font souvent fonction de doucheurs en fournissant l'eau thermale dans leurs hôtels : « L'eau était montée dans un baquet de bois fixé le long du mur » puis on lançait l'eau sur le curiste « par un tube de fer qui ne pouvait plus sur le gibier lancer la poudre, pendant que deux personnes, à l'aide de seaux et d'une échelle, entretenaient l'opération ». C'est ainsi que Mademoiselle Duplessis de Bretagne qui avait « les jambes si retirées que ses talons touchaient ses cuisses », pouvait en fin de cure « danser et se promener sans bâton » !

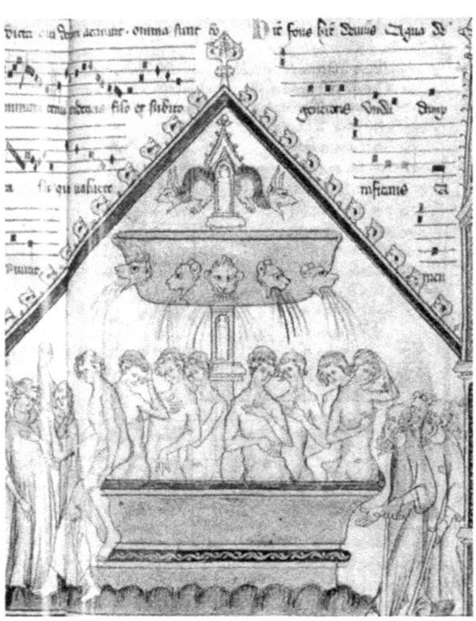

Le bain de jouvence. Les vieillards, le crâne chauve, l'ovale du visage encadré d'une longue barbe, arrivent sur la droite avec cannes et béquilles pour profiter des vertus rajeunissantes de l'eau et recouvrer une nouvelle jeunesse dès la sortie du bain. Illustration du *Roman de Fauvel de Gervais du Bus 1320.* (Bibliothèque Nationale de France)

Jean Le Bon, médecin d'Henry III et du cardinal de Guise, note dans son ouvrage *Des bains de Bourbonne* publié en 1590, qu'on se baigne dans les piscines « tout nuds comme beaux adamistes ». Le nudisme est en effet très en honneur dans les pays rhénans. A cette époque, le bain est associé à la beauté féminine, à l'esthétique de la nudité, à la *Fontaine de Jouvence* qui restera l'un des grands thèmes d'inspiration de la peinture médiévale flamande : on représente des hommes mais aussi des femmes âgées plonger dans la piscine, source de vie et ressortir dans l'éclat de leur jeunesse retrouvée. Pour certains, il s'agirait d'une résurgence d'anciens rites païens liés aux changements de saison comme par exemple l'arrivée de la pluie fécondante chaque printemps. Plonger dans l'eau thermale pour renaitre rénové, rajeuni, n'est ce pas, aujourd'hui encore, le rêve parfois exploité par certaines publicités de *Minicure,* de *Remise en forme,* invitant les candidats ou les candidates à renouer avec la symbolique du « bain de jouvence » ? Les corps nus n'effarouchent personne. Brantôme confirmera ce point de vue en écrivant « les hommes et les femmes sont ensemble aux bains et aux étuves sans faire aucun acte déshonnête et en sont quitte en mettant un linge devant ». Parfois les hommes se baignent vêtus d'un petit caleçon appelé « braiet » et les femmes couvertes d'une longue « chemise d'assez grosse toile ». Malheureusement cette promiscuité entrainera rapidement quelques excès et Bruegel, pour illustrer la suite des péchés capitaux, n'hésitera pas à représenter... une scène de bains : « les femmes, les hommes faits, jeunes gens, vierges tendres, pauvres, nobles, savants, ignorants, vieillards engourdis, jeunesse ardente et légère, mutilés, blessés, sains ou moribonds sont réchauffés de la même chaleur et caressés par la même eau ». Il en sera de même de Dürer qui nous a laissé des gravures des thermes d'Aix-la-Chapelle où les baigneurs boivent de la bière tout en écoutant un duo de violon et de flûte.

Un curiste célèbre : Michel Eyquem de Montaigne à Plombières

A 47 ans, Montaigne ressent les premières atteintes de la gravelle : « je suis aux prises avec la pire de toutes les maladies, la plus soudaine, la plus douloureuse, la plus mortelle et la plus irrémédiable. J'en ay déjà essuyé cinq ou six bien longs accès et pénibles ». Pour soigner son mal, il s'adresse aux cures thermales, médecine naturelle en qui il a entièrement confiance. Dans son « *Journal d'un voyage en Italie par l'Allemagne et*

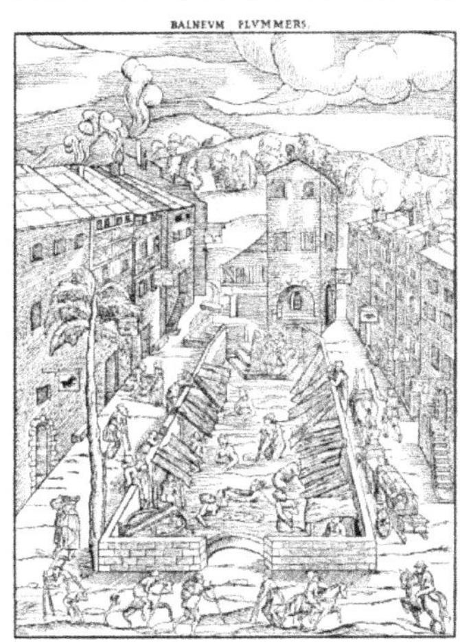

Gravure anonyme publiée en 1553 dans le *De Balneis* représentant le grand bain de Plombières *Balneum Plummers.* (Musée Louis Français Plombières-les-bains)

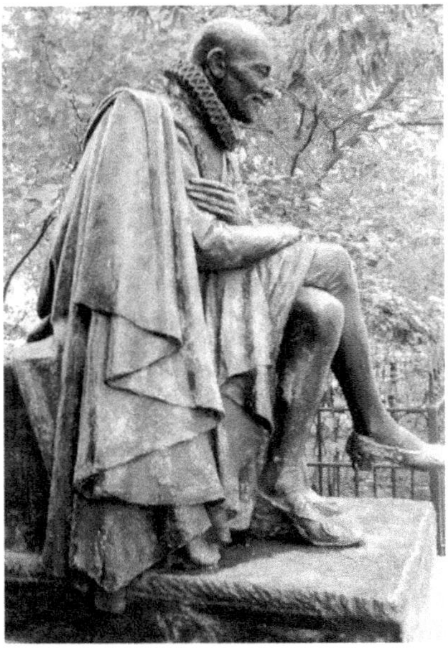

«J'ay vécu par occasion de mes voyages quasi tous les bains fameux de chrestienté et depuis quelques années ay commencé à m'en servir». Les Essais. Montaigne fréquentera avec assiduité les stations thermales pour soigner ses problèmes urinaires. (Statue du philosophe par Landoswki, square Painlevé Paris)

la Savoie », il nous raconte ses séjours entre 1580 et 1581 à Plombières, Bade, Abano, Bataglia, Montecatini, Viterbe et Lucques : « J'ay vu par occasion de mes voyages quasi tous les bains fameux de chréstienté et depuis quelques années ay commencé à m'en servir ; car en général j'estime le baigner salubre et crois que nous encourons de légères incommodités en notre santé pour avoir perdu cette coutume, qui était généralement observée au temps passé quasi en toutes les nations, et est encore en plusieurs de se laver le corps tous les jours et ne puis pas imaginer que nous ne veillons beaucoup moins de tenir ainsi nos membres encroûtés et nos pores étouffés de crasse ». Ardent défenseur du bain, l'auteur des *Essais* ne refuse pas pour autant la cure interne : « Quant à la boisson, la fortune a fait premièrement qu'elle ne soit aucunement ennemi de mon goût ; secondairement elle est naturelle et simple, qui au moins n'est pas dangereuse, si elle est vaine... Elle nous éveille l'appétit, facilite la digestion et nous prête quelque nouvelle allégresse, si on n'y va pas trop abattu de forces, ce que je déconseille de faire ». Rappelons qu'à cette époque, on recommandait de boire jusqu'à ce que l'eau ressorte par les pores de la peau, par la vessie et par le fondement aussi limpide qu'elle était à l'entrée ! A force d'appliquer une telle posologie, Montaigne se rendra même malade, s'exaspérant de constater que ses urines restent toujours aussi rouges et chargées de sables. Avec son style si particulier, il trace les limites de la médecine thermale : les cures « ne sont pas pour relever une poitrine rugueuse, elles peuvent seulement appuyer une inclinaison légère ou pourvoir à la menace de quelque altération ». Précurseur en matière d'environnement thermal, Montaigne insiste beaucoup sur tout ce qui entoure la cure thermale : « Celui qui n'apporte assez d'allégresse pour pouvoir juger le plaisir des compagnes qui s'y trouvent et des promenades et exercices à quoi nous convie la beauté des lieux où sont communément assises ces eaux, perd sans doute la meilleure pièce et plus assuré de leurs effets. A cette cause, j'ay choisi jusqu'à cette heure à m'arrêter et à me servir de celles où il y avait le plus d'aménité de lieu, commodité de logis, de vivres et de compagnies comme sont en France les bains de Banières ; en la frontière d'Allemagne et de Lorraine ceux de Plombières ; en Suisse ceux de Bade ; en Toscane ceux de Lucques et notamment ceux Della Villa desquels j'ay usé plus souvent et à divers saisons ». C'est d'ailleurs de Toscane qu'il apprendra en 1581, son élection à la mairie de Bordeaux. Montaigne fréquentera aussi Barbotan, célèbre pour son bourbier, et Préchacq, nichée au pied des vertes collines de la Chalosse. Les cinq sources de la station riches en soufre et en calcium permettent déjà à cette époque de fabriquer une célèbre boue thermale à partir des alluvions de l'Adour.

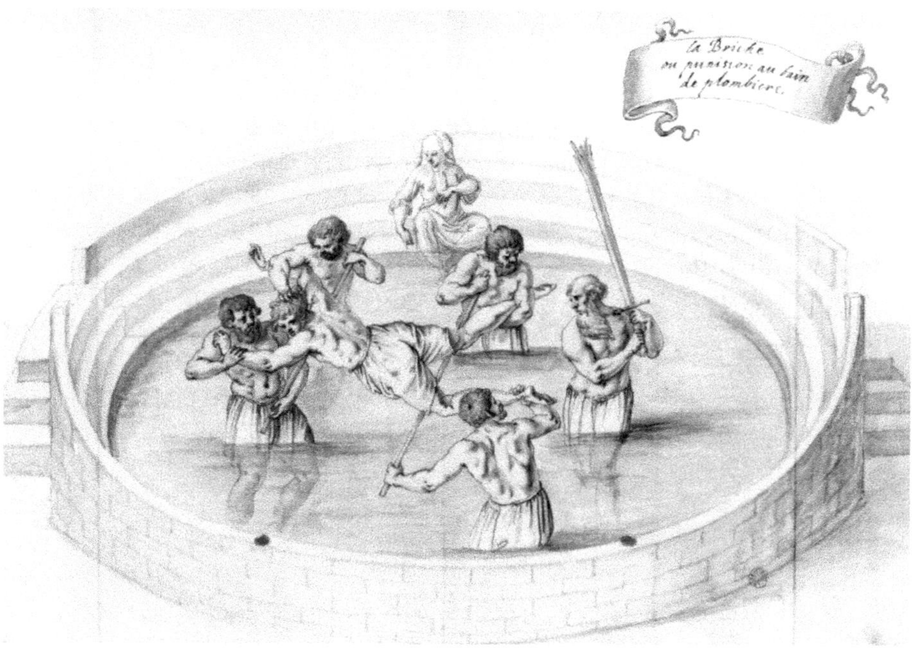

Punition de la Briche à Plombières. Etendu entre deux batons plaçés au dessus de la piscine, le curiste coupable de «propos injurieux, de porter armes esdits bains» recevait d'abord de violents coups à l'aide d'une trique munie de lanières de cuir avant de terminer le supplice par un plongeon dans la piscine. (Dessin du XVIIe siècle. Manuscrit Bibliothèque de l'Arsenal)

De ses très nombreuses cures, Montaigne nous a laissé d'excellentes descriptions des habitudes et règlements thermaux en vigueur à l'époque, en particulier à Plombières. C'est ainsi qu'il nous précise qu'un tableau « placardé à l'entrée des bains, écrit en langage allemand et en langage français » rappelait : « Inhibition est faite à toutes personnes, de quelque qualité, condition, région et province qu'elles soient, de provoquer des propos injurieux et tendant à querelle, porter armes èsdits beings, donner desmenty ni mettre la main aux armes, sous peine d'être punys griefvement comme rebelles et désobéissans à son Altesse ». Il précise aussi qu'il est interdit « à toutes filles prostituées et impudiques d'entrer ausdits beings ny d'en approcher de cinq cent pas, à peine du fouet ; et sur les hôtes qui les auront reçues ou recelées d'emprisonnement de leurs personnes et d'amende arbitraire. Sous même peine est défendu à tous, user envers les dames, damoiselles et autres femmes et filles, étant ausdits beings, d'aucuns propos lascifs ou impudiques, faire aucuns attouchements déshonnêtes ». C'est la raison pour laquelle le curiste, dès son arrivée à Plombières, doit se soumettre à un véritable code de bonne conduite en « plongeant deux doigts de la main gauche dans la piscine ; sinon, en cas de parjure, il est soumis à la fameuse punition de la briche ». Malgré ce règlement, les prostituées ne sont pas toujours absentes ce qui fait craindre aux bourgeoises de la station que « leurs maris ne s'adonnent à cette venaison fraîche et... souvent bien farcie ». Dans un ouvrage consacré à Bourbonne, Jean le Bon signalera, lui aussi, à la même époque, la présence de « force filles de joie et bonnes compagnes ce qui émeut les bourgeoises du lieu » car la situation est encore bien plus délicate dans cette station en raison de la présence « d'un important contingent de curistes militaires venant de Bourgogne, de Lorraine, de Suisse, d'Allemagne et logeant chez l'habitant ». Et l'auteur de rajouter malicieusement « les officiers du Roi voient cet état de fait avec condescendance... ».

IV. PREMIÈRE LÉGISLATION THERMALE

Henry IV protecteur des sources thermales

« On dit que suis chiche mais je fais trois choses bien différentes car je fais la guerre, je fais l'amour et je bâtis ».

Le Vert Galant sera en effet un grand bâtisseur dans des domaines aussi variés que l'agriculture, secondé dans cette tâche par le surintendant des Finances Sully, l'industrie avec les premières manufactures de Barthélémy de Laffenas et enfin... le thermalisme.

Le nouveau roi connaît très bien les eaux thermales : il a fréquenté Bagnères où Marguerite de Valois, sa première épouse, a essayé de soigner, mais en vain, sa stérilité. Il connaît aussi Les Eaux-Chaudes où il a accompagné sa belle maîtresse, Françoise de Montmorency-Fosseux, dite la « belle Fosseuse ». Il a aussi apprécié les eaux d'Aix où il a suivi Henriette d'Entragues. En 1600, l'année de son remariage avec Marie de Médicis, il écrit à sa nouvelle épouse : « je viens prendre les merveilleuses eaux de Pougues afin qu'à votre arrivée nous puissions faire un bel enfant qui fera rire nos amis et pleurer nos ennemis » ! Pour parfaire les effets de la cure, on lui expédiera des caisses de bouteilles cachetées à ses armes, de Pougues à Gien par bateau, puis par voiture-poste en direction de Fontainebleau. C'est encore lui qui, en 1573, reconnaitra les vertus thérapeutiques des eaux de La Roche-Posay et nommera le docteur Pierre Milon « *Premier intendant des sources* ».

Sur les conseils de son médecin Roch le Baillif, sieur de la Rivière, Henry IV crée, le 23 mai 1605, la fameuse « *Surintendance Générale des bains et fontaines minérales du Royaume* ». « Il a plu à Dieu de favoriser notre royaume par-dessus tous les autres en ce qui regarde le rétablissement et la conservation de la santé des peuples, ainsi que le font les bains et les fontaines minérales dont il abonde... Néanmoins, comme de l'abondance naît le mépris, voire des choses même les plus utiles, nos sujets ont tellement laissé dépérir ces bains et fontaines... que l'on n'en a jusqu'à présent, à beaucoup près, reçu le soulagement que l'on pouvait tirer sans grand travail. Nous avons donc crée un Surintendant général des dits bains et fontaines minérales de notre royaume ; cette charge ainsi créée, nous l'avons jointe et donnée à celle de notre premier Médecin avec pouvoir de nous nommer un intendant et maître, ou plusieurs, de capacité ou suffisance requise, par les provinces de notre royaume et terres de notre obéissance dans lesquelles il se trouvera des dits bains et fontaines, pour les visiter, en rechercher les diverses propriétés, en faire des traités pour les divulguer afin que chacun s'en puisse servir, les recommander aux magistrats et officiers des lieux pour en avoir soin et leurs montrer les réparations et l'entretien nécessaire à la conservation de celles ci et à la commodité et au soulagement de ceux qui y cherchent guérison ».

Ce travail de remise en état du patrimoine thermal français sera confié au premier médecin du roi, un certain Larivière, dont le rôle est strictement défini : rechercher de nouvelles sources, analyser les eaux, surveiller les griffons. Le premier médecin du roi sera aidé dans sa tâche par des intendants choisis parmi les médecins les plus célèbres de l'époque tels Bouvard, Daquin, Poirier.

D'illustres curistes à... Bourbon-l'Archambault

Cette petite station du Bourbonnais aura le privilège d'accueillir Gaston d'Orléans, frère de Louis XIII envoyé par un célèbre intendant des eaux, le célèbre docteur de Lorme, pour y soigner des crises de goutte. Il y fera édifier la *Maison du Roy* destinée aux curistes modestes. Ce petit établissement thermal, toujours visible au centre de la station, abritait trois bains réservés aux hommes, aux femmes et aux moines capucins dont le couvent était contigu. Sur la place voisine, la fontaine avec ses trois puits permettait de consommer « six à quinze verrées d'eau thermale » chaque jour. Parmi les curistes célèbres qui se faisaient livrer pour cinq sols l'eau minérale chaude dans leur appartement, on retrouvera le grand Condé, Scarron, Boileau, Fénelon, Madame de Sévigné et surtout Madame de Montespan.

Très jeune, Françoise de Rochechouart, marquise de Montespan, souffre de « rhumatismes ». En 1676, à 36 ans, à l'apogée de sa gloire, elle vient pour la première fois à Bourbon soigner une arthrose invalidante du genou. Nous possédons d'intéressants détails sur son arrivée dans la station grâce à une lettre de Madame de Sévigné à sa fille : « Elle est arrivée dans une calèche à six chevaux avec sa nièce. Elle a un carrosse derrière attelé de la même sorte avec six filles d'honneur. Elle a deux fourgons, six mulets, dix à douze cavaliers, des officiers » soit un total de 45 personnes. Bien sûr, on s'intéresse à son emploi du temps pour « savoir ce qu'elle dit, ce qu'elle fait, ce qu'elle mange, ce qu'elle dort ». Reçue par le gouverneur du Bourbonnais qui n'est autre que le frère de Louise de la Vallière, son ancienne rivale auprès du roi, Mme de Montespan fréquentera très assidûment la station jusqu'à la fin de sa vie.

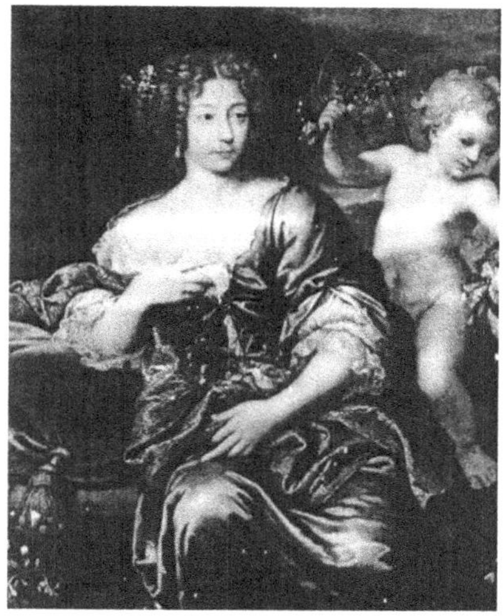

Dès 1676, Françoise Athénaïs de Rochechouart de Mortemart, marquise de Montespan, fréquentera régulièrement Bourbon-l'Archambault pour y soigner une arthrose invalidante du genou. Toute sa vie, elle restera fidèle à la station bourbonnaise puisqu'elle y mourra en 1707. (Tableau de Mignard Musée du Berry Bourges)

Au cours de l'un de ses séjours dans la station bourbonnaise, elle participera à l'une des missions diplomatiques les plus délicates mais aussi les plus secrètes du règne de Louis XIV : « l'affaire Lauzun ». Antonin de Caumont la Force, duc de Lauzun, colonel des dragons et commandant général des troupes de la Maison du Roi, a gardé son franc-parler gascon et une grande indépendance à l'égard du roi et... de Madame de Montespan. Ne dit-on pas qu'il aurait surpris des secrets d'alcôve et peut-être des secrets diplomatiques... en se cachant sous un lit pendant les ébats du souverain avec sa favorite ! Enfin et surtout, il a reçu de la Duchesse de Montpensier, héroïne de la Fronde, de nombreux biens tels que le Comté d'Eu et le duché de Saint-Fargeau. Il n'en faut pas plus pour exciter la haine de Louvois et la convoitise du roi, ce qui entraînera son emprisonnement à la Bastille puis à la forteresse de Pignerol. Devant le chagrin de la « Princesse qu'on appelle uniquement Mademoiselle », le roi accepte une transaction, une libération sous conditions. L'héroïne de la Fronde devra céder quelques-unes de ses terres au profit du petit duc du Maine, cet enfant malingre et chétif, né des amours tumultueux du roi. Quant à Lauzun, s'il veut recouvrer la liberté, il lui suffira de restituer le comté d'Eu, les duchés de Saint-Fargeau et d'Aumale. Les tractations pour cet échange vont se dérouler... à Bourbon-l'Archambault. Le duc est amené « en cure forcée » dans la station sous l'œil vigilant d'une escorte de mousquetaires. Les négociations commencent sous la houlette de Madame de Montespan puis se poursuivent à Paris en présence de Colbert. Grâce aux rencontres « diplomatiques » de Bourbon, Lauzun sera ainsi libéré et pourra consoler la Grande Mademoiselle en l'épousant, s'il ne l'a déjà fait secrètement depuis 1670.

Malgré de graves ennuis de santé, Madame de Montespan continuera à fréquenter Bourbon après sa disgrâce. Elle y mourra d'ailleurs en mai 1707, après avoir reçu de l'émétique puis une saignée. C'est avec une totale indifférence que Louis XIV apprendra sa mort : il empêchera même les enfants qu'il avait eu avec sa favorite de prendre le deuil ! Quant à son fils légitime, le duc d'Antin, Surintendant des Bâtiments du roi, il arrivera à Bourbon juste après le décès de la marquise. Son premier geste sera de se diriger vers le lit pour détacher du cou de sa mère une clé suspendue par un ruban noir afin d'ouvrir une cassette qui contenait le testament et de vérifier qu'il n'existait pas de dispositions testamentaires plus favorables pour les bâtards royaux que pour lui.

Comme il était de coutume, Mme de Montespan lèguera son cœur au couvent de La Flèche, son corps à l'abbaye de Saint-Germain et ses entrailles à celle de Saint-Menoux, prés Moulins. Selon Dumas, le paysan chargé du transport des entrailles dans une cassette n'avait pas été prévenu du contenu. Curieux, il ouvre en chemin le coffret et, croyant à une mauvaise plaisanterie, jette les viscères dans un champ afin de récupérer la précieuse cassette vide. On raconte qu'un troupeau de porcs affamés aurait dévoré avec gloutonnerie les restes de l'ancienne favorite. Et c'est ainsi que « les plus immondes des animaux dévorèrent les entrailles... de la plus hautaine des femmes » !

Infirme dès l'âge de 28 ans, Scarron, poète plein d'humour et d'amertume, soignera à Bourbon-l'Archambault des rhumatismes qui le rongent depuis longtemps. « Mes jambes et mes cuisses ont fait d'abord un angle obtus puis un angle égal, enfin un angle aigu ; mes cuisses et mon corps en font un autre et ma tête se penchant sur mon estomac, je ne ressemble pas mal à un Z... Je suis un raccourci de la misère humaine ». Hélas la guérison tardera à venir et il quittera Bourbon triste et désabusé :

« Mon corps n'est plus un corps humain
Ma peau n'est qu'un sac de parchemin
Dont les os vont faire un crible ».

Malgré ses infirmités, il épousera, en 1652, une jeune et belle orpheline de dix sept ans, une certaine Françoise d'Aubigné, la future Madame de Maintenon.

Boileau fréquente aussi Bourbon en 1687 pour y soigner une aphonie et non pas, comme on l'a parfois écrit, une impuissance liée à une intervention chirurgicale. De son séjour en Bourbonnais, l'auteur de l'*Art Poétique* a laissé une intéressante correspondance à son ami Racine : on lui administre avant la cure une purge qui l'a fait « tomber quatre ou cinq fois en faiblesse ». Il boit tous les matins... 12 verres d'eau minérale qui lui font « tout sortir du corps excepté la maladie ». En fin de cure, il écrit : « voilà tantôt la dixième fois que je me baigne... ma voix est tout au même état que quand je suis arrivé... La vérité est pourtant que le bain m'a renforcé les jambes et fortifié la poitrine ». Quant aux vers puissants qu'il écrira au pied de la tour « *Quiquengrogne* », à la gloire des sources thermales, ils préfigurent déjà le *Lutrin* :

« Oui, vous pouvez chasser l'humeur apoplectique,
Rendre le mouvement au corps paralytique,
Et guérir tous les maux les plus invétérés
Mais quand je lis ces vers, par votre onde inspirée,
Il me paraît, admirable fontaine,
Que vous n'eûtes jamais la vertu d'Hippocrène ».

... puis à Vichy

Mme de Lafayette préfère Vichy : elle y consomme d'importantes quantités d'eau minérale et s'attache à les boire très vite, ayant « grande impatience qu'elles soient achevées car c'est assurément un remède désagréable que de boire en un matin dix huit verres d'eau qui valent autant de médecine ». En cela elle rejoindra l'avis d'une autre curiste célèbre, la marquise Sévigné dont on connaît le déroulement de la cure, tant à Bourbon-l'Archambault qu'à Vichy, à travers la correspondance échangée avec sa fille, Mme de Grignan. La marquise fréquente Vichy au printemps 1676 puis en septembre 1677 « pour y combattre les chicanes d'un rhumatisme ». Elle mettra huit jours pour rejoindre Paris à Vichy car elle préfère le carrosse à la diligence « qui fait perdre le fil de vos rêveries ».

Les baigneurs mènent alors une vie austère : ni casino, ni théâtre ni salle de jeux. « On va à six heures à la fontaine. Tout le monde s'y retrouve, on boit, on fait une fort vilaine figure. Ah que ces eaux sont méchantes... On tourne, on va, on se promène, on entend la messe, on prend les eaux, on parle confidentiellement de la manière dont on les rend. Il n'est question que de cela jusqu'à midi. Les eaux sont bouillantes et d'un goût de salpêtre fort désagréable ».

La sémillante marquise gardera un assez mauvais souvenir des douches qu'elle compare à une « bonne répétition du purgatoire ». Dans une lettre datant de 1676, elle écrit : « on est tout nu dans un petit lieu sous terre où l'on trouve un tuyau d'eau chaude qu'une femme vous fait aller où vous voulez. Cet état où l'on conserve à peine une feuille de figuier pour tout habillement est une chose humiliante. Derrière le rideau se met quelqu'un qui vous soutient le courage pendant la demi-heure que dure le supplice. Représentez-vous un jet d'eau contre quelqu'une de vos pauvres parties. On met d'abord l'alarme partout pour mettre en mouvement tous les esprits. Puis on s'attache aux jointures qui ont été affligées mais quand on vient à la nuque du cou, c'est une sorte de feu et de surprise qui ne peut se comprendre. C'est là le nœud de l'affaire. Il faut tant souffrir et l'on souffre tant et l'on n'est point brûlé et l'on se met ensuite dans un lit chaud où l'on sue abondamment et voilà qui guérit ». Pour lui redonner courage, la chère marquise fera appel à un praticien de Gannat, « homme d'esprit qui connait le monde ». Pendant la douche il se tient derrière un rideau et bavarde avec la curiste pour lui redonner courage. « Il ne ressemble point à un vilain médecin : il a de l'esprit, de l'honnêteté, il connait le monde...enfin j'en suis contente ».

L'année suivante, Madame de Sévigné revient à Vichy en septembre mais se limite à une cure de boissons et à seulement deux douches et deux bains. En 1687, elle préférera se rendre à Bourbon-l'Archambault pour y soigner « une sorte de convulsion à la main gauche ». Elle raconte qu'elle fait parfois venir de Vichy des « bonbonnes d'eau pour les réchauffer dans le puits de Bourbon » afin de boire en même temps les eaux des deux stations ! Dans une lettre à son cousin Bussy-Rabutin, elle confiera : « ces deux rivales se sont raccommodées ensemble, ce n'est plus qu'un cœur et une âme : Vichy se repose dans le sein de Bourbon et se chauffe au coin de son feu, c'est à dire dans le bouillonnement de ses fontaines ». Elle alternera ainsi « Vichy plus rude avec Bourbon plus douce, huit jours les unes, huit jours les autres... ».

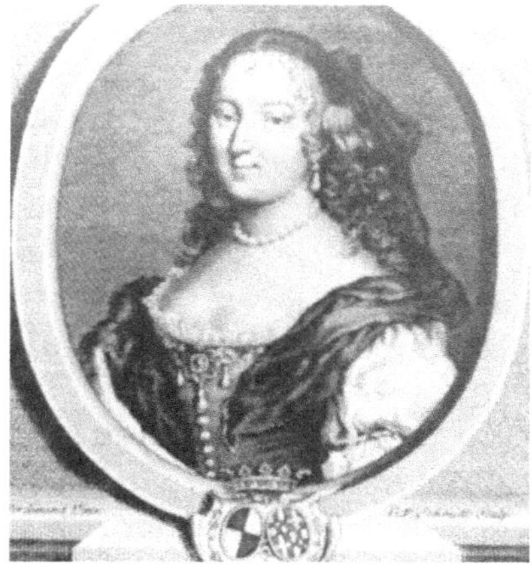

A travers de nombreuses lettres adressées à sa fille, Marie de Rabutin Chantal, marquise de Sévigné, nous a laissé une intéressante documentation concernant les techniques thermales pratiquées tant à Vichy qu'à Bourbon-l'Archambault entre 1676 et 1687. (Document Les amis du vieux Royat)

Premières guerre des eaux...

Des eaux minérales plus célèbres... que salubres.
Gui Patin

A la querelle des Jésuites et des Jansénistes, des Anciens et des Modernes, s'ajoute une très vive opposition entre partisans et détracteurs des eaux minérales. C'est Charles Bouvard, premier médecin du Roi et de surcroît Surintendant des Eaux, qui ouvre les hostilités en prescrivant à Louis XIII dont la santé décline une saison à Forges. Ce petit village de Normandie, en pays de Bray, est devenu célèbre à la suite de la découverte, en 1573, de Nicolas de Moy, gouverneur de Gisors. Poursuivant un chevreuil sur le vivier asséché de l'Andelle, ce gentilhomme normand remarque une source. Pour se désaltérer, il en boit quelques gorgées et lui trouve un goût étrange de rouille, une saveur âcre de clous. La « Fontaine de Jouvence Saint-Eloi » de Forges est née. Les spécialistes l'analysent et lui trouvent des vertus pour combattre l'anémie et l'hydropisie : c'est « une eau claire, lumineuse et bienfaisante ».

Louis XIII souffre, on le sait, d'entérite chronique : il se rend donc à Forges accompagné d'Anne d'Autriche et escorté d'un important régiment de la garde. Le voyage s'accomplit par petites étapes, tant la santé du souverain est mauvaise : Versailles, Saint-Germain-en-Laye, Chaumont-en-Vexin. Le roi débute sa cure le 20 juin : après un quart d'heure de marche à pied au grand air, il boit son premier verre d'eau ferrugineuse ; il mange quelques fruits confits puis boit à nouveau quatre verres d'eau à sept minutes d'intervalle. Richelieu, de santé fragile, atteint de maux de tête violents et permanents, surnommé « ail pourri » par Anne d'Autriche, les rejoint et la petite ville se transforme alors en une véritable cour où se monte même un théâtre : on y joue, pour la première fois, *Mélite,* pièce d'un jeune auteur totalement inconnu, un certain... Corneille, âgé seulement de 24 ans. Le succès remporté par la troupe dans la station thermale incitera l'auteur à persévérer dans la littérature et à se consacrer au théâtre. A l'inverse, la cure royale ne sera pas couronnée de succès : il est vrai que le roi aura droit au cours de sa vie de la part de son médecin personnel Bouvard à... 47 saignées et 217 clystères ! De quoi tuer le plus résistant des curistes. Comme le disait avec beaucoup d'humour, Paul Guth, « son état s'améliorait d'emblée quand il ne prenait pas de médecine ». Alors, les médecins se succédaient à son chevet en criant : « Sire, sire, une purgation, une purgation » !

La Reine qui n'a pas donné d'héritier au trône de France après 18 ans de mariage, profite aussi des eaux ferrugineuses de Forges. Elles vont faire des merveilles puisqu'elle donnera naissance à un fils nommé Dieudonné, le futur Louis XIV. La fertilité retrouvée d'Anne d'Autriche sera célébrée par nombre de mémorialistes et c'est ainsi que Charles Perrault écrira dans *La Belle au bois dormant :* « Il était une fois un roi et une reine qui étaient si fâchés de ne pas avoir d'enfants, si fâchés qu'on ne saurait dire. Ils allèrent à toutes les eaux du monde... ».

Tous les grands noms que compte la France viendront ensuite à Forges faire leur cure d'eau ferrugineuse aux trois sources *Royale**, *Reinette** et *Cardinale**. La station aura ainsi l'honneur d'accueillir Gaston d'Orléans, frère du roi, Charlotte de Montmorency, le duc d'Enghien, la princesse de Conti, le prince de Condé et surtout l'héroïne de la Fronde qui « investit » la station à la tête d'une brigade de mousquetaires et de gendarmes en 1656 :

La Princesse qu'on appelle
Uniquement Mademoiselle
Est à Forges présentement.

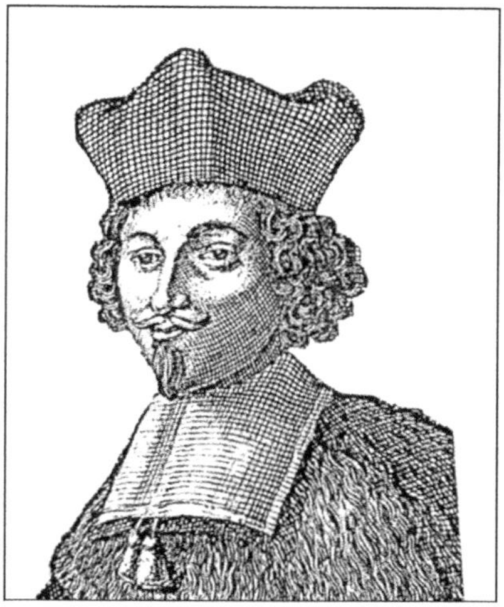

Guy Patin, doyen de la Faculté de Médecine de Paris, qui n'hésitait pas à traiter Harvey de charlatan pour sa découverte de la circulation sanguine, est aussi connu pour ses prises de position virulentes, non seulement contre les eaux minérales «*plus célèbres que salubres*», mais aussi contre les cures thermales qui «*font plus de cocus qu'elles ne guérissent de malades*». (Coll. Bibliothèque Inter Universitaire Médecine Paris)

Affligé de nombreux maux, Vincent Depaul, béatifié plus tard sous le patronyme de Vincent de Paul, sera aussi curiste à Forges pour y soigner un paludisme mais « les eaux ne lui profiteront absolument pas pendant ses accès de fièvre ». En 1689, ce sera au tour de Madame de Sévigné puis de Saint Simon en attendant, beaucoup plus tard, Voltaire, Marie Leszczynska et Madame la Dauphine, belle fille de Louis XV, venue, elle aussi, prendre les eaux « pour assurer une succession au trône de France ». Elle sera exaucée et même comblée avec la naissance de... huit enfants en quatorze ans dont trois rois : Louis XVI, Louis XVIII et Charles X !

C'est l'époque où Blacuod, professeur à la Faculté de Médecine de Paris, propose comme sujet de thèse à l'un de ses élèves « *Emploi des eaux métalliques de l'eau de Forges* ». Sujet de thèse suffisamment explosif pour que le premier médecin du roi, par ailleurs surintendant des eaux, refuse qu'on agite la question « de la vertu et des qualités des eaux minérales de la station normande ». Un archet, pistolet au poing, lettre de cachet à l'appui, enjoint à Blacuod de surseoir à la soutenance. La faculté s'incline devant le pouvoir et le malheureux carabin, candidat au grade de médecin, attendra... vingt six ans avant de pouvoir prouver devant ses maîtres de la Faculté « l'effroyable nocivité des eaux minérales et en particulier des saisons à Forges » ! Il est vrai que Guy Patin, doyen de la faculté de médecine, polémiste redoutable, épistolier incisif et parfois méprisant, est violemment opposé aux cures thermales. Les eaux minérales « qui sont plus célèbres que salubres », restent le point de mire de sa verve sarcastique. N'écrit-il pas à Falconnet qu'elles « font plus de cocus qu'elles ne guérissent de malades » ! Comme le montre la correspondance publiée après sa mort, Patin se limite à saigner, à purger et à donner le clystère. Il s'oppose aux chirurgiens « trop glorieux alors qu'ils ne savent pas le latin » et aux apothicaires « trop assidus de gagner ». Il poursuivra de ses sarcasmes Mazarin « étranger de malheur », Renaudot le « gazetier » inventeur des consultations gratuites, Guenaut médecin du roi « grand empoisonneur chimique » car féru d'antimoine, sans oublier Daquin « pauvre cancre, race de juif et grand charlatan ».

A cette époque, une station se fait connaître ou plus exactement sort de l'oubli : c'est Cransac dans le bassin de Decazeville. De petites huttes sont construites sur l'emplacement de fissures d'où s'échappent des gaz chauds issus de la montagne. L'air humide, en pénétrant profondément les couches schisteuses du sous-sol, provoque la combustion spontanée des roches par oxydation des pyrites. Ainsi naît *Lou Puech que ard*, la « Montagne qui brûle ». Il s'agit de fosses profondes de un à deux mètres dans lesquelles les malades s'exposent aux vapeurs chaudes : « l'air qu'on y respire est extrêmement chaud et chargé de vapeurs sulfurées. La température s'élève à 35 ou 40 °C. Les curistes qui y demeurent de 20 à 30 minutes sont baignés d'une abondante sueur ». Plus tard, on aura l'idée de construire des cabanes portables, « sortes de cabines primitives en planches avec un banc pour s'asseoir, un clou pour pendre ses vêtements, un couvercle percé d'un trou pour passer la tête et ne pas être étouffé ». Cet ingénieux procédé a l'avantage de suivre plus aisément le déplacement des gaz thermaux : seul inconvénient, les cabanes en bois prennent parfois feu ! Le développement des exploitations minières du bassin de Cransac Saint-Aubin, sur le modèle de celui de Decazeville, freinera considérablement l'extension de la station thermale et il faudra attendre l'arrêt de l'exploitation minière pour que la station retrouve son essor seulement à la fin du XXe siècle.

De la guerre des eaux... à la guerre des métaux

Je soutiens que l'émétique la tuera
Et moi que la saignée la fera mourir.
Molière

A la querelle thermale qui oppose partisans et détracteurs des cures, se surajoute un différend important concernant l'usage des saignées et de l'antimoine. Deux hommes, deux médecins de valeur, vont se combattre avec acharnement : Guy Patin, toujours lui, et Charles de Lorme, déjà cité pour son astucieux système de protection contre les épidémies. Patin reste un grand partisan des saignées car les parisiens « font peu d'exercices, boivent et mangent beaucoup et deviennent fort pléthoriques ». Saigner un patient est cependant toujours considéré comme un acte déshonorant pour un médecin. C'est donc le chirurgien ou le chirurgien barbier qui effectue cette intervention : « ce ne sont que d'extravagants petits maîtres qui portent des moustaches et brandissent des rasoirs ».

« Quinze fois saigné ? Oui
Et il ne guérit point ? Non
C'est signe que la maladie n'est point dans le sang.
Nous le ferons purger autant de fois
pour voir si elle n'est point dans les humeurs
et si rien ne réussit... nous l'enverrons aux bains ».
Monsieur de Pourceaugnac

Par ailleurs, Patin s'oppose à l'usage de l'antimoine, se mettant en totale opposition avec Renaudot, Charles de Lorme et l'école montpelliéraine. Querelle d'école, querelle de personnes mais aussi querelle d'idées ! Ce serait Paracelse qui, le premier, aurait utilisé l'antimoine dans les « articulations rouillées et les canalisations entartrées des rhumatisants » alors qu'un moine bénédictin d'Erfurt, Basile Valentin, aurait été le premier à décrire le stibe ou antimoine. En mélangeant de l'antimoine à la nourriture d'un troupeau de cochons, il engraisse de façon miraculeuse tous les pourceaux du couvent. Il applique alors ce régime à sa communauté religieuse gravement dénutrie par un jeûne prolongé. Le résultat ne se fait pas attendre : toute la communauté de moines... meurt empoisonnée. Le stibe devient ainsi *l'anti moines*, puis l'antimoine. La querelle de l'antimoine se double aussi d'une opposition entre apothicaires et médecins. Malgré l'interdiction de le commercialiser depuis 1615, certains apothicaires continuent d'en vendre. En 1658, Louis XIV, lors de ses campagnes dans le Hainault, ordonne le captage de l'eau de la *source du Bouillon* connue pour ses propriétés curatives : elle sera à l'origine de la station de Saint-Amand-les-Eaux. Gravement malade au cours du siège de Bergues – peut-être aurait-il contracté le typhus ou la fièvre typhoïde, à moins qu'il ne s'agisse d'une simple intoxication alimentaire – le roi se voit prescrire par Guenaut, médecin personnel de Mazarin et d'Anne d'Autriche, une once de vin émétique associée à 22 purges... et il guérit. Le Parlement, qui avait condamné l'antimoine, va le réhabiliter en 1666 et cet élément minérale aura le privilège de rester inscrit au Codex... jusqu'en 1949 sous forme de tartre stibié ou émétique. Il sera longtemps utilisé en pilules à base de tartre blanc, de salpêtre et d'antimoine. Dans son *Précis de Matière Médicale* écrit un siècle plus tard, en 1766, Lieutard précise qu'on pouvait réutiliser les pilules « jusqu'à mille fois sans qu'elles eussent après cela perdu leurs propriétés purgatives et émétiques » ! Ces célèbres petites pilules présentent, en effet, un avantage... celui de pouvoir être récupérées dans les selles ! On peut ainsi soit les réutiliser, soit les prêter à des amis constipés... soit même les transmettre en héritage à ses descendants.

Quant à Charles de Lorme qui fut médecin successif d'Henry IV, de Gaston d'Orléans, de Louis XIII, il est aussi Intendant des Eaux Minérales de France et sa forte personnalité ne peut laisser indifférent. C'est lui qui relance la station de Bourbon-l'Archambault. Dès leur arrivée en cure dans la station bourbonnaise, chacun de ses patients doit éliminer « bile, pituite, ferments étrangers et sérosité saline » et se protéger des « vents coulis », comme il le fait lui-même avec un art consommé de la mise en scène. A son lever, « après avoir coiffé huit calottes de laine les unes sur les autres, chaussé six paires de bas de laine les uns sur les autres et passé un curieux pantalon de ratine fendu par devant et par derrière, Charles de Lorme se lavait les yeux avec de l'urine... Il se plaçait ensuite dans une chaise à porteur drapée d'épaisses pièces de laine placées en quatre, ayant à ses cotés de grands réchauds remplis de charbon ardent » et c'est ainsi qu'il rendait visite à ses malades. Ces conditions bien particulières d'hygiène de vie lui permettront d'atteindre l'âge respectable de 94 ans et de se marier trois fois, la troisième à l'âge assez avancé de 80 ans avec une jeune fille, paraît-il fort jolie...

Quelques personnalités célèbres en cure

Il suffit qu'un « grand » du royaume apparaisse dans une station et c'est la renommée pour le village. Bagnères-de-Bigorre et Barèges symbolisent la rivalité acharnée qui opposent certaines stations voisines : « on commençait par Barèges puis on allait à Bagnères pour redresser ce que l'autre avait affaibli ».

Ainsi Louvois, lui-même, sera tiraillé entre le corps médical des deux stations lorsqu'il veut soigner des séquelles de fracture : il choisira en 1680 Barèges pour baigner quatre fois par jour sa jambe cassée ; il en sera si bien soulagé qu'il pouvait après sa cure « danser le ballet en arrivant à Versailles ». De retour auprès du roi, il sollicitera de Colbert des crédits pour implanter un petit établissement thermal réservé aux militaires blessés.

En 1675, le petit duc du Maine, âgé de cinq ans, fréquente successivement Bagnères et Barèges pour y soigner une fièvre quarte, un gros rhume et... une fistule anale. Né des tumultueuses amours du Roi et de Madame de Montespan, ce petit prince royal à l'esprit brillant n'est pas gâté par la nature. Boiteux et contrefait, il se rend en cure en 1675 à Barèges « dans ce lieu le plus effroyable que je ne peux vous dire » selon Mme de Maintenon qui l'accompagne et le surnomme sans cesse *mon mignon*.

Barèges, la station thermale la plus élevée de France à 1250 m d'altitude, faillit d'ailleurs recevoir le Roi Soleil : à 48 ans, Louis XIV se plaint d'un abcès mal positionné. Malgré l'application de cataplasmes de farine, d'emplâtres de ciguë, de sparadraps de térébenthine et de baume du Pérou, rien n'y fait. L'illustre malade ne peut plus monter à cheval ; il doit même s'aliter. Madame de Maintenon et Fagon, premier médecin de sa Majesté, le persuadent d'essayer les eaux de Barèges qui viennent de guérir le petit duc du Maine. Sceptique, le roi préfère envoyer d'abord dans la station, sous la conduite de Gervais, chirurgien ordinaire de sa Majesté, quatre malades souffrant, comme lui, d'une fistule. On leurs injecte l'eau thermale de Barèges dans la fistule « pendant un temps considérable ». Malheureusement... on les ramène à Paris « tout aussi avancés dans leur guérison que quand ils étaient partis » ! Les résultats n'ayant pas paru suffisamment satisfaisants, le roi renonce à une cure à Barèges et attendra quelques années encore avant de faire appel à la chirurgie : 1686, l'année de l'opération de la fistule... Charles François Félix, surnommé Félix, opère le 18 novembre avec succès le Roi dans sa chambre à Versailles, en présence de très nombreuses personnalités de la Cour. Il recevra 200 000 livres et les honneurs qui rejailliront sur toute la profession chirurgicale. L'opération réussie aura cependant deux conséquences très inattendues : l'une pour le chirurgien qui conservera toute sa vie un tremblement nerveux, tant la tension avait été forte au cours de l'opération, l'autre pour Jean Baptiste Lulli qui, en janvier 1687, répète un *Te Deum* composé tout spécialement pour célébrer la guérison de la royale fistule : il laisse malencontreusement tomber sur son pied le lourd « bâton de direction » servant à battre la mesure en frappant le sol.

La plaie mal soignée s'infecte, l'abcès dégénère à son tour en gangrène qui gagne la jambe puis la cuisse. Il refuse qu'on l'ampute, il meurt en 1687.

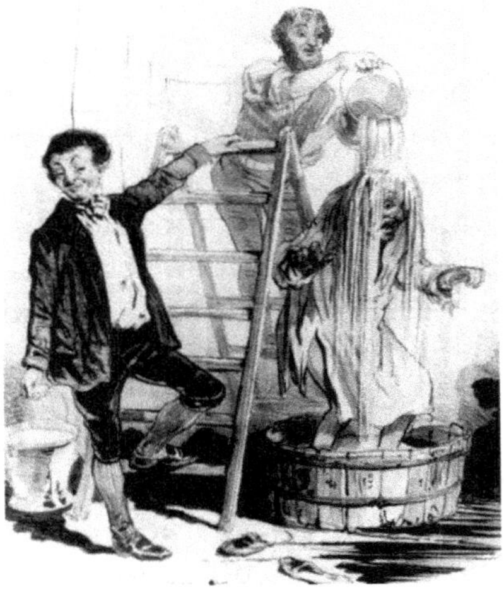

La douche selon Bouchey, chirurgien inspecteur des eaux. *Immersion, submersion, contorsion de Ch. Jacques Extr. Charivari.* (Collections histoire de la pharmacie. Ordre national des pharmaciens)

A la même époque, on relate les mésaventures survenues à Dax à Mlle de Montpensier qui fait appel aux célèbres boues de la station. « J'envoyais chercher des boues pour mettre sur un bras qui m'avait fait mal après la chute de dessus d'un cheval et qui m'avait aussi fait prendre une entorse au pied. Comme il y avait longtemps que je ne m'en sentais plus, je fis le remède plutôt pour l'essayer que par aucune nécessité. Au lieu de me trouver soulagée, ou plutôt fortifiée, le lendemain je ne pouvais ni marcher ni m'aider de mon bras qui se pela aussi bien que mon pied et l'un et l'autre devinrent comme si j'avais eu des érésipèles. On se moqua fort de moi de m'être fait malade par la crainte de le devenir ».

Première ébauche d'une recherche thermale

La médecine utilise encore des thérapeutiques anciennes comme la fameuse « eau de la Reine de Hongrie » dont on retrouve trace dans un *Recueil de Recettes* d'une certaine dame Fouquet qui n'est autre que la mère du surintendant constructeur malchanceux de Vaux-le-Vicomte. Il en est de même de la « Poudre de sympathie » citée par Madame de Sévigné dans une lettre à sa fille, du « Baume Tranquille » inventé par le père Tranquille, de l'Emplâtre des douze apôtres, sans oublier les vertus de la fiente de cigogne, du sel de cloporte mais les deux drogues les plus en vogue restent toujours l'orviétan et la thériaque, comme l'atteste le *Sganarelle* de Molière : « *Monsieur, je vous prie de me donner une boite de votre orviétan que je m'en vais vous payer* ». La thériaque, inventée par Nicandre de Colophon, médecin de Mithridate le Grand, comprend toujours plus de cinquante composants dont les rognons de castors et l'opium alors que l'orviétan est fabriqué à base de vipères nourries exclusivement de miel et de rosée.

Si les eaux thermales jouissent d'un certain succès, il faut reconnaître que les travaux scientifiques les concernant se sont multipliés. Le hollandais Jean Baptiste Van Helmont, l'un des plus brillants savants de l'Europe d'alors, a été le premier à mettre en évidence l'existence d'éléments invisibles, impalpables au cours de la combustion du charbon : il les nomme « gas sylvestre ». Il retrouvera ce gaz – il s'agit du dioxyde de carbone – au cours du phénomène de la fermentation ainsi que dans les eaux minérales de la station belge de Spa. A la même époque, un chimiste anglais Gren découvre le sulfate de magnésie appelé parfois *sel d'Epsom* ou *sel de Sedlitz* car retrouvé en abondance dans ces deux villes d'eau. Un autre chimiste, Glauber, met en évidence le sulfate de soude : pris d'une fièvre violente avec vomissements au cours d'un voyage à Vienne, on lui conseille de boire l'eau d'une source thermale. Rapidement guéri, il analyse l'eau salvatrice. Par la forme des cristaux et quelques réactions chimiques simples, il identifie et sépare le nitre du sulfate de soude qu'on appellera pendant longtemps *sel de Glauber*. A la fin du XVIIe siècle, l'anglais Boyle jette les bases de l'utilisation des réactifs colorés pour analyser les eaux minérales : il préconise le sirop de violette et le suc de bleuet qui verdissent sous l'influence des alcalis et rougissent au contact des acides. Dans un ouvrage consacré aux eaux minérales, Libavius indique un curieux moyen pour analyser une eau minérale : on trempe dans l'eau un linge blanc de masse connue ; on le fait ensuite sécher au soleil et, lorsqu'il est parfaitement sec, on le pèse de nouveau : s'il augmente de poids et qu'il présente des taches, on en conclut que l'eau analysée est une eau minérale chargée de diverses substances chimiques.

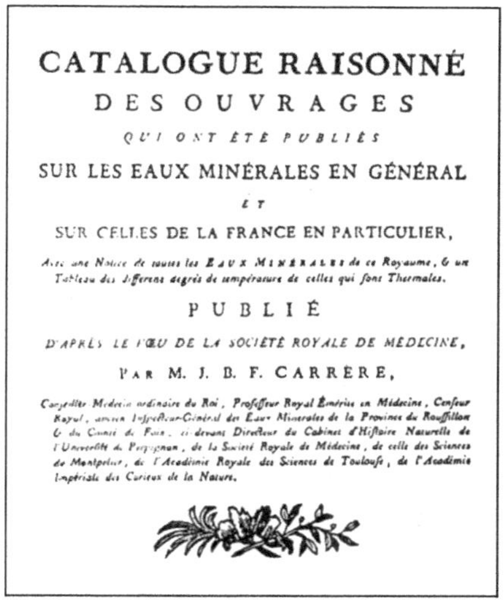
CATALOGUE RAISONNÉ
DES OUVRAGES
QUI ONT ÉTÉ PUBLIÉS
SUR LES EAUX MINÉRALES EN GÉNÉRAL
ET
SUR CELLES DE LA FRANCE EN PARTICULIER,
Avec une Notice de toutes les EAUX MINÉRALES de ce Royaume, & un Tableau des différens degrés de température de celles qui sont Thermales.
PUBLIÉ
D'APRÈS LE VŒU DE LA SOCIÉTÉ ROYALE DE MÉDECINE,
PAR M. J. B. F. CARRÈRE,
Conseiller Médecin ordinaire du Roi, Professeur Royal Émérite en Médecine, Censeur Royal, ancien Inspecteur-Général des Eaux Minérales de la Province du Roussillon & du Comté de Foix, ci-devant Directeur du Cabinet d'Histoire Naturelle de l'Université de Perpignan, de la Société Royale de Médecine, de celle des Sciences de Montpellier, de l'Académie Royale des Sciences de Toulouse, de l'Académie Impériale des Curieux de la Nature.

A la demande de la Société Royale de Médecine, J.B. Carrère, Inspecteur général des eaux minérales du Roussillon et du Comté de Foix, médecin ordinaire du roi, publie un *Catalogue Raisonné des eaux minérales* dans lequel il recense déjà plus de 900 sources thermales réparties dans 608 paroisses. (Collection particulière)

A partir de 1666, Colbert ordonne de faire distiller toutes les eaux minérales des provinces afin de connaître leur composition et ainsi indirectement leur activité thérapeutique. A la même époque, l'Académie Royale des Sciences se fait envoyer des échantillons de toutes les sources thermales en vue d'en identifier les composants. Bourdelin et Duclos exécuteront plus de 2000 analyses d'eaux minérales. Ces savants conseillent déjà l'emploi du microscope pour identifier les matières organiques en suspension, les cristaux et certains « animalcules » retrouvés dans les résidus.

Venel, professeur à Montpellier, qui s'est déjà distingué en analysant les eaux de Seltz est chargé, en collaboration avec le chimiste Bayen, d'une grande enquête sur les eaux minérales du royaume. Joseph Barthélemy Carrère, médecin ordinaire de Louis XVI, édite en 1785, à la demande de la Société Royale de Médecine, un « *Catalogue raisonné des ouvrages qui ont été publiés sur les eaux minérales* ». Il recense déjà 983 sources thermales réparties dans 608 paroisses. Pour Carrère la variété des principes contenus dans ces différentes sources « peut les rendre efficaces dans une infinité de cas où les ressources de l'art sont très insuffisantes. Le véhicule dans lequel ces principes actifs sont comme noyés, facilite leur introduction dans nos vaisseaux et leur mélange avec la masse de nos fluides ». Il esquisse les premiers pas de l'expérimentation lorsqu'il écrit : « la connaissance des principes des eaux minérales ne peut s'acquérir que par l'analyse chimique : c'est le seul moyen qui puisse nous faire connaître les substances qu'elles contiennent ».

En 1742, de Secondat fait une publication remarquée concernant ses *Observations de physique et de chimie sur les eaux chaudes de Dax.* Il recherche par sondage la profondeur du griffon de la *Fontaine Chaude,* considéré jusqu'ici comme « un gouffre incommensurable », et précise la chaleur des eaux mesurée avec le thermomètre de Réaumur.

Constant de Rebec, dans son *Apothicairie française charitable,* montre déjà une relation entre la composition chimique et l'activité thérapeutique de certaines sources : le bitume agit sur les nerfs et la vessie tandis que le nitre améliore la gale. Théophile de Bordeu, surintendant des eaux minérales d'Aquitaine, lance le thermalisme pyrénéen tout en regrettant, dès cette époque, qu'il manque un enseignement public « des vertus des eaux et de la manière de les employer. On a besoin d'un système complet sur les eaux du Royaume qui peuvent être classées, partagées en sources primitives, principales, subdivisées et distinguées en égard au climat où elles se trouvent, aux minéraux qu'elles contiennent, à la chaleur, à leur abondance, à leurs commodités ou incommodités pour leur administration ». Il apparaît ainsi comme un précurseur de la climatothérapie et de l'hydrologie moderne. Par son *Traité des maladies chroniques*, il contribue très largement à la renommée des stations thermales françaises.

Les analyses de Geoffroy l'aîné, de Claude Perrault, médecin mais aussi architecte célèbre qui nous a laissé la fameuse colonnade du Louvre, du grand Lavoisier sont les témoins de l'engouement de ce siècle pour tout ce qui touche à la chimie. En 1772, une commission royale de médecine est créée avec des inspecteurs généraux des eaux minérales dont le rôle sera de contrôler mais aussi de délivrer les permis d'exploitation. Ce sont eux qui imposent un droit sur les eaux minérales expédiées en bouteilles, ancêtre de la fameuse redevance « au col ». Ce sont encore eux qui prescrivent les modalités de la cure, veillent à l'entretien des installations, recherchent de nouveaux griffons, font analyser et contrôler les eaux. En 1778, Louis XV réorganise la surveillance des eaux thermales en créant la Société Royale de Médecine, ancêtre de l'actuelle Académie Nationale de Médecine.

Très grande polyvalence des maladies soignées

Tandis que les médecins se contredisent, les malades meurent.
Guy Patin

Dans un ouvrage édité en 1736 et consacré aux bienfaits de la cure de Bourbonne, Baudry relate des résultats très favorables dans toutes les pathologies touchant l'appareil locomoteur avec « une foule de malades, les uns frappés d'engourdissement, de formes de paralysies, d'autres courbés et tourmentés par la violence des rhumatismes et des sciatiques. Quelques uns, hideux par des fuites d'humeurs froides, par différents dépôts, par des enflures, plusieurs rendus impotents par des fractures, par des contusions, par des luxations, par des ruptures ou tiraillements de

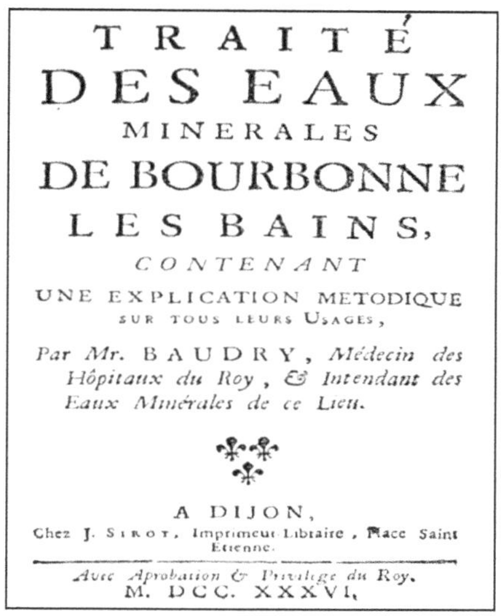
TRAITÉ
DES EAUX
MINERALES
DE BOURBONNE
LES BAINS,
CONTENANT
UNE EXPLICATION METODIQUE
SUR TOUS LEURS USAGES,
Par Mr. BAUDRY, *Médecin des Hôpitaux du Roy, & Intendant des Eaux Minérales de ce Lieu.*
A DIJON,
Chez J. SIROT, Imprimeur Libraire, Place Saint Etienne.
Avec Aprobation & Privilege du Roy.
M. DCC. XXXVI.

Très grande polyvalence des cures thermales : Baudry les recommande pour soulager la cacophilie : « *Tel qu'est le chile, telles sont les humeurs et le sang. Celles-ci participent toujours aux mauvaises qualités de celui-là et à l'ordinaire elles ne manquent point de l'infecter de leurs propres vices* ». (Collection particulière) tendons, des pertes de substances provenant de coups de feu, de fer ou de tranchants, de fractures compliquées. Vous verriez la plupart de ces corps mal faits, défigurés, reprendre peu à peu leur état naturel ». A cette orientation principale de rhumatologie, Baudry rajoute une longue liste de maladies soignées par les eaux avec en priorité les « pituiteux, les sanguins, les biliaires et les mélancoliques ». On peut aussi soigner par les eaux « les embarras du foie et de la rate, la jaunisse, les humeurs froides et scrofuleuses appelées communément écrouelles, les douleurs de rein, l'épilepsie et même le traitement des vers ». Il insiste beaucoup sur le traitement de la « cacochilie » ou trouble du chile. Pour les médecins de l'époque, « le chile mal travaillé viendrait à se mêler avec le sang » et lui communiquerait son « caractère vicieux ». Il faut donc « rétablir un chile et des sucs nourriciers qui coulent doux et onctueux ; il faut un délayant revêtu de chaleur naturelle autant que le font les eaux minérales ».

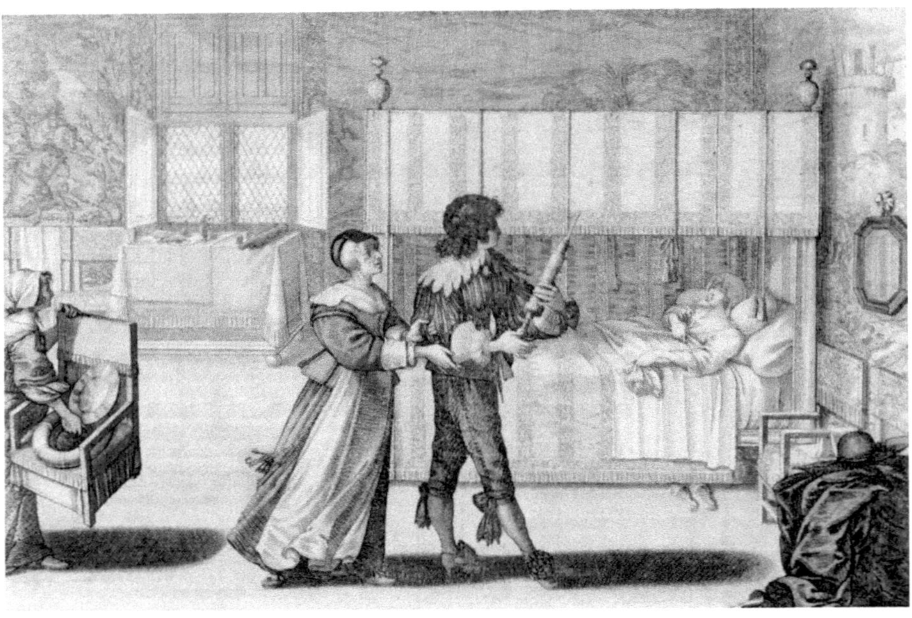

Purgation et clystère seront longtemps utilisés pour lutter contre les maladies qui accablent l'humanité. Le clystère. (Estampe d'Abraham Bosse. Musée des Beaux-Arts de Tours)

A la cure, on associe souvent la saignée et la purgation qui représentent encore à cette époque les deux piliers de la médecine. Depuis Galien on estime en effet que la maladie résulte du mélange imparfait des quatre humeurs ou liquides fondamentaux : le sang, le flegme, la bile et l'atrabile. Comme nos organes renferment des substances capables d'agir sur ces humeurs, d'infiltrer les tissus et d'engendrer des maladies, il faut s'efforcer de contrôler, de surveiller l'écoulement de ces liquides. Deux thérapeutiques permettent de retrouver l'équilibre : d'abord la saignée dont on fixe le lieu de prélèvement, le volume retiré, la fréquence de réalisation, puis la purgation sous forme de clystères avec des lavements associés à la prise d'antimoine connu depuis Paracelse pour purifier l'or (on en déduit une action similaire chez l'homme pour le débarrasser de ses impuretés et de ses toxines).

Une autre orientation thermale persiste depuis la nuit des temps : c'est le traitement de la stérilité. Ne raconte t'-on pas qu'un jour Vénus, déesse de l'Amour et de la Beauté, ordonna à Cupidon de pénétrer dans les eaux de Baïes sans lâcher sa torche allumée. Pendant qu'il nage, une étincelle tombe dans l'eau et transmet au liquide un pouvoir exceptionnel pour tout ce qui touche à la vie intime de la femme. Tout au long de l'histoire du thermalisme français, on retrouvera ce pouvoir des eaux minérales de lutter contre la stérilité ou de guérir les aménorrhées rebelles, qu'il s'agisse de Cauterets avec Jeanne d'Albret, de Bourbon-Lancy et de Catherine de Médicis, de Forges et d'Anne d'Autriche, mais aussi de Bagnères de Bigorre, de Bagnoles de l'Orne, d'Aix en Provence et plus tard de Plombières et de Joséphine, de Luz-Saint-Sauveur et de l'impératrice Eugénie. Il en sera de même des eaux de Chateldon, au point que les femmes du village auvergnat refusent d'en boire de peur d'avoir des enfants ! Cette réputation de certaines eaux thermales de combattre la stérilité dépasse même nos frontières puisque la reine Yolande d'Aragon, épouse de Jean Ier, se rend avec sa suite aux bains d'Arles, l'actuelle Amélie-les-bains. Dans une correspondance avec un ambassadeur auprès de la curie romaine, le roi d'Aragon exprime tous ses espoirs dans les eaux de la station catalane afin que sa femme lui donne un héritier. Ces vertus « engrosseuses » des eaux thermales auront d'ailleurs la vie dure puisqu'on expliquera ainsi la naissance de nombreux rois de France d'Henry IV à Charles X. Selon les médecins de l'époque, la cure présentait un effet d'autant plus favorable... que le mari était absent ! « Tous les docteurs sont unanimes à prescrire cette abstention et l'on imagine le parti qu'en tirera la malice gauloise... ». Les eaux de Luxeuil, par exemple, obtiendront une telle renommée en la matière que les bourgeois de Champlitte feront insérer dans leur contrat de mariage que leurs femmes n'iront aux eaux de Luxeuil que... « sur autorisation de leurs époux... donnée devant notaire » !

V. ESSOR DE NOUVELLES STATIONS

Le XVIIIe siècle, connu sous le nom de « Siècle des Lumières », en raison de l'influence remarquable des Philosophes, sera aussi le « Siècle des Révolutions », compte tenu des profondes mutations qui ont lieu, non seulement dans le domaine politique mais aussi sur le plan scientifique et médical. Grâce à l'essor de l'expérimentation et au développement des sciences fondamentales, la médecine, partagée souvent entre plusieurs écoles de pensée métaphysique, influencée par les idées philosophiques de l'époque, profite pleinement de ces avancées et fait de grands progrès. Il en est de même de la médecine thermale avec la découverte de nouveaux griffons.

Un certain ruisseau puant... dans la banlieue de Paris... !

De nombreuses sources sont déjà exploitées tout autour de Paris, à Passy, à Belleville, aux Batignolles, à Auteuil, lorsque Louis Cotte, membre de la congrégation des Oratoriens, est envoyé en 1766 par ses supérieurs à Enghien, à coté de Montmorency, pour enseigner la théologie. Passionné de sciences, il observe « l'odeur fétide d'une source qui coule sous le déversoir de l'étang de Montmorency, entre Saint Gratien et le domaine de Madame d'Ormesson ». Il dépose à l'Académie Royale des Sciences un mémoire concernant ce « ruisseau puant sentie à plus de deux cent pas à la ronde » car cette eau possède en effet des caractéristiques bien particulières : « les poules qui boivent ordinairement son eau pondent des œufs dont le jaune est noirâtre ; mise en bouteille, l'eau se couvre rapidement d'une pellicule bleue et perd peu à peu son odeur ».

Les analyses pratiquées mettent en évidence la présence de soufre mais il faudra attendre le baron Alibert, médecin chef de l'hôpital Saint Louis et surtout Péligot, administrateur des hôpitaux de Paris, pour lancer réellement la station dont le curiste

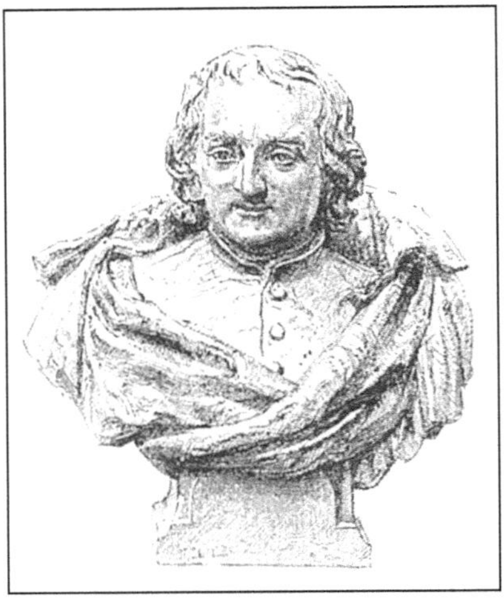

En publiant en 1766 un mémoire sur *« un certain ruisseau puant qui coule sous le déversoir de l'étang de Montmorency »*, le père Cotte sera le premier à mettre en évidence le caractère sulfuré des eaux d'Enghien et la qualité de ces sources *« qui donnent force et courage »*. (Office de tourisme. Ville d'Enghein-les-bains)

le plus célèbre sera Louis XVIII. Le roi présente en effet, au cours de l'été 1824, une surinfection d'un ulcère variqueux. Son valet de chambre, Baptiste, en enlevant les bas du monarque, aurait découvert un matin des « fragments d'orteil gauche ; toutes les chairs sont comme molles et insensibles ». On lui prescrit sans succès des cataplasmes puis, sur les conseils de son médecin personnel, le baron Portal, on apporte de l'eau d'Enghien qui améliore le royal malade. Et c'est ainsi que la source découverte par le Père Cotte deviendra la célèbre *source du Roi**.

Plus tard, Jean Jacques Rousseau fréquente la station au cours de son passage chez Madame d'Epinay. Située seulement à une quinzaine de kilomètres de Paris, Enghien, bordée par son plan d'eau de 40 hectares, deviendra le rendez-vous du tout Paris de la finance, des arts et des lettres. Des villas se construiront ainsi qu'un casino, un théâtre, des thermes, un hippodrome inauguré en 1879. On y rencontrera Talma venu soigner sans grands succès son cancer digestif puis de nombreuses personnalités du monde politique et littéraire, sans oublier la foule des anonymes qui, à partir de 1846, prend le train pour venir s'y distraire. Mais au fil du temps le débit des sources diminuera et ne permettra plus le développement d'une orientation rhumatologique. Depuis l'an 2000, de nouveaux captages avec protection renforcée de la nappe d'eau thermale sulfurée ont permis de relancer la Société d'Exploitation des Eaux et Thermes d'Enghien, groupe Lucien Barrière, pour soigner les affections respiratoires.

Dans le bailliage de Darney… à quatre lieux de Neufchâteau

Stanislas Leszczynski, ancien roi de Pologne et duc de Lorraine, envoie son médecin personnel, le docteur Bagard, analyser une source dans le petit village de Contrexéville « dépendant successivement du marquisat de Bulgnéville puis du bailliage de

Darney ». Malgré un certain scepticisme, Bagard étudie cette fontaine dont il n'a jamais entendu parler alors qu'il connaît très bien « les bienfaits des eaux de Bourbonne en Marne, de Bains-les-bains et de Plombières ». Le 10 janvier 1760, il présente à la Société Royale des Sciences et des Arts de Nancy les résultats de ses premières observations : une « fontaine minérale qui se trouve au milieu d'un jardin verger humide dans toute son étendue au couchant du village fait des merveilles pour traiter la goutte, les infections urinaires, la maladie de la pierre... Monsieur le curé du grand Ban de Vittel, l'abbé François Noël, attaqué depuis longtemps de douleurs de reins et de vessie causées par des glaires et des matières purulentes qui en sortaient accompagnées de grandes douleurs, après avoir fait usage des eaux de Bussang dont il fut médiocrement soulagé puis ayant bu en 1755 celles de Contrexéville, a été parfaitement guéri... Nous osons avancer sur des témoignages non suspects que les eaux de Contrexéville sont souverainement efficaces contre les pierres qu'elles détachent et font sortir de la vessie, quand elles ne sont pas d'une grosseur médiocre, qu'elles ont la propriété de dissoudre en fragments celles qui sont plus grosses... Nous conservons une liste des personnes de tout âge qui ont rendu depuis quelques années des pierres par l'action des eaux ».

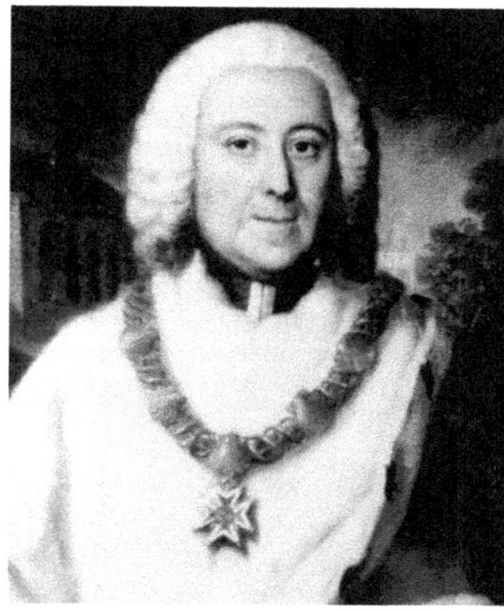

A la demande de Stanislas Leszczinski, duc de Lorraine, le docteur Bagard se rend à Contrexéville pour étudier les vertus thérapeutiques d'une source thermale qui a la *propriété de diviser la pierre dans la vessie et d'en évacuer les graviers.* (Musée Faculté de Médecine de Nancy)

Dès cette époque, on observe les premiers balbutiements d'une recherche scientifique basée sur l'expérimentation pour mettre en évidence les propriétés de l'eau de Contrexéville. On place « dans un récipient en verre rempli d'eau de Contrexéville, treize pierres de la grosseur d'un pois chacune, dures et solides. Elles restent en macération sur une cheminée pendant trois jours. Après quatre jours, elles se sont amollies, se sont séparées en fragments qui se sont divisés puis dissous. Les pierres sont ensuite réduites en gravier ».

Cette expérimentation rappelle un travail similaire publié à la même époque, en 1753, par Marcé, médecin de l'Université de

Perpignan, concernant les eaux de La Preste, dans le massif du Canigou : « une pierre d'un poids de cinq onces, d'une surface unie et polie, de couleur du marbre blanc, retirée du corps d'un enfant est placée dans un vase de terre où tombe un filet d'eau de la source *Apollon** de La Preste. Le calcul diminue d'une once en l'espace de cinq heures et les parcelles blanches qui s'en détachent couvrent tout le fond du pot ».

En 1773, un jeune médecin diplômé de la faculté de Montpellier, le docteur Thouvenel, sera envoyé par l'Inspecteur Général des Eaux Minérales de France à Contrexéville pour effectuer de nouvelles analyses. Il fait appel aux réactifs chimiques connus à l'époque comme le sirop de violette, la pâte de tournesol, l'huile de vitriol, la teinture de gale, sans oublier la solution de saturne. Ces analyses nous remplissent encore aujourd'hui d'admiration en raison de la logique de leurs conclusions : « si on digère pendant quelque temps de la limaille de fer dans les eaux de Contrexéville et qu'on y ajoute ensuite de la teinture de gale, elle rend nos eaux très noires. Si vous les faites évaporer, on trouvera abondamment un résidu de safran de mars. D'où l'on doit conclure que les eaux de ces lieux dissolvent le fer par leur acidité, qu'elles le réduisent en vitriol de mars et par conséquent qu'elles contiennent un sel acide ». Thouvenel s'efforce aussi d'expliquer le mécanisme d'action des eaux de Contrexéville : « le bitume pétrolique s'unifie avec le mars, les matières calcaires alcalines et les parties savonneuses composent un savon naturel propre à nettoyer les vaisseaux des viscosités qui s'y attachent et à lever les obstructions des vaisseaux capillaires. Ce qui rend nos eaux utiles contre la goutte, c'est leur qualité relâchante qui fait qu'elles amollissent, qu'elles assouplissent et rendent plus flexibles les fibres trop tendues et par là facilitent la transpiration des

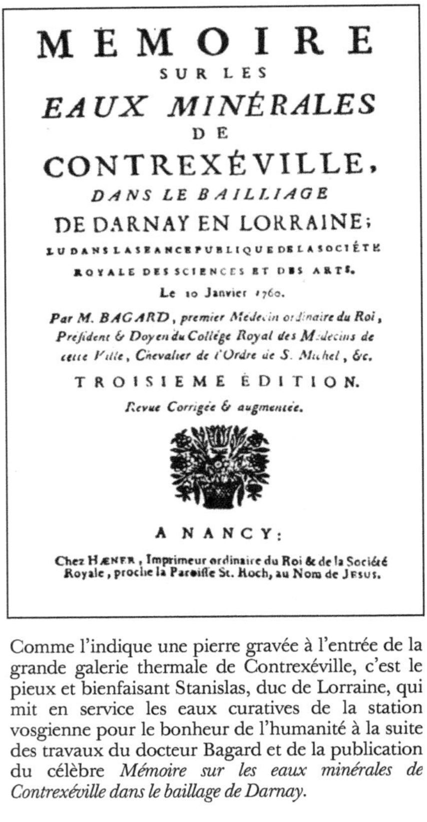

MÉMOIRE
SUR LES
EAUX MINÉRALES
DE
CONTREXÉVILLE,
DANS LE BAILLIAGE
DE DARNAY EN LORRAINE;
LU DANS LA SÉANCE PUBLIQUE DE LA SOCIÉTÉ
ROYALE DES SCIENCES ET DES ARTS.
Le 10 Janvier 1760.
Par M. BAGARD, premier Médecin ordinaire du Roi, Président & Doyen du Collège Royal des Médecins de cette Ville, Chevalier de l'Ordre de S. Michel, &c.
TROISIEME ÉDITION.
Revue Corrigée & augmentée.
A NANCY:
Chez HÆNER, Imprimeur ordinaire du Roi & de la Société Royale, proche la Paroisse St. Roch, au Nom de JESUS.

Comme l'indique une pierre gravée à l'entrée de la grande galerie thermale de Contrexéville, c'est le pieux et bienfaisant Stanislas, duc de Lorraine, qui mit en service les eaux curatives de la station vosgienne pour le bonheur de l'humanité à la suite des travaux du docteur Bagard et de la publication du célèbre *Mémoire sur les eaux minérales de Contrexéville dans le baillage de Darnay.*

humeurs... Elles sont souveraines dans les maladies des reins, de la vessie telle que la pierre, la gravelle, les graviers, les suppurations et les carnosités de l'urètre ». Thouvenel posera la première pierre d'un établissement hydrothérapique et contribuera à rendre Contrexéville à la mode : on vient chercher la guérison à la source du *Pavillon** mais la Révolution stoppera l'essor de la station. Il faudra attendre la Monarchie de juillet et le docteur Mamelet, ancien chirurgien de la Grande Armée, pour relancer l'eau de la *Fontaine du Pavillon**.

Chateldon... un petit Spa... entre Auvergne et Bourbonnais !

« Les eaux de Chateldon guêriront votre Majesté quelquefois
la soulageront souvent et la consoleront toujours ».

Ainsi se serait exprimé Fagon, premier médecin du roi à la cour de Versailles, « l'un des beaux et bons esprits de l'Europe » selon Saint Simon, pour mieux faire connaître la source *Sergentale** de Chateldon. On raconte même que le Roi Soleil se serait fait expédier des bonbonnes d'eau de Chateldon à dos de mulet pour sa consommation personnelle ! Un siècle plus tard, vers 1770, le docteur Desbrest, inspecteur des eaux de Vichy, s'intéresse à nouveau aux deux sources minérales de Chateldon, petit village entouré de vignes à une vingtaine de kilomètres au sud de Vichy. Sujet à de fréquentes aigreurs et à un gonflement douloureux de l'estomac au point qu'il lui était devenu très difficile de s'alimenter, il utilise l'eau de Chateldon avec succès. Dans son « *Traité des eaux minérales de Chateldon* », publié vers 1783, il vante les bienfaits des sources *Sergentale*, des *Vignes** et de la *Montagne** qui seraient « supérieures à celles de Spa ». « Elles adoucissent la lymphe, tempèrent l'activité du sang, brisent le sable cause des coliques néphrétiques, soulagent le relâchement des vésicules séminales et l'affaissement de la prostate ». Desbrest réussira même à faire séjourner à Chateldon la marquise de Colaincourt de Brantes qui compare cette eau à la Fontaine de Vaucluse ! Vers 1840, les petits enfants de Desbrest créeront un petit établissement thermal mais les eaux ne connaîtront jamais le succès espéré : trop proches de Vichy, elles tomberont rapidement dans l'oubli dés la fin du second Empire.

En 1933, Pierre Laval, originaire du village, rachète la source *Sergentale** et relance l'embouteillage. Les bouteilles, dont les étiquettes reproduisent l'astre solaire doré, en souvenir du Roi Soleil, partent à la conquête des plus grandes tables du monde. Elles traversent même en 1938 l'Atlantique sur le *Normandy* pour être servies au banquet de l'exposition universelle de New York. Ce seront encore elles qui rafraîchiront, en 1971, les invités du 2500 e anniversaire de la monarchie d'Iran. Le très faible débit de la source ne permettra jamais de destiner cette eau à la grande distribution ; aussi les bouteilles ne se trouvent-elles, aujourd'hui encore, que sur quelques tables prestigieuses de grands hôtels, de restaurants étoilés comme le *Fouquet's,* le *George V,* le *Crillon* ou vendues dans des magasins de luxe et épiceries fines (*Fauchon, Bon Marché*). Rachetée par le groupe Perrier, la source *Sergentale* passera ensuite sous le contrôle de Nestlé, avant d'être reprise en 1993 par la société Neptune, division eaux du groupe Castel.

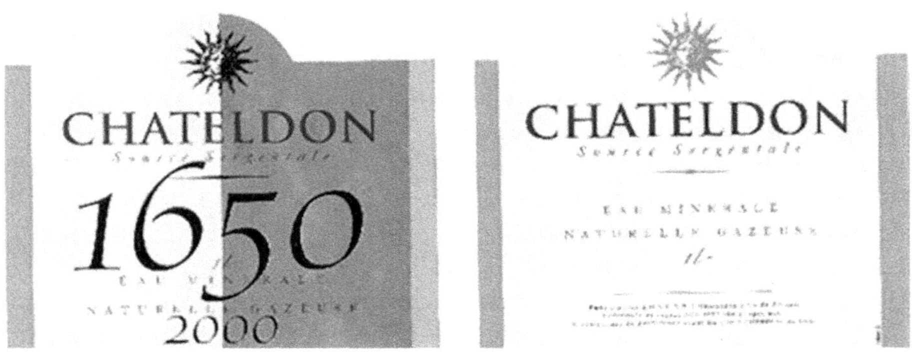

Sur l'étiquette de la source *Sergentale* de Chateldon, on retrouve, aujourd'hui encore, le soleil, symbole du roi Louis XIV et la date 1650 pour nous rappeler la consommation... présumée de cette célèbre eau minérale par le monarque.

Dans le jardin d'un certain Monsieur Cachat...

En 1790, un gentilhomme auvergnat, Jean Charles de Laizer, vient en cure sur les bords du Léman à Amphion pour soigner ses problèmes de gravelle mais aussi pour « s'éloigner des brigands qui égorgent les sujets fidèles à Dieu et au Roi » ! Au cours d'une de ses promenades dans la campagne, il goutte l'eau de la source *Sainte Catherine** qui jaillit dans le jardin d'un certain Monsieur Cachat à Evian. Comme elle est « rafraîchissante, légère et bien passante », il prend l'habitude de venir en boire régulièrement et s'aperçoit que les douleurs liées à ses calculs disparaissent rapidement. Ainsi naît le renom de la source d'Evian capable de soulager les douleurs engendrées par les lithiases rénales. Quelques années plus tard, on réalise un modeste établissement de bain pour accueillir quelques curistes et en 1826 les ducs de Savoie accordent la première autorisation d'embouteillage mais il faudra attendre Napoléon III pour voir la station se développer sous le nom d'Evian-les-bains avec son casino, ses hôtels de luxe, son funiculaire, son théâtre.

VI. AVANT LES GRANDS CHANGEMENTS DE 1789

Quand les Philosophes viennent en cure

En 1770, Diderot qui fréquente Bourbonne en voisin, nous livre son scepticisme vis à vis de la médecine thermale : « Les eaux sont le dernier conseil de la médecine poussée à bout. Les eaux éloignées sont les plus salutaires car on doit compter plus sur le voyage que sur le remède » ! Au cours de son passage dans la station, il dénoncera avec virulence le mercantilisme des habitants qui « regardent les malades comme les Israélites regardaient la manne dans le désert. La vie et le logement y sont chers pour tout le monde mais surtout pour les malades, oiseaux de passage dont il faut tirer partie ». Il n'est d'ailleurs pas plus tendre à l'égard du corps médical car, selon l'auteur de l'*Encyclopédie,* « les médecins d'eaux sont tous charlatans » !

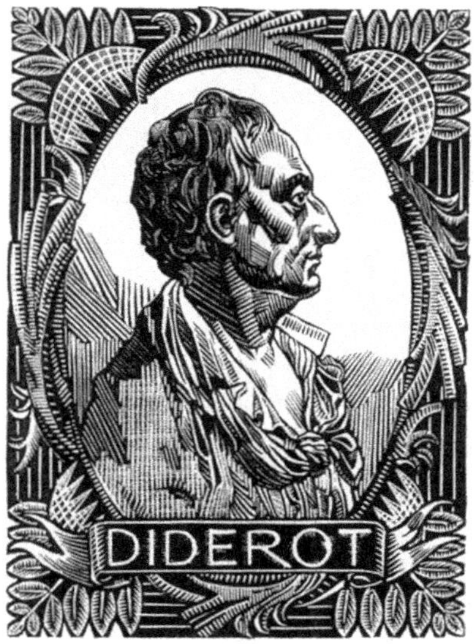

Malgré un certain scepticisme vis-à-vis de la médecine thermale, Diderot estime que « les eaux passent pour très énergiques. On s'y rend de toutes les provinces du royaume et des pays étrangers pour un grand nombre de maladies, les obstructions de toute espèce, les rhumatismes goutteux, les paralysies, les sciatiques, les maux d'estomac, les affections nerveuses et vapôreuses, la colique des potiers, les entorses , les ankyloses, les luxations, les suites de fractures, les suites de couche et plusieurs autres maladies militaires ». Portrait du philosophe par C. Serveau (Collection particulière)

Voltaire semble, lui aussi, détester les cures : « les voyages des eaux ont été inventés par les femmes qui s'ennuyaient chez elles ». Agé de soixante ans, il vient cependant en 1754 prendre les eaux de Plombières en compagnie de sa nièce. Son passage dans la station n'est pas fortuit : il a quitté Paris où il est devenu indésirable et il est déçu par Frédéric II roi de Prusse. Par ailleurs, ce séjour dans les Vosges, à proximité immédiate de la frontière, lui assure une certaine tranquillité. Avant d'arriver dans la station, il fait un détour par l'abbaye de Senones pour y consulter l'importante bibliothèque dont « les ouvrages m'instruiront plus que les eaux ne me soulageront ». Toujours très sceptique vis à vis de la médecine thermale, Voltaire estime que « la morgue du rang est la seule maladie capable d'être guérie par les cures » !

Du fond de cet antre pierreux
Entre deux montagnes connues
Sous un ciel noir et pluvieux
Où les tonnerres orageux
Sont portés sur d'épaisses nues
Prés d'un bain chaud toujours crotté
Plein d'une eau qui fume et qui bouillonne
Où tout malade empaqueté
Où tout hypochondre entêté
Qui sur son mal toujours raisonne
Se baigne, s'enfume et se donne
La question pour santé
Où l'espoir ne quitte personne :
De cet antre où je vois venir
D'impotentes sempiternelles...

Les potins vont bon train dans le bain et hors du bain surtout lorsque la station est fréquentée par un Diderot, un d'Alembert et surtout un Voltaire. « Il y a plus de vitriol dans une bouteille d'eau de Forges que dans une bouteille d'encre » ! S'il se moque avec esprit des autres curistes atrabilaires, l'auteur de *Candide* n'en oublie pas pour autant son égocentrisme légendaire. Une entérocolite tenace, des crises de goutte, des ennuis prostatiques, enfin et surtout de courtes périodes d'amnésie lui font décrier cette « chienne de vie » comme il l'écrit à son ami d'Alembert atteint, lui aussi, de troubles digestifs : « Votre estomac et votre cul, mon cher ami, ne peuvent pas être en pire état que ma tête. Ma petite apoplexie vaut bien vos déjections. Mettons l'une et l'autre dans le même plat, vos entrailles et mes méninges et présentons-les à la Philosophie. Je serais accablé par la nature qui m'attaque par en haut quand elle vous lutine par le bas ».

Dom Calmet, prieur depuis 1726 de l'abbaye de Senones, capitale de la petite principauté de Salm, à coté de Saint-Dié-des-Vosges, nous a laissé un intéressant document concernant les techniques thermales pratiquées à l'époque où Voltaire fréquente

Plombières. Dans son « *Traité historique des eaux et bains de Plombières, Bourbonne, Luxeuil et Bains* », il précise qu'on doit se baigner avec beaucoup de précaution : « on ne permet point de se plonger dans l'eau, on n'y rentre que jusqu'au nombril ou jusqu'aux mamelles, et on ne permet pas d'abord de mettre les mains dans l'eau, pour ne pas exciter les sueurs avec trop d'abondance et à contretemps ». Les douches sur la tête sont proscrites : « Si l'on est obligé de prendre la douche sur la nuque du cou, sur les épaules et autres parties voisines de la tête, on doit tellement couvrir celle-ci qu'elle ne se ressente point de cette opération qui ne peut être faite sans danger sur cette partie du corps. On doit préférer les douches descendantes données par un maître de douches qui fait tomber de fort haut l'eau chaude qui est contenue dans un grand baquet suspendu et percé au centre de son fond ». Quant aux étuves, « il est essentiel avant d'entrer à l'étuve de se boucher le nez et les oreilles avec du coton et fermer les yeux pendant le temps qu'on y reste parce que la vapeur nuit à la vue et remplit trop la tête ».

Libéralité des derniers intendants de province

L'inventaire de l'état des bains du royaume commandé par Louis XV en 1772 montre souvent l'absence de véritables constructions thermales destinées à recevoir des curistes et à dispenser des soins, si l'on excepte les *Logis du Roi* à Vichy et à Bourbon-l'Archambault, l'établissement de Luxeuil construit en 1761 par Querret, disciple de Ledoux et inauguré en 1768, les bains de Plombières, d'Aix-en-Provence, de Bourbonne ou le *bain du dauphin* à Bagnères. Quelques bâtiments plus modestes existent à Saint-Amand, Luchon, Gréoux, Contrexéville, Barbotan, Balaruc ou Bains-les-bains. A Aix-les-bains, Victor Amédée III, roi de Sardaigne, à la demande de son fils le duc de Chablais qui a fait une cure favorable malgré des conditions d'hébergement difficiles, charge le comte de Robiland de construire un établissement thermal avec des cabines de douches et une étuve ou « bouillon » ainsi que des locaux réservés aux princes et des cabinets souterrains... pour les pauvres. L'édifice sera construit entre 1779 et 1783 sous la direction de l'ingénieur Capellini. Un médecin directeur des eaux sera même nommé en 1787. Ces thermes royaux deviendront Thermes Nationaux lors du rattachement de la Savoie à la France en 1860.

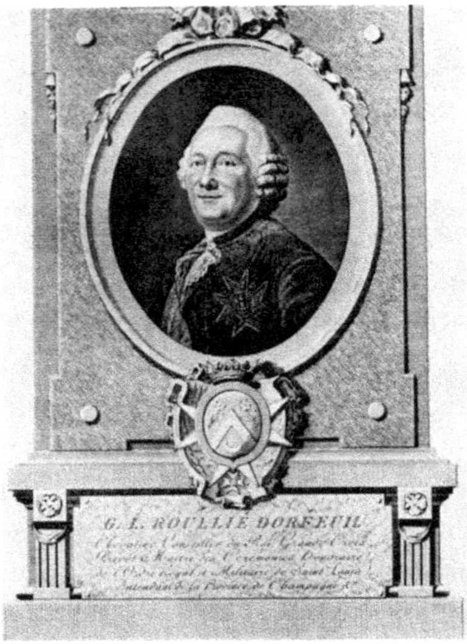

Rôle des intendants de province pour favoriser le développement des établissements thermaux. Rouillé d'Orfeuil, dernier intendant de Champagne, bienfaiteur de Bourbonne-les-bains. (Collection particulière)

Ailleurs, les établissements thermaux se réduisent à de simples maisons de bains, à des auberges sommairement aménagées possédant deux ou trois baignoires alimentées par l'eau de la source thermale. Dans un document datant de 1743 on apprend que le premier hôtel de Lamalou qui sert d'établissement thermal possède « un bassin placé dans un fond environné de rochers où il y avait autrefois un mauvais cabaret de muletiers et où l'on a bâti depuis quelque temps quinze ou seize chambres pour loger les malades. Le bassin est voûté et ne reçoit du jour que par la porte où on y entre ». En 1772, le duc de Biron, de passage aux Eaux-Bonnes, qualifie l'établissement de « désastreux » avec « 300 malades qui s'y disputent ...six baignoires » ! A la même époque, à La Preste, on est obligé de fermer le conduit d'évacuation de l'eau de la source Apollon avec du foin. Anglada, professeur à la faculté de médecine de Montpellier, y observe « un simple bassin carré présentant trois marches dans son contour intérieur, couvert par une voute et n'offrant aux baigneurs qu'un triste abri ».

Certaines stations vont rénover, améliorer leurs installations grâce à des libéralités privées ou à l'action des intendants de province. Bains-les-bains bénéficie des largesses du duc Léopold de Lorraine puis du roi Stanislas. Ce dernier, qui a fondé un hôpital et la *Maison des Arcades* à Plombières, fait réaliser dans la station vosgienne la *Promenade des Dames,* entre 1761 et 1762, pour mieux accueillir Mesdames Adélaïde et Victoire. Il en sera de même de Victor Amédé III, duc de Savoie, pour Aix-les-bains.

Les inspecteurs des eaux minérales sollicitent les intendants de province pour construire ou améliorer les établissements : La Bourdonnaye à Barèges, Mégret d'Etigny à Castera-Verduzan et surtout à Luchon où il fait embellir la station et tracer une avenue longue de 600 m bordée de tilleuls pour relier le village à l'établissement, de Lacoré et Bourgeois de Boynes à Luxeuil, de

Chazerat au Mont-Dore, de Motheau à Bourbon-Lancy. En Roussillon, Raymond de Saint-Sauveur fait réserver aux Bains d'Arles, une piscine et cinq baignoires pour les militaires : ces installations resteront longtemps connues sous le nom de « bains de l'Intendant ». A La Preste, il fait construire un petit logement pour les malades. Pour lancer Luchon, d'Etigny persuade le gouverneur de la province, le maréchal de Richelieu, petit neveu du cardinal, de venir en 1763 se soigner dans la station. Mesdames Adélaïde et Victoire, les filles de Louis XV, les tantes de Louis XVI, accompagnées d'une très nombreuse suite, viennent en cure en 1786 à Vichy où elles sont logées dans le couvent des Capucins. L'année suivante, elles renouvellent leur cure mais il faut leurs fournir un pavillon décent, rénover l'établissement thermal car la *Maison du Roi* est dépourvue de confort, améliorer la route qui relie Gannat à Vichy, réparer le bac pour traverser l'Allier, curer les fossés dans les terrains marécageux qui longent l'Allier. De tels travaux coûtent chers, très chers à la ville, à la province, à l'état : 82 748 francs or pour la cure de deux princesses ! Exécutés par ordre du roi, ces travaux seront payés quelques années plus tard... par la Convention.

VII. DES ANNÉES DIFFICILES

La période révolutionnaire

Elle sera, on s'en doute, peu propice au thermalisme. Les esprits accaparés par les idées nouvelles et surtout inquiets devant les événements dramatiques qui déferlent sur la France, sont peu enclins à venir prendre les eaux.

« *Nous n'avons plus ni nobles, ni prêtres*
Le despotisme expirera
La liberté triomphera
Ah ! ça ira, ça ira, ça ira
Les aristocrates à la lanterne
Les aristocrates, on les pendra ».

La loi du 24 août 1793 dépouille communautés religieuses et immigrés de leurs biens. Propriétés sous l'ancien régime de riches nobles comme le marquis de Llupia à Molitg, le comte de Pujol à Lamalou, le baron d'Ornolac à Ussat, les thermes sont déclarés « biens nationaux » par les révolutionnaires : Pougues revient aux hôpitaux de Nevers, Bains-les-bains, propriété des seigneurs de Fontenoy-le-château à un particulier, le citoyen Pierrot, pour la modique somme de 10 000 francs payables en assignats, Saint-Amand et Digne à la commune, Cauterets aux communes des environs. Les thermes des bains d'Arles deviennent propriété de l'Etat avant d'être cédés à la commune. Après dispersion des moines, l'église abbatiale de Luxeuil est pillée avant d'être transformée en « temple de l'Etre suprême ».

« Les eaux minérales, dons de la nature, appartiennent à tous et font partie des ressources publiques. Elles doivent être utilisées gratuitement par tous les indigents et les patriotes car jusqu'ici, les sources n'ont fait que soulager les rhumatismes des courtisans, masquer les vapeurs des grands de ce monde et calmer les indigestions des prélats » ! Pour les sans-culottes, ce ne sont que « cloaques obscurs, malpropres, infectes, administrés par l'ignorance et régis par la cupidité » ! Ces dures paroles cachent souvent une encore plus triste réalité.

Miette Tailhand, nièce du célèbre conventionnel riomois, Romme, l'auteur du fameux calendrier révolutionnaire, écrit à propos de Châteauneuf-les-bains : « je ne conseillerai jamais à quelqu'un de ma connaissance d'aller prendre les bains de Châteauneuf. Je ne connais rien d'aussi sale et d'aussi indécent que ces bains. Imagine-toi un grand creux où les baigneurs vont se placer en rond, les uns à coté des autres, sans distinction de rang ou de sexe. Ils ont la tête au soleil et sont parfois dévorés par les moucherons et piqués par les serpents... On est obligé de s'habiller comme tout le monde » ! L'égalité des citoyens et des citoyennes prévue par la loi révolutionnaire, inscrite au fronton de nos monuments publics, n'est pas encore acceptée par tous. On a beau être nièce d'un conventionnel, on n'en reste pas moins attaché aux prérogatives liées à son rang, à sa naissance, à son éducation, à son sexe !

Dans l'élan novateur révolutionnaire, on débaptise sources et stations. Bourbon-Lancy s'appelle désormais Bellevue-les-bains ; Bourbon-l'Archambault devient jusqu'en 1802 Burge-les-bains car les noms de ces stations rappellent trop le souvenir d'un régime corrompu et de souverains déchus. A Barèges, à proximité du *bain de l'Egalité*, la source la *Royale** est rebaptisée la *Fraternité**. Les sources la *Montagne** et les *Sans-culottes** de Bagnères remplacent les noms honnis de la *Reine** et du *Dauphin**.

Dès 1795, un comité de Salut Public charge Lomet, ingénieur des Ponts et Chaussées, d'améliorer le cadre thermal des stations. Cet ingénieur aux armées envisage en l'an III de construire dans chaque station un monument « destiné à recueillir les béquilles respectables des malades guéris. Ce serait un édifice simple mais gracieux implanté sur une éminence pour être vu de partout. Au fronton, une simple inscription : A la patrie secourable. A l'intérieur, les honorables béquilles, suspendues à des rubans tricolores avec le nom de celui qu'elles ont supporté, l'action où il a reçu ses blessures ». Ambitieux projet bien vite étouffé car la patrie est en danger. Le projet disparaîtra avec les sans-culottes et le thermalisme n'y perdra rien.

Rhabillez-vous, peuple français
Ne donnez plus dans les excès
De nos compatriotes
De nos compatriotes
Ne poussez plus la liberté
Au point d'être déculottés
Concitoyens, sans vous fâcher
Cachez ce que l'on doit cacher...

De la confiscation des établissements thermaux par l'Etat, de la revente des bains nationaux à des particuliers, naissent alors des situations confuses, voire inextricables pour certaines sources thermales. Cadeaux empoisonnés de la Nation aux communes pour qui l'entretien d'un établissement thermal est une lourde charge, les griffons sont souvent revendus à des particuliers. C'est ainsi que les bains d'Ax-les-thermes, mis en adjudication, passent de main en main d'un carillonneur à un aubergiste, avant d'être rachetés par un apothicaire de Pamiers, un certain Laffarge.

Une exception à La Roche-Posay où les premiers essais analytiques des eaux minérales ont lieu au mois de Fructidor an II par Josle, ancien médecin des armées, et en présence du Préfet de la Vienne qui désire justifier des vertus des eaux de la station après la mort subite d'un curiste, Mr de Foudras (on devait plus tard apprendre qu'il était décédé des suites... d'une indigestion !) A l'aide d'un aéromètre de Baumé, Josle effectue une pesée comparative de l'eau des sources avec celle de la Creuse. A l'aide de réactifs qui nous paraissent aujourd'hui empiriques, ce brillant esprit porte des conclusions fort intéressantes : « le sirop de violette nous a prouvé que l'eau de La Roche-Posay ne contenait point d'acide développé, expérience confirmée par la teinture aqueuse de terra mérita et de tournesol. La teinture spiritueuse de noix de galle, le prussiate de chaux, ces réactifs si puissants pour démontrer la plus petite parcelle de fer, ont montré qu'elle n'en contenait pas. L'acide oxalique a encore prouvé l'existence de carbonate calcaire et de magnésie. L'acide nitreux, en augmentant l'odeur sulfurée, a démontré la présence d'hydrogène. L'eau de La Roche-Posay contient donc les principes aux quantités suivantes :

- sulfate de calcaire retenu en dissolution par le gaz acide carbonique : 10 à 12 grains par livre d'eau.
- carbonate calcaire retenu en dissolution par le même moyen : 7 à 8 grains par livre d'eau.

- magnésie tenue en dissolution par le gaz carbonique : 1 grain par livre d'eau.
- soufre tenu en dissolution par le gaz hydrogène : 1 grain par livre d'eau.
- gaz hydrogène combiné à l'eau par le moyen du soufre : 8 pouces cubes par livre d'eau.
- muriate de soude tenu en dissolution par l'acide muriatique : 1 grain ½ par livre d'eau ».

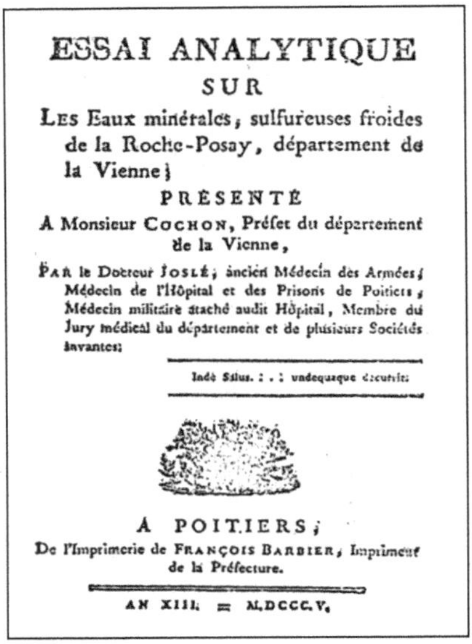
ESSAI ANALYTIQUE
SUR
LES Eaux minérales, sulfureuses froides de la Roche-Posay, département de la Vienne;
PRÉSENTÉ
A Monsieur COCHON, Préfet du département de la Vienne,
PAR le Docteur JOSLÉ, ancien Médecin des Armées; Médecin de l'Hôpital et des Prisons de Poitiers, Médecin militaire attaché audit Hôpital, Membre du Jury médical du département et de plusieurs Sociétés savantes;

Indè Salus. : . : undequaque decurrit:

À POITIERS;
De l'Imprimerie de FRANÇOIS BARBIER, Imprimeur de la Préfecture.

AN XIII. = M.DCCC.V.

Premiers travaux scientifiques concernant les eaux minérales de La Roche-Posay. (*Rapport du Dr. Josle,* document Bibliothèque Municipale de Poitiers)

Il ne manquera plus à cette analyse, pour être complète, que de rajouter le sélénium découvert, un siècle plus tard, par Taboury. Au cours de cette période révolutionnaire troublée, la petite station du Boulou se fera connaitre par la victoire en 1794 des armées françaises commandées par le général Dugommier sur les espagnols, ce qui vaudra à la cité thermale d'être la seule station à voir son nom figurer sur l'Arc de triomphe.

Napoléonides

Consulat et Premier Empire se succèdent sans apporter l'essor nécessaire à tant de stations meurtries et appauvries par les guerres. La riche clientèle de la noblesse ou du clergé, repliée à l'étranger, préfère fréquenter les stations du Bade Wurtenberg ou de la Forêt Noire au détriment de Forges, d'Enghien ou de Plombières.

Madame Laetitia, lors de son passage à Vichy en 1799, obtiendra de son fils la création d'un parc qui déploie, aujourd'hui encore, du Grand Casino jusqu'au Palais des Sources, les immenses frondaisons de ses platanes séculaires. Ces premiers embellissements de Vichy seront autorisés par décret impérial signé en 1812 près de Moscou (décret de Gumbinnen), lors de la campagne de Russie. Madame Mère fréquentera ensuite Aix-les-bains en 1811 en compagnie de son demi-frère, le cardinal Fesch, archevêque de Lyon.

Napoléon Ier sera l'un des rares souverains à ne pas avoir pratiqué de cures thermales. Il est vrai qu'il était trop occupé pour pouvoir rester vingt et un jours dans la même station ! En 1808, en visite à Rochefort-sur-mer, convaincu par Cochon-Dupuy, médecin directeur de l'hôpital de la Marine, il ordonne la construction d'un puits artésien pour alimenter en eau potable le nouvel hôpital militaire de la cité. Les recherches dureront... 60 ans. Et c'est seulement sous Napoléon III qu'on verra enfin jaillir l'eau, mais la victoire sera amère car il s'agit d'une eau totalement impropre à la consommation domestique : on vient en effet de découvrir une source thermale – la source de *l'Empereur** – qui fera, un siècle plus tard, la renommée de Rochefort en tant que station thermale.

Peu de temps avant Wagram, Napoléon souffre de démangeaisons aux cuisses, une « gale rentrée » selon Corvisart. Le général Claparède, natif de Gignac, lui vante les bains d'Avène, station peu connue des environs de Bédarieux dans l'Hérault où un petit établissement avait été construit en 1743 à proximité de la source *Sainte Odile**. Frappé par le ton du général, l'Empereur ordonne à Corvisart un mémoire à soumettre à la faculté de Montpellier. Cette dernière répond, bien sûr, très favorablement et Napoléon envisage alors de se rendre à Avène mais les événements européens l'empêcheront de venir sur les bords de l'Orb. Peut-être le destin de la France et de l'Europe eût-il changé s'il était venu se soigner à Avène ? Plus tard, l'eau de la station sera recommandée par Alibert comme « l'eau de la peau ». Elle traversera même les océans pour soigner à Chicago les brûlés lors du grand incendie du 9 octobre 1871 et, en 1874, la source sera déclarée d'intérêt public par le maréchal Mac-Mahon, Président de la République.

Si l'Empereur se limite aux bains de mer à Biarritz entouré de ses gardes à cheval dans l'océan, il laissera à sa famille le soin de se rendre avec assiduité dans différentes villes d'eau. Plombières recevra entre 1798 et 1814 une partie de la famille Bonaparte avec Madame Mère, Joseph Louis, Pauline, Julie et Hortense qui y passe l'été 1809 avec Charles Louis Napoléon âgé seulement d'un an. Quarante sept ans plus tard, ce dernier retrouvera avec grand plaisir la station vosgienne en tant qu'Empereur. Mais la plus assidue à Plombières sera l'impératrice Joséphine. Sur les conseils de Corvisart, l'impératrice vient à Plombières soigner sa stérilité. Après une semaine de cure elle aura d'ailleurs la joie de voir réapparaître ses règles... comme le prouve ce billet de l'Empereur : « ta lettre, bonne petite femme, m'a appris que tu étais incommodée. Corvisart m'a dit que c'étaient les signes que les bains faisaient l'effet désiré ». En réalité, Joséphine souffre d'une ménopause précoce et la cure de Plombières ne sera suivie d'aucun résultat durable. Pendant son séjour, une mésaventure l'attend : l'effondrement d'un balcon sur lequel elle a pris place. On la soigne avec un bain chaud, une saignée et des cataplasmes de pommes de terre cuites... à l'eau de Plombières. En 1810, elle préfère Aix-les-bains et met à profit son séjour pour visiter Hautecombe et les sites enchanteurs du lac. Au cours de l'une de ses promenades, un vent contraire doublé d'orage secoue violemment l'embarcation qui est à deux doigts de chavirer. Apprenant la mésaventure, Napoléon lui écrira : « pour une habitante d'une île de l'océan (elle est née aux Trois-Ilets), mourir dans un lac, c'eût été une fatalité » ! Ne devait-elle pas mourir des suites d'une autre promenade en barque.... sur l'étang de Saint-Cucufa, à proximité de la Malmaison en 1814.

En 1807, Louis Bonaparte, roi de Hollande, se rend à Ussat pour soigner une maladie « d'origine nerveuse » selon le diagnostic d'un médecin de l'Hôtel-Dieu. La petite station ariègeoise retombera ensuite dans l'oubli jusqu'au passage de Lamartine et de Mme Lafarge, née Marie Capelle, dont le procès pour empoisonnement de son époux, divisera la France entière. Très malade, elle serait venue en cure en aout 1852, quelques mois avant de mourir. Longtemps propriété des Hospices de Pamiers, Ussat-les-bains ne retrouvera une pleine activité qu'en... 1981 avec la création d'une nouvelle société thermale et en 1996 avec la construction d'un établissement thermal moderne.

C'est aussi l'époque où M. Gontard découvre les sources du Fayet à Saint-Gervais et où Charles IV d'Espagne, détrôné par Napoléon et emprisonné à Marseille, se rend à Mazargues pour soulager ses crises de rhumatismes et de goutte en consommant l'eau soufrée de la source des Camoins au pied du Garlaban. Dès cette époque, l'eau des Camoins est reconnue pour ses propriétés thérapeutiques exceptionnelles puisqu'on l'appelle déjà dans la région *« l'aïgou dou bou en diou »,* l'eau du bon dieu.

En 1807 Hortense, épouse de Louis Bonaparte, se rend à Cauterets où l'on rénove un pavillon pour l'accueillir. On raconte que le jour de la signature du traité de Tilsitt entre Napoléon et le Tsar, elle se serait baignée sous une tente ornée de guirlandes de lauriers ! Plus tard, fin juillet 1810, elle se rend à Aix-les-bains. Son mari Louis vient d'abdiquer quelques jours plus tôt. Ex reine de Hollande, elle est accompagnée d'un de ses consolateurs, Charles de Flahaut. Elle reviendra dans la station en juillet et août 1811 et, en octobre de cette même année, accouchera d'un fils. En 1813, pour sa troisième cure, elle sera accompagnée de son amie la baronne de Broc, sœur de la Maréchale Ney, qui se noiera accidentellement dans les gorges de Sierroz. Inconsolable, Hortense fera un don de 10 000 francs pour aider chaque année des baigneurs nécessiteux. Telle sera l'origine de la fondation du Centre Hospitalier *Reine Hortense* d'Aix-les-bains.

Pauline qui a épousé en 1803 le Prince Borghèse, gouverneur des départements transalpins, sera la curiste la plus assidue et la plus la plus originale de la famille puisqu'elle réalisera sept saisons à Aix toute en « n'ayant cure de sa réputation ». Le six juin 1808, elle s'installe au bord du lac du Bourget, le huit, elle prend un amant et le douze, totalement guérie, elle quitte la station. Elle reviendra en 1812 « la poitrine découverte, la taille remontée aux aisselles, une robe légère collant au corps ». C'est encore à Aix-les-bains que Pauline apprendra la mort de son amant favori, Jules de Canouville, coupé en deux par un boulet à la célèbre bataille de la Moscowa.

Corvisart, ayant jugé incompatible l'état de santé de l'impératrice Marie-Louise avec le climat de l'île d'Elbe où est exilé l'Empereur, lui prescrit une saison aux eaux d'Aix-les-bains afin d'éviter un départ prématuré pour la station autrichienne de Bad-Gastein. L'ex impératrice arrive en juillet 1814 sous le nom de duchesse de Colorno et elle est accueillie par le général comte de Neipperg envoyé par l'empereur d'Autriche « pour la conseiller ». Cet homme irrésistible avec son bandeau noir sur l'œil droit, conséquence d'un malencontreux coup de sabre, saura faire prolonger la cure de l'impératrice bien au delà de vingt et un jours. Aveuglée par l'amour, Marie-Louise suivra d'ailleurs le comte jusqu'au duché de Parme. Entre temps, Talleyrand écrira à Metternich « qu'il conviendrait que le séjour ne se prolongea point... la saison ayant été bien complète pour Madame l'Archiduchesse » !

Quant au prince Charles Louis Bonaparte, venu à l'âge de cinq ans à Marlioz avec sa mère, la reine Hortense, il retrouvera Aix en 1860 en compagnie de son épouse, l'impératrice Eugénie. Les habitants de la station reconnaissants lui rappelleront son premier passage :

« Sire,
Un jour à Marlioz on fêtait une Reine.
Un Prince, enfant encore, faisait fi des joujoux,
S'amusait aux soldats. Demandez à ce chêne :
La Reine était Hortense, et le Prince... c'est vous !
Hortense, hélas ! n'est plus, mais sa mémoire chère
Est écrite en nos cœurs : son nom reste béni.
Et le Prince héritier du héros qu'on vénère
D'enfant s'est fait César : l'univers est à lui.

Madame
Qu'à Marlioz un jour, sous un épais feuillage,
Le même chêne un jour vous abrite tous deux.
Ce jour là sera bien jour de fête au village.
Où vous êtes, Madame, on est toujours heureux ».

Un curiste assidu... pendant plus de trente ans

Les régimes se succèdent : Révolution, Consulat, Empire, Restauration puis Monarchie balayée à son tour par une nouvelle Révolution. Un homme traverse avec habileté tous ces régimes, c'est Charles Maurice de Talleyrand-Périgord. Il vient en cure à Bourbon-l'Archambault en 1801 soigner des douleurs liées à une boiterie consécutive à un pied bot (certains racontent que sa nourrice l'aurait laissé tomber d'une commode, ce qui lui aurait brisé le pied droit). En cet été 1801 il profite des quelques moments de liberté que lui laissent les bains en piscine pour étudier les importants dossiers diplomatiques concernant le Concordat. Faut-il rappeler qu'il est au premier chef intéressé par ces accords pour régulariser sa propre situation d'ancien évêque d'Autun. N'a t'-il pas célébré le 14 juillet 1790 la messe de la fête de la Fédération et prêté serment à la constitution civile du clergé ? En 1803, il retrouve la station bourbonnaise en compagnie de sa femme Mme Grand, « la belle Indienne » et de leur fille

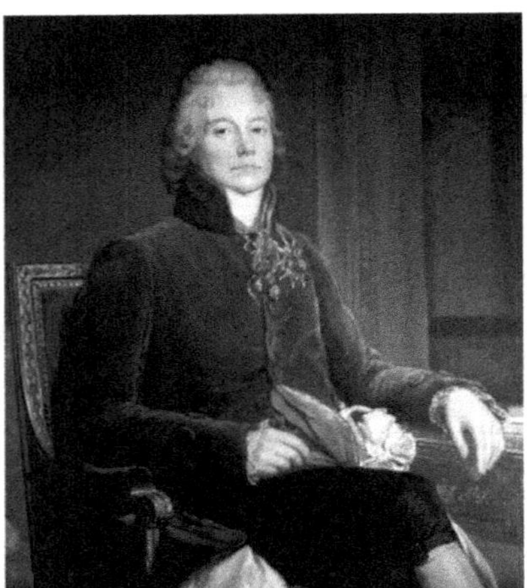

« C'est aux eaux que je dois la vigueur de mon corps et de mon esprit ». Ainsi s'exprimait Talleyrand qui fréquentera Bourbon-l'Archambault pendant près de 30 ans. Portrait de Charles-Maurice de Talleyrand-Périgord d'après Gérard. (Collection privée du château de Valençay)

Charlotte. Il loge au *Logis Sévigné* où il prend le soir son unique repas de la journée. On lui réserve une piscine spéciale qui gardera longtemps l'appellation de *bains du Prince*, en hommage à son nouveau titre de Prince de Bénévent. A l'exception d'une cure à Wiesbaden en 1806, à Cauterets en 1817, à Barège en 1818, Talleyrand restera un curiste très assidu de la station du Bourbonnais. En 1807, il y revient avec sa femme dont il est séparé, ce qui lui permet d'associer « saison thermale et... saison conjugale » ! En 1816, il est accompagné de la duchesse de Courlande et de sa fille Dorothée. En 1824, il doit interrompre son séjour à Bourbon-l'Archambault pour se rendre à Paris au chevet du roi Louis XVIII mourant. A partir de 1825, sa santé décline, sa boiterie s'accentue. Ne le surnomme t'-on pas le « diable boiteux ». Il rencontre dans la station « de moins en moins de rhumatismes de connaissance » et commence à s'y ennuyer. On le revoit en 1827, 1828, 1830 « rechercher auprès des eaux de la station un peu de force dans les jambes car les eaux agissent encore sur son vieux corps d'une manière sensible ». Ce temps passé à Bourbon lui permet de lire, de se reposer, de « se coucher de bonne heure, de manger juste le nécessaire ». Il se contente souvent à midi de boire plusieurs tasses de camomille. Il apparaît à ses visiteurs comme un « assemblage énorme de flanelles, de molleton, de futaine, de percale, comme une masse blanchâtre qui vient en se traînant, en se dandinant ». On commence à dépouiller ses jambes de bas de laine, de bandes de flanelles puis on les plonge dans un petit seau d'eau thermale de la station. Parfois, on doit les lui frictionner avec de l'esprit de vin mélangé à de l'eau bouillante. On le promène dans un fauteuil roulant, cadeau de Louis Philippe (c'est en réalité le fauteuil qui aurait servi à Louis XVIII impotent). 1832 sera son dernier séjour à Bourbon-l'Arcambault après 32 cures dans la station. En 1835 il choisit Bourbonne-les-bains mais il gardera toujours une profonde reconnaissance à la médecine thermale puisqu'il écrit : « C'est à ces eaux que je dois la vigueur de mon corps et de mon esprit ». De sa très longue fréquentation thermale, il gardera aussi la manie de la « pipette nasale » et c'est ainsi que lorsqu'il était ambassadeur à Londres, on devait lui apporter une toile cirée puis il reniflait deux verres d'eau, un dans chaque narine et les recrachait par la bouche devant un corps diplomatique quelque peu décontenancé.

VIII. LES HÔPITAUX THERMAUX MILITAIRES

La légende voudrait qu'Hannibal et ses lourds pachydermes aient traversé en 218 avant J.C. les Pyrénées au niveau de l'actuelle station d'Amélie-les-bains avant de courir aux célèbres victoires du Tessin et de Trasimène : un barrage, toujours visible dans l'étroite gorge du Mondony, à l'arrière de l'établissement thermal, porte aujourd'hui encore le nom de cascade d'Hannibal ! Il est vrai que le chef carthaginois n'hésitait pas à envoyer ses soldats blessés se rétablir dans nos stations thermales pyrénéennes.

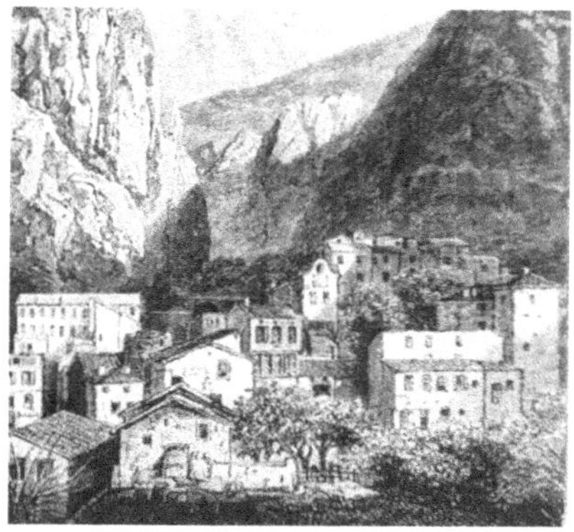

Selon la légende, les gorges du Mondony, à Amélie-les-bains, auraient vu passer le célèbre général carthaginois, Hannibal, avec ses fameux éléphants. Un barrage toujours visible à l'entrée des gorges, à l'arrière de l'établissement, est connu sous le nom de *cascade d'Hannibal.* (Collection particulière)

Depuis des temps très anciens les militaires furent en effet soignés et hébergés sur les lieux de cure. Carlsbad devint célèbre lorsque le roi de Bohème y guérit des blessures reçues à la guerre. Une petite maison militaire construite aux Eaux-Bonnes par Henry d'Albret, grand père d'Henry IV, recevra les vaillants béarnais blessés par les arquebuses de l'ennemi à la bataille de Pavie en 1525. Les résultats observés pour consolider les anciennes fractures et cicatriser les plaies seront tels qu'on donnera le nom d'*eau d'arquebusade* à la source. Dès 1601, Henry IV créera « un établissement pour les capitaines et les braves gens qui avaient reçu mousquetades et coups d'épée au siège de villes prises par sa majesté ». Plus tard, Louvois implantera un établissement thermal militaire à Barèges. Quant aux blessés de Fontenoy et de la guerre d'Espagne, ils seront envoyés à Barèges, Bourbonne et Saint-Amand ; ceux de la guerre d'Italie seront affectés à Digne.

Par un décret d'août 1792, le pouvoir exécutif révolutionnaire s'engage à subventionner le transport et l'hébergement des militaires blessés ou invalides se rendant en cure. Les militaires sont souvent admis gratuitement pour suivre leurs traitements thermaux mais la présence de cette clientèle militaire n'est pas toujours bien perçue dans certaines stations : la vue de blessés, d'infirmes, d'handicapés gêne les autres baigneurs, en particulier la clientèle mondaine ou bourgeoise comme par exemple à Barèges. Pour d'autres, c'est au contraire la garantie d'une clientèle régulière de curistes qui ne présentent pas les inconvénients de l'indigence. Les soldats qui viennent en cure sont souvent logés par réquisition chez l'habitant, ce qui représente une très lourde contrainte pour la population. « Les soldats sont logés par billets chez les *païsans* qui s'en trouvent très incommodés et qui, bien souvent, ne peuvent point aller tous cultiver leurs champs tant qu'ils ont de pareils hôtes chez eux » !

Par lettre patente signée en 1702, Louis XIV accueillera favorablement la proposition du curé de Bourbonne de fonder dans la cité thermale un hôpital réservé exclusivement aux militaires. L'hôpital ouvre ses portes en 1735. Ce n'est encore qu'une modeste construction ne comportant qu'un étage avec cinq salles pour les soldats, une salle pour les officiers, deux réfectoires, deux pièces tenant lieu d'infirmerie, une chapelle, un logement pour les religieuses. Dès son ouverture, l'établissement est doté d'un règlement très strict. « Les militaires doivent déposer leur épée ou autres armes s'ils en ont auprès de la supérieure de l'hôpital ; elles seront étiquetées de leur nom, de celui de leur capitaine et de celui du régiment où ils servent pour être rendues lors de leur départ. Les lits du dit hôpital seront numérotés et chaque malade s'en tiendra à celui qui lui aura été marqué et n'en pourra changer, si ce n'est par ordre du médecin ou du chirurgien ». De même, en ce qui concerne la nourriture : les militaires admis « garderont régulièrement le régime qui leurs sera prescrit par le médecin sans user d'aucuns autres aliments ou remèdes que ceux de l'hôpital ». Le règlement précise l'heure du dîner « à dix ou onze heures du matin et le souper à cinq heures pour la première table et six heures pour la seconde ». Sa Majesté fait expresse défense aux habitants de « vendre ou de donner aux dits cavaliers, dragons et soldats du vin, de l'eau de vie ou autre boisson que ce puisse être, sous peine de cent livres d'amende dès la première contravention ». La journée du soldat en cure est très réglementée : « il assistera le matin à la messe entre 7h et 8h. Il ne

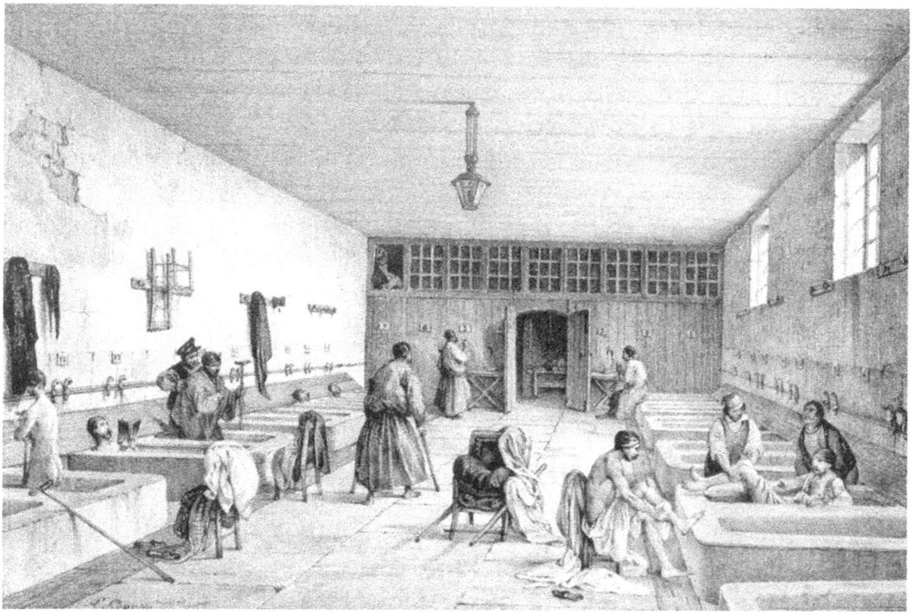

Le bain des officiers. Hôpital thermal militaire de Bourbonne. *Album des baigneurs de Richoux Lithographie de Thierry Frères.* (Médiathèque Ville de Bourbonne-les-bains)

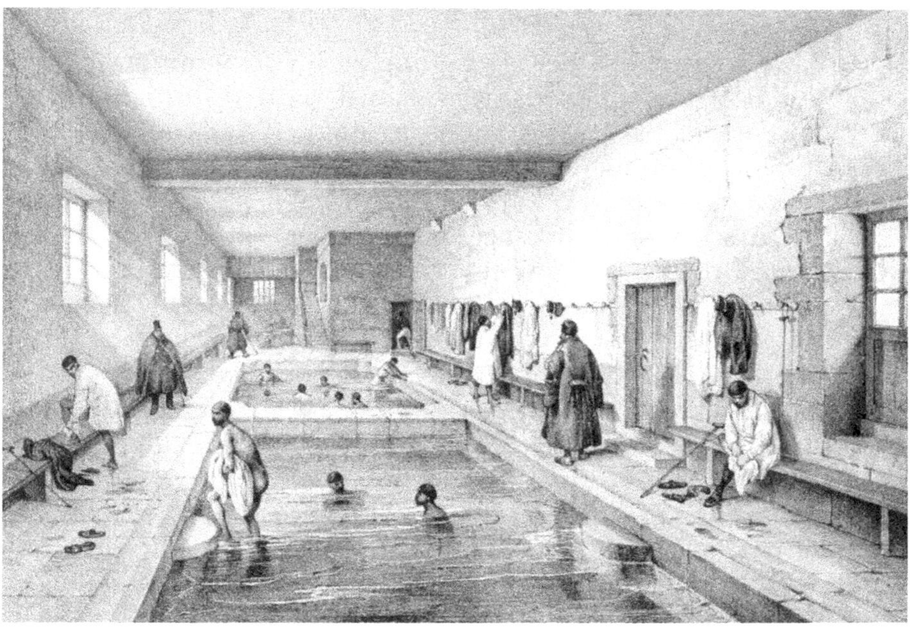

La piscine des soldats Hôpital thermal militaire de Bourbonne. *Album des baigneurs de Richoux Lithographie de Thierry Frères.* (Médiathèque Ville de Bourbonne-les-bains)

pourra sortir de l'hôpital que pour aller aux bains ou boire à la fontaine selon qu'il lui sera ordonné par le médecin ou à son défaut par le chirurgien. Sous quelques prétextes, les dites permissions ne pourront être données après cinq heures du soir. Tout militaire qui se trouve après 17h dans les rues de la station sera mis en prison et renvoyé à son régiment. La prière du soir a lieu à huit heures et tous les malades sont obligés de s'y trouver ».

A partir de l'an VI, Aix-en-Provence, Digne, Bagnères, Luxeuil sont habilitées à accueillir les militaires sans posséder de véritables structures hospitalières. Pendant les campagnes napoléoniennes, l'hôpital thermal de Bourbonne reçoit, entre 1814 et 1815, de nombreux blessés français mais aussi ceux des armées alliées et, en 1816, Corvisart se déplace même pour leurs rendre visite. Quelques années plus tard, la conquête de l'Algérie impose d'agrandir encore l'établissement haut-marnais en rajoutant un bâtiment. L'hôpital sera alors à son apogée en 1887 avec une capacité de 500 lits. « C'est un spectacle attendrissant que celui de 1200 à 1500 braves de toutes les armes qui, chaque année, viennent chercher la guérison de leurs infirmités ou de leurs blessures. Il n'est pas rare d'en voir qui arrivent avec des béquilles ou le bras en écharpe s'en retourner parfaitement guéris ».

A l'autre extrémité de l'hexagone, le général de Castellane, nommé dès 1830 commandant en chef de la division militaire de Perpignan, s'intéresse à la station des Bains d'Arles. Rencontrant des militaires mécontents de leurs conditions d'hébergement et de cure, il envisage la création d'un hôpital militaire et intéresse Louis Philippe et sa sœur, Madame Adélaïde, à ce projet. En 1840 la commune d'Amélie-les-bains est crée et le 3 octobre 1847 a lieu la pose de la première pierre de l'hôpital thermal militaire. L'Etat va consacrer un million cinq cent mille francs à sa construction en rachetant la source du *Gros Escaldadoux* pour l'alimenter en eau thermale. Le captage livrera de nombreux vestiges gallo-romains : pièces à l'effigie de César et des fils d'Agrippa, médailles et feuilles de plomb qui n'ont subi aucune altération malgré le contact prolongé avec l'eau sulfurée. L'ingénieur des mines Jules François, secondé par les capitaines Puiggari et Bailly, fait édifier le grand pavillon central entre 1848 et 1850 puis les pavillons de l'administration et des officiers et enfin la chapelle en 1857-1858. Dès 1855, les premiers militaires profitent des nouvelles installations de l'hôpital thermal considéré à l'époque comme le plus grand d'Europe. « Officiers et soldats épuisés par les fatigues de la guerre ou dont la poitrine a été franchement éprouvée par les intempéries de l'air, les boues, l'humidité des bivouacs, par les travaux de la guerre portée sur tous les climats en Afrique, en Chine, en Russie, viennent se reposer de leurs glorieuses fatigues et refaire leur santé dans des thermes qui rappellent par leur grandeur le siècle fastueux où furent créés les Invalides, Versailles et tant d'autres merveilles » ! A partir de 1860, l'activité de l'hôpital thermal devient permanente avec six rotations de malades par an. L'instruction impériale de 1857, en limitant les lieux de cures militaires aux cinq établissements de Barège, Amélie, Guagno, Vichy et Bourbonne, permet à Amélie d'accueillir un important contingent de blessés des campagnes d'Italie, de Crimée, du Mexique. La loi du 12 juillet 1873 modifie cette liste en supprimant la station corse de Guagno et en rajoutant Plombières et les stations d'Hamman-Meskoutine et Hamman-B'Hira pour les troupes coloniales.

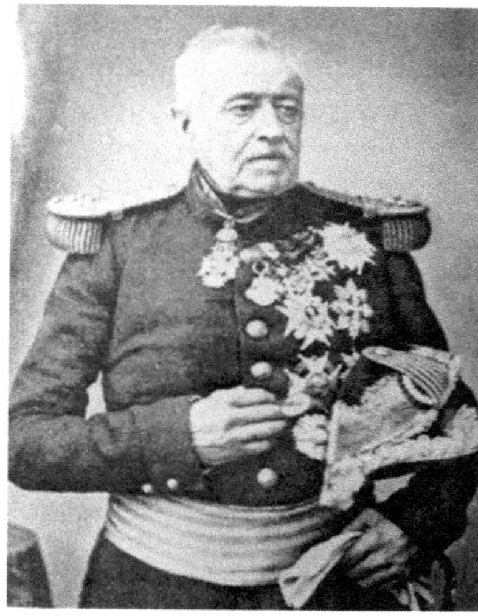

Esprit Victor Elisabeth Boniface de Castellane, Maréchal de France à l'origine de la construction de l'hôpital thermal militaire d'Amélie-les-bains. (Collection particulière)

Au cours de la guerre de 1914, les structures thermales militaires s'avèreront insuffisantes pour faire face à l'arrivée massive des très nombreux blessés : on réquisitionne les hôtels de nombreuses villes d'eau pour les transformer en hôpitaux de fortune, en centres de convalescence pour gazés. Vittel par exemple reçoit les blessés des Hauts-de-Meuse, de Verdun et de l'Hartmannswillerkopf. On songe même à y installer le quartier général du commandant en chef de l'armée américaine mais l'insuffisance de lignes téléphoniques empêche cette implantation. 3 000 lits sanitaires seront réquisitionnés à partir des trois stations lorraines de Vittel, Contrexéville et Martigny. En 1915, se crée un Service de Santé spécifique pour les stations thermales sous l'autorité de Durand-Fardel, premier président de la société d'hydrologie, ce qui permet d'accueillir 4 000 militaires « ayant droits de cure » en 1915 puis 13 000 en 1916 et 20 000 en 1918. Selon un commentateur de l'époque, certains établissements thermaux « deviennent des annexes de l'enfer », même si les élégantes curistes qui, hier encore, fréquentaient les stations, reviennent habillées en infirmières ou en aides-soignantes adoucir la convalescence des blessés. A l'inverse, les blessés de guerre les moins atteints apprécient tout particulièrement les bienfaits d'une convalescence loin du front :

« Hébergés comme de vrais seigneurs Nous avons et c'est épatant
Dans un hôtel confortable, Un parc des plus poétiques,
On a des femmes comme serviteurs On ne craint plus les gaz asphyxiants
On s'croit devenus des gros notables Au milieu des fleurs magnifiques.
L'électricité est partout, Ca ne sent plus la sueur des pieds
Plus de bougie, plus d'lampe à huile, Toucher des chaussettes, c'est facile ;
Y a même aussi l'tout à l'égout C'est tout de même chic d'être évacué
On trouve tout à Contrexéville. Dans ce beau pays de Contrexéville. »

Au début du XXe siècle, l'hôpital thermal d'Amélie suit la réorientation de la station et se transforme en hôpital climatique pour tuberculeux. Il reçoit les phtisiques deux saisons de trois mois chaque hiver. On envisage même la création d'un service de 40 lits pour traiter les tuberculoses ostéoarticulaires. A cet hôpital thermal militaire restera attaché le nom d'Ernest Duchesne, précurseur de l'antibiothérapie. Trente deux ans avant Flemming, ce jeune médecin met déjà en évidence dans sa thèse de doctorat soutenue en 1897 l'antagonisme entre les moisissures et les microbes. Avec une intuition géniale, il estime que ce sont les moisissures, en particulier le *Penicillium*, qui protègent le cobaye vis à vis du bacille de la fièvre typhoïde. Hélas personne ne s'intéresse à son travail et Duchesne passe à coté de la gloire. Atteint comme beaucoup de médecins de l'époque par la tuberculose, il décèdera en 1912 à l'hôpital thermal d'Amélie dans l'indifférence générale. Il faudra attendre plus de 60 ans pour qu'un square de la station thermale porte son nom et qu'un timbre-poste soit enfin réalisé à son effigie en 1974... par la principauté de Monaco.

La seconde guerre mondiale sera fatale pour le thermalisme militaire à Bourbonne : les allemands démontent et emportent le matériel contenant du plomb et du cuivre ; des troupes russes déportées saccagent les installations. Après la guerre, l'hôpital se transforme en simple centre de soins et d'hébergement et, en 1991, il sera vendu à la commune : ainsi disparaît le plus ancien hôpital thermal militaire français après 256 années d'activité.

Les mesures de regroupement d'unités militaires amorcées à partir de 1992 sonneront le glas définitif et la fermeture de tous les hôpitaux thermaux : Vichy puis Amélie en septembre 1993. Inscrit à l'inventaire des monuments historiques, ce dernier sera racheté par la commune en 2000 avec le projet d'être transformé en centre de remise en forme et de thermoludisme, en résidence de tourisme et hôtel de luxe au sein de son magnifique parc de 30 hectares.

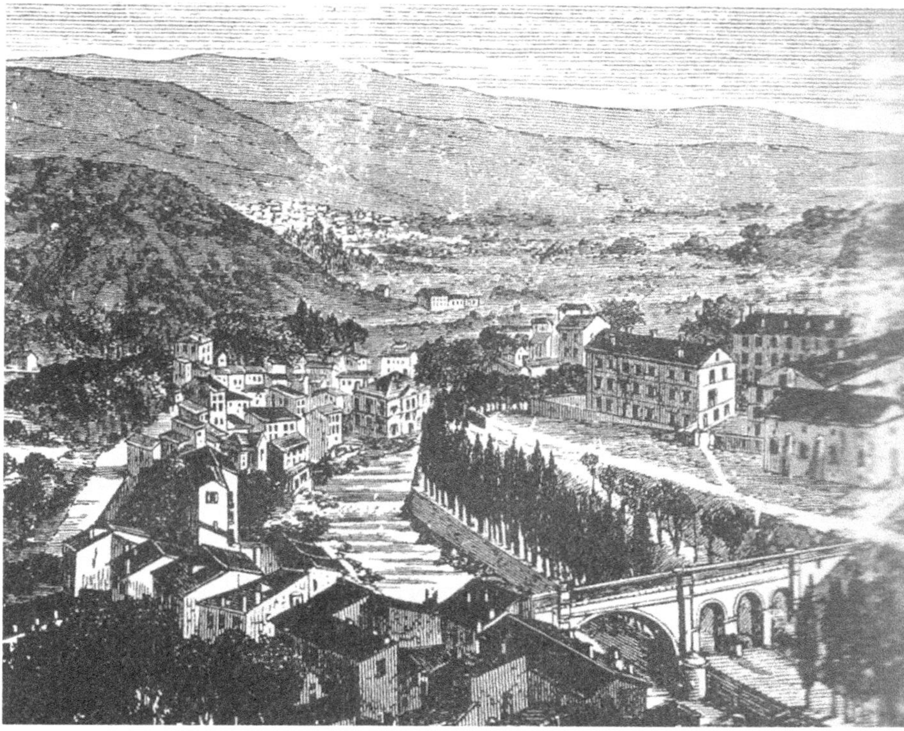

L'ancien hôpital thermal militaire d'Amélie-les-bains, implanté sur la rive droite du Mondony domine le quartier thermal avec au fond la courbe harmonieuse du Tech, au pied des contreforts du Canigou. « *Trois corps de bâtiment forment les trois côtés d'une magnifique cour plantée de palmiers et d'essences méditerranéennes qui apportent quelque fraîcheur et gaieté à l'austérité des constructions. La partie thermale comporte une piscine en marbre blanc d'Italie réservée à l'origine aux officiers avec accès en gradin pour le demi-bain. Pouvant contenir dix huit baigneurs à la fois, elle est équipée d'un diffuseur de brouillard d'eau sulfurée. Une seconde piscine, dite autrefois des sous-officiers, s'oriente vers la mécanothérapie. Quant à la troisième, prévue initialement pour les soldats, elle représentait avec ses 50 m³ la plus grande piscine des établissements thermaux d'Europe* ». (Collection particulière)

IX. QUAND THERMALISME RIME AVEC ROMANTISME

L'essor du thermalisme n'est pas étranger à la naissance du romantisme et à ce retour à la nature chanté dès la fin du XVIIIe siècle par Jean-Jacques Rousseau. Lorsque l'ermite d'Ermenonville s'extasie dans ses *Rêveries d'un promeneur solitaire* sur la beauté des paysages, la simplicité des habitants des campagnes, lorsque l'atrabilaire des rivages du lac de Bienne consacre de longues promenades à herboriser dans les vallons suisses, il ouvre la voie à de nombreux curistes qui, dès leur arrivée dans la station, « s'émerveillent sur les qualités des habitants », multipliant promenades et excursions au cours de leur séjour. Pour satisfaire ce goût de solitude cher aux émules d'un Werther ou d'un Shelley,

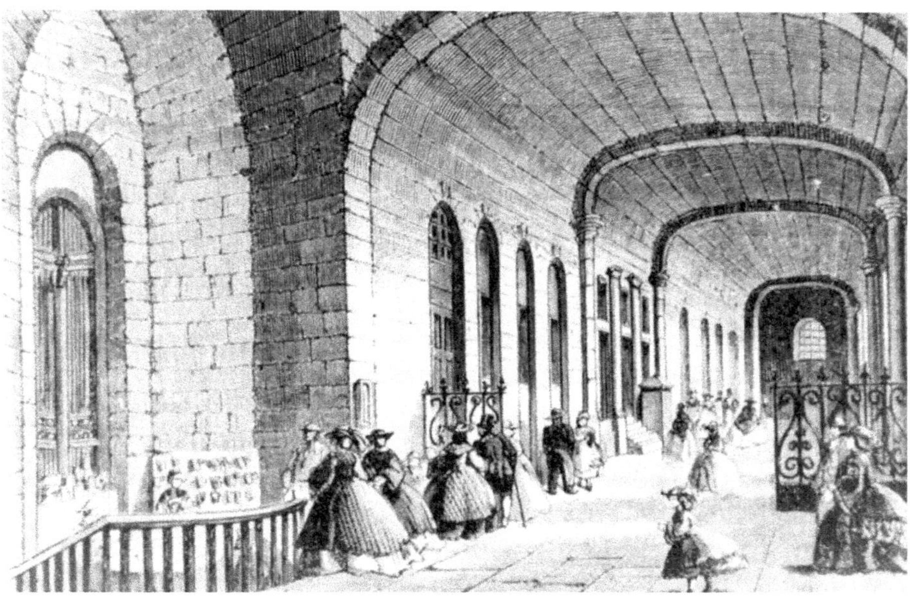

Galerie de la Grande Grille, lieu de rendez-vous de tous les curistes fréquentant Vichy. Extrait de « *Vichy Sévigné, Vichy Napoléon. Ses eaux, ses embellissements, ses environs, son histoire* » Albéric Second. Plon imprimeur, éditeur. (Coll. Médiathèque Valery Larbaud Vichy)

pour approcher de plus près cette nature indispensable à tout curiste, certaines stations créent autour des griffons un parc romantique. Faute de posséder un lac naturel, on creuse des pièces d'eau, on construit des cascades artificielles, des petits ponts, on fabrique de toutes pièces des ruines romaines dans une nature qui se veut généreuse et où se mêlent arbres exotiques et essences locales parmi lesquelles domine très souvent le tilleul.

Sous les ombrages, on cherche à retrouver cette solitude romantique chère à Werther tandis qu'auprès des sources thermales les écrivains vont camper leurs héros : Balzac écrira *La peau de chagrin* sur les contreforts du massif du Sancy, non loin du Mont-Dore, au pied de la grande cascade. Aurore Dupin, baronne Dudevant, plus connue en littérature sous le pseudonyme de George Sand, se rend pour la première fois en 1827 au Mont-Dore accompagnée de sa femme de chambre. Malgré un début de cure difficile lié à l'intransigeance de son médecin thermal, le célèbre docteur Bertrand, médecin inspecteur des eaux de la station pendant 44 ans, elle restera fidèle à la haute vallée de la Dordogne où elle reviendra avec Musset. « Dieu que c'est beau l'établissement des bains du Mont-Dore ! Sous ces arcades, autour de ces piliers, je croyais à chaque instant voir passer... un Romain enveloppé de son manteau » écrira t'-elle. C'est au Mont-Dore qu'elle aurait d'ailleurs senti tressaillir pour la première fois le démon des lettres qui était en elle et, plus tard, c'est dans la station auvergnate qu'elle trouvera l'inspiration et le cadre de son roman *Jean de la Roche*.

Le phénomène romantique attirera aux eaux, non seulement des curistes amoureux de la nature, mais aussi nombre de personnalités de la littérature : Alexandre Dumas, Stendhal, Madame de Staël, Benjamin Constant, Balzac, Flaubert en 1840 et Vigny en 1826 à Cauterets en voyage de noce avec son épouse anglaise, sans oublier Victor Hugo qui fréquente Cauterets en 1843. « Je me lève tous les jours à 4 h du matin et à cette heure sombre et claire tout à la fois, je m'en vais dans la montagne. Je marche le long d'un torrent, je m'enfonce dans une gorge sauvage et, sous prétexte de me tremper dans l'eau chaude soufrée, j'ai tous les jours un spectacle nouveau, inattendu et merveilleux ». Une autre fois, en cure à Luchon, il excursionnera jusqu'à Saint-Sébastien en Espagne... pour retrouver Juliette Drouet.

Cauterets et Aix-les-bains auront l'insigne privilège de recevoir deux grands noms de notre romantisme français. Chateaubriand qui a fréquenté Le Mont-Dore en 1803, Vichy en 1805 en compagnie de son épouse Céleste, après avoir passé quelques jours de grandes passions avec la belle Custine, vient à Cauterets en 1829 et c'est là qu'il rencontre Léontine de Villeneuve : « Voilà qu'en poétisant, je rencontrais une jeune femme assise au bord du Gave ; elle se leva et vint droit à moi : elle savait par la rumeur du hameau que j'étais à Cauterets. Il se trouve que l'inconnue était l'Occitanienne qui m'écrivait depuis deux ans sans que je l'eusse vue ». Léontine de Villeneuve, âgée seulement de dix huit ans, est une admiratrice inconditionnelle du grand écrivain qui va lui dédier des pages brûlantes de ses *Mémoires*. « Je consens à n'être dans votre vie qu'un charme indéfinissable. Vous me préférez à des amis... Je suis touché jusqu'aux larmes mais que me donnez-vous et que puis-je vous rendre ? Je n'ai à offrir à votre jeune vie et à vos grâces qu'une vie usée ». Lorsqu'il sera nommé ambassadeur à Rome, Léontine de Villeneuve lui enverra des lettres brûlantes d'amour : « Je renonce au mariage. J'irai vous attendre à Rome... Vous me trouverez dans les murs d'un couvent... Vous pourrez venir me voir tous les jours dans cet asile où nous nous donnerions hautement le nom d'amour... et plus tard, lorsque les années seront venues pour moi comme pour vous, pourquoi ne deviendrai-je pas une nièce d'adoption qui se consacrerait à soigner et à consoler votre vieillesse ». En 1841 et 1842, Chateaubriand soignera ses rhumatismes à Néris dont il garde une vision assez pessimiste comme en témoigne une lettre adressée à Juliette Récamier : « Je ne guérirai pas, je ne peux guérir loin de vous ». Il essayera en 1843 Bourbonne sans grand succès. Vieillissant, il ira enfin se retirer à la *Vallée aux loups* dans le désenchantement des dernières années avec pour seule consolation la lecture de ses *Mémoires* à Mme Récamier devenue aveugle et une pensée toujours émue pour Léontine de Villeneuve, la belle Occitanienne de Cauterets, la « naïade du torrent », future comtesse de Castelbajac.

Alphonse de Lamartine a 26 ans à son arrivée à Aix-les-bains, début octobre 1816. Il vient y soigner une légère insuffisance hépatique. Il prend pension chez le docteur Perrier où il rencontre Madame Charles. D'origine antillaise, fille et petite-fille de planteurs installés à Saint-Domingue, Julie des Hérettes, mariée depuis dix ans au célèbre physicien Charles, soigne sur les bords du lac du Bourget une grave affection pulmonaire. Et c'est le coup de foudre. Profitant des derniers beaux jours d'automne, la jolie créole décide une promenade sur le lac. Brusquement le temps change, la tempête se lève. Julie est en danger sur la frêle esquisse de bois. Elle sera sauvée par la barque de Lamartine qui écrira : « j'ai sauvé avant-hier une jeune femme qui se noyait ; elle remplit aujourd'hui mes jours ». Deux âmes sensibles se sont rencontrées ; elles vont vivre un rêve romantique dans une indicible exaltation.

Un soir, t'en souvient-il ? Nous voguions en silence,
On n'entendait, au loin, sur l'onde et sous les cieux,
Que le bruit des rameurs qui frappaient en cadence
Tes flots harmonieux.
O temps suspends ton vol ! Et vous, heures propices
Suspendez votre cours !
Laissez-nous savourer les rapides délices
Des plus beaux de nos jours.
Que le vent qui gémit, le roseau qui soupire,
Que les parfums légers de ton air embaumé,
Que tout ce qu'on entend, l'on voit ou l'on respire
Tout dise : ils ont aimé !

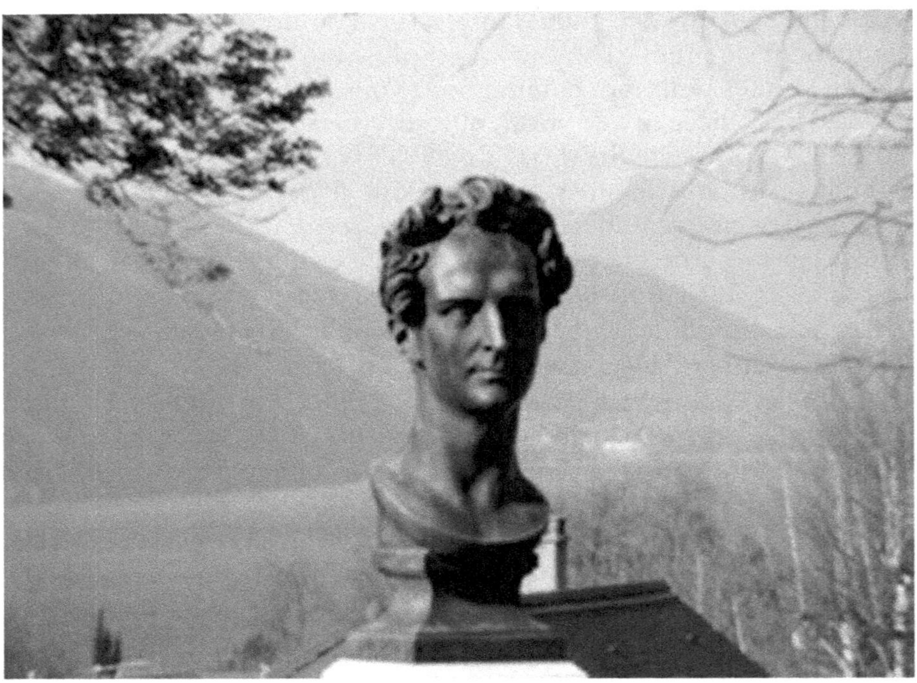

Stèle érigée sur la colline de Tresserve en souvenir d'Alphonse de Lamartine curiste à Aix les bains en 1816 et de sa rencontre avec Madame Charles. (Document Association pour la Sauvegarde du Patrimoine de Tresserve)

Puis vient la séparation. Mme Charles regagne la capitale où l'attend son mari septuagénaire tandis que Lamartine retrouve Milly et les coteaux rougissants du Mâconnais. L'état de santé de la jeune antillaise se dégrade ; elle ne pourra pas revenir en 1817 sur les bords du lac du Bourget où Lamartine l'attend en vain. En décembre de cette même année, elle meurt de ce mal implacable à l'époque... la phtisie. Reprenant sa méditation, le poète immortalise alors pour toujours ces rives enchanteresses :

« O lac ! L'année à peine a fini sa carrière,
Et prés des flots chéris qu'elle devait revoir,
Regarde ! Je viens seul m'asseoir sur cette pierre
Où tu la vis s'asseoir » !

Ces vers sublimes consacrés à la région aixoise seront récités par toute une France romantique qui verse « des torrents de larmes ».

Curistes et touristes peuvent, aujourd'hui encore, apprécier au musée Faure, dans la villa Les Chimères, le décor familier de Lamartine lors de ses séjours à la villa Perrier disparue, sans oublier la stèle de marbre érigée face au lac sur la colline de Tresserve, là où s'élevaient jadis des châtaigniers séculaires au pied desquels Lamartine et Julie Charles avaient coutume de venir s'asseoir.

Cette idylle thermale marquera profondément Lamartine sur le plan politique : en souvenir de Julie, il adhèrera à la *Société pour l'émancipation des Noirs* créée en 1834. Le 27 février 1848, en tant que chef du gouvernement provisoire, il pourra dire : « j'ai eu le bonheur bien rare pour un homme d'état d'avoir été l'exécuteur politique d'un des actes les plus saints et les plus mémorables d'une nation et d'une époque : je signais la liberté des Noirs, l'abolition de l'esclavage ; ma vie n'eut-elle qu'une heure, je ne regretterai pas d'avoir vécu ». On peut penser que les confidences de Julie sur la vie des esclaves à Saint-Domingue marquèrent profondément le poète, sans oublier, bien sûr, les événements politiques concernant la première suppression de l'esclavage par la Convention, puis son rétablissement par Bonaparte en 1802, l'expédition à Saint-Domingue contre Toussaint Louverture, et *Bug-Jargal*, l'œuvre de Victor Hugo, décrivant l'impossible amour entre un homme de couleur et la fille d'un planteur :

« Tu es blanche et je suis noir...
Mais le jour a besoin de s'unir à la nuit pour enfanter
L'aurore et le couchant qui sont plus beaux que lui ».

Sans doute Lamartine n'est-il vraiment devenu lui-même sur le plan politique qu'après sa rencontre avec Julie dans la station thermale d'Aix-les-bains.

X. THERMALISME ET DIPLOMATIE : DU SECOND EMPIRE… À NOS JOURS

Un impérial curiste : Napoléon III

Le Second Empire représente, après l'époque gallo-romaine, la période la plus faste de l'histoire thermale française. Plusieurs facteurs expliquent cet essor exceptionnel :

Napoléon III sera le chef d'état qui fréquentera le plus assidûment les établissements thermaux pour sa santé et les stations thermales pour son plaisir, sans oublier les réunions politiques secrètes dites de « diplomatie thermale ». Bien avant d'épouser l'Empereur, Eugénie de Montijo se rendait déjà avec sa mère à Spa, aux Eaux-Bonnes et aux Eaux-Chaudes. Plus tard, en 1861, elle donnera son nom aux bains et aux sources marécageuses de Saint-Loubouer, *Las Aygues de Sent Louboue* en gascon, qui deviendront Eugénie-les-bains et, en 1862, au cours d'une courte visite à Royat, la *Grande Source** sera rebaptisée en son honneur source *Eugénie**. Quant aux cures de Napoléon III, elles seront dictées d'abord par des raisons médicales. Lors de sa première cure à Plombières en 1856, l'Empereur loge dans un petit hôtel du XVIIIe connu sous le nom de « *Manoir des Dames* » car ancien pied-à-terre des « *chanoinesses* » du célèbre chapitre de Remiremont. L'année suivante, en 1857, il habitera le P*avillon des Princes* » et fait

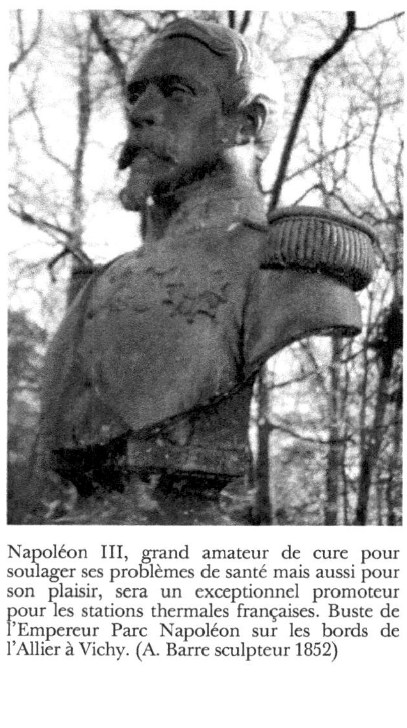

Napoléon III, grand amateur de cure pour soulager ses problèmes de santé mais aussi pour son plaisir, sera un exceptionnel promoteur pour les stations thermales françaises. Buste de l'Empereur Parc Napoléon sur les bords de l'Allier à Vichy. (A. Barre sculpteur 1852)

entreprendre par l'Etat, propriétaire des sources depuis 1811, d'importants travaux : nouvel établissement thermal, nouvelle église, promenades aménagées à proximité du village. L'Empereur reviendra à Plombières en 1858, 1859 mais en 1861, 1862, 1863, 1864 et 1866, il préférera Vichy et ne retrouvera Plombières qu'en 1865 puis 1868.

C'est sur les instances de ses médecins Larrey, Conneau et Alquier, mais aussi sur les conseils de Rouher et de Morny qu'il se rend en cure à Vichy. Isaac Strauss, chef d'orchestre des ballets de l'opéra de Paris, l'artiste le plus mondain de son temps, a quitté Aix-les-bains depuis 1853 pour la station bourbonnaise : il offre sa villa à l'Empereur. Le 4 juillet 1861, c'est l'arrivée triomphale de Napoléon III dans un magnifique attelage. La journée du curiste est très chargée : le bain dès 8,30 h, la boisson des sources *Célestins** et *Hôpital**, entrecoupée d'une courte promenade dans le jardin de la villa, le travail le reste de la matinée. L'après-midi est consacré au tourisme : on visite Busset et ses molles collines dominant le val d'Allier, l'Ardoisière, havre de fraîcheur et de paix dans la vallée du Sichon, Randan et sa magnifique forêt. Le soir, après le souper, toute la cour applaudit les vedettes du théâtre de la Rotonde. Strauss mène la danse, Napoléon conduit les quadrilles endiablés tandis qu'au théâtre triomphent des comédiennes comme Rachel, au milieu des polkas, des valses et des mazurkas. Comme les eaux semblent agir favorablement sur la santé de l'Empereur, il revient en 1862 et descend cette année en gare de Vichy et non plus à Saint Germain-des-Fossés.

La présence de l'impérial curiste incite une certaine couche sociale à « prendre les eaux ». Des étrangers imitent la démarche de l'Empereur et Vichy voit défiler une foule d'ambassadeurs et de ministres sans oublier des maréchaux comme Canrobert ou des têtes couronnées comme la reine Marie-Christine d'Espagne. Il n'en faut pas plus pour contribuer à l'agrandissement et à l'embellissement de cette modeste bourgade qui deviendra en moins d'un siècle la « *Reine des Villes d'eaux* ». Boulevards et avenues, hôtels de classe internationale, monuments publics et villas se multiplient à un rythme soutenu. L'Empereur lui-même décide de faire construire. Toujours debout avec leurs toitures et leurs balcons en bois découpé, les chalets de l'Empereur et de l'Impératrice permettent aux touristes d'aujourd'hui de retrouver un peu cette atmosphère « second Empire » si particulière à la station. Centre politique et intellectuel de la France le temps d'une saison, Vichy a l'insigne honneur en 1863 de célébrer par des fêtes

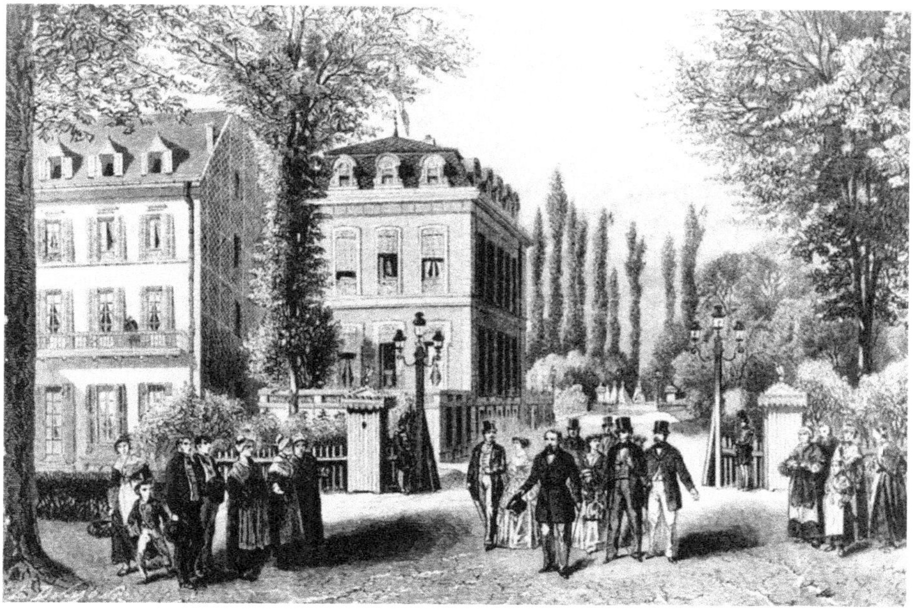

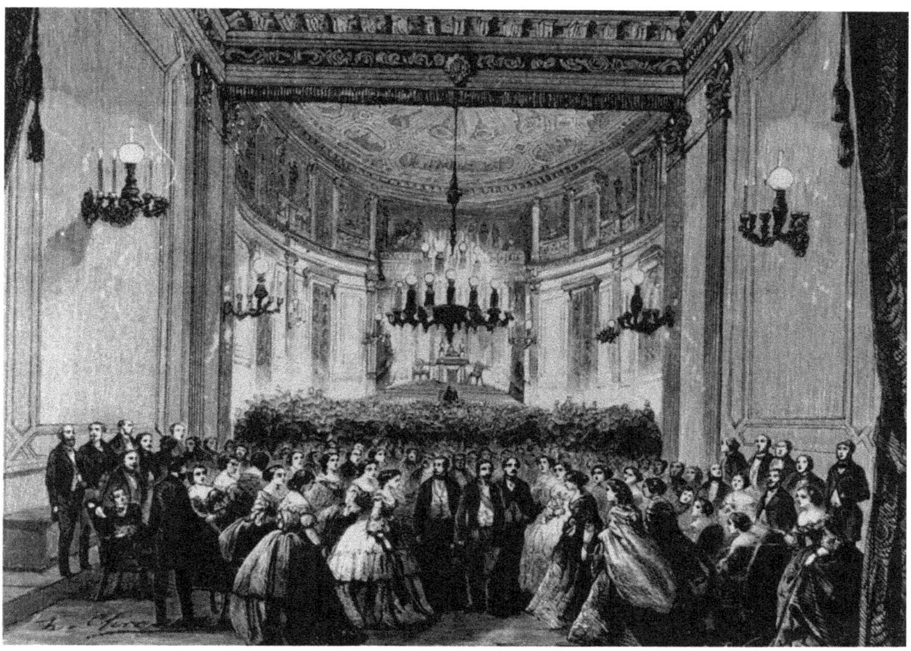

Après les soins thermaux, la journée de l'impérial curiste à Vichy se partage entre les promenades pour visiter les nouveaux aménagements de la station et le soir les plaisirs du théâtre et de la danse. *« Vichy Sévigné, Vichy Napoléon, ses eaux, ses embellissements, ses environs, son histoire. »* Par Alberic Second, Plon, imprimeur éditeur. (Coll. Médiathèque Valery Larbaud Vichy)

grandioses la remise à l'Empereur par le général Gallifet des fanions mexicains. Musique, défilés, discours seront quelque peu perturbés par un petit scandale mondain. L'Empereur n'a pas hésité à faire venir sa maîtresse du moment, Marguerite Bellanger, celle que certains n'hésitent à appeler « la Montespan de Napoléon III ». Quelle n'est pas la surprise de l'Impératrice en promenade avec l'Empereur, place de l'hôpital, de voir un superbe épagneul noir s'élancer vers l'Empereur en lui témoignant un profond attachement. L'Empereur joue l'innocent : « Va t'en, sale bête » ! Le chien s'obstine. Il s'agit tout simplement du chien de Marguerite Bellanger qui reconnaît avec fidélité Napoléon III. Il n'en faut pas plus à Eugénie pour quitter rapidement la station. Consternation des autorités : la Compagnie Fermière de Vichy devait lui offrir une superbe chaise à porteur.... qui ne sera jamais inaugurée.

Le thermalisme est aussi un remarquable champ d'essais pour les projets impériaux d'urbanisme et de transport. Le séjour en 1855 de Napoléon III et de l'impératrice qui vient à Saint-Sauveur profiter de l'orientation gynécologique de la station (elle donnera naissance au Prince Impérial l'année suivante en 1856) permet de lancer de grands travaux : pont comportant une arche unique entre les deux rives du gave de Gavarnie, ligne de chemin de fer pour relier la station à Tarbes. Achille Fould, ministre et député des Hautes-Pyrénées, joue de son influence pour faire construire la route thermale reliant Luchon à Bagnères-de-Bigorre. Les stations thermales deviennent un enjeu économique pour les investisseurs. L'époque impériale est toute à la spéculation. On assiste à une valse des millions, un peu à l'image de cette valse si prisée tout au long des bals élégants de la cour impériale. Avec le second Empire, apparaît le monde des affaires qui prend, selon Proudhon, « pour décalogue la Bourse et ses œuvres, pour philosophie la Bourse, pour politique la Bourse, pour morale la Bourse, pour patrie et pour église la Bourse ».

La vogue que connaissent les stations fréquentées par l'Empereur fait même des envieux : on souhaite le passage de Napoléon III, même si l'on ne partage pas toujours ses idées politiques : « Si un jour, sa bonne étoile attirait à Amélie l'homme prodigieux qui fertilise les Landes, assainit la Sologne... Si Napoléon III consentait un jour à visiter Amélie, de cette visite daterait l'ère fécondante du pays car il laisserait là, sur son passage, plus d'améliorations, plus d'embellissements que n'auraient pu en accumuler les siècles antérieurs » ! L'Empereur faillit d'ailleurs

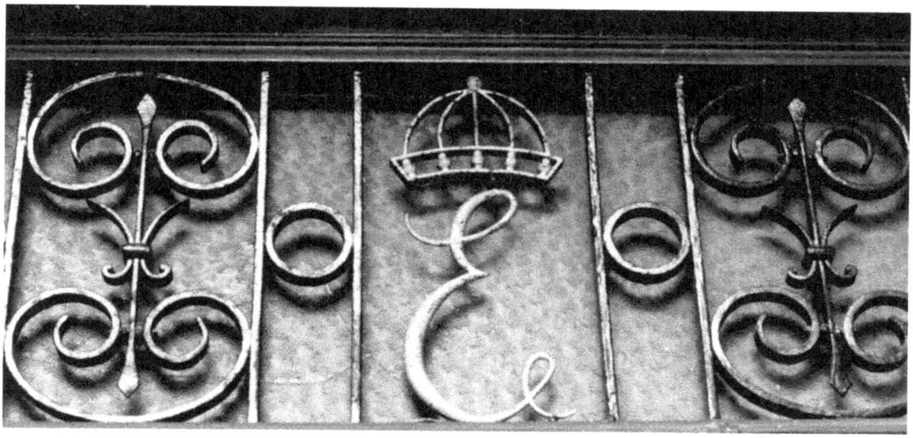

Des initiales, toujours visibles sur les grilles des portes d'entrée de deux chalets, boulevard des Etats Unis à Vichy, nous rappellent le nom des illustres premiers propriétaires. (Collection particulière)

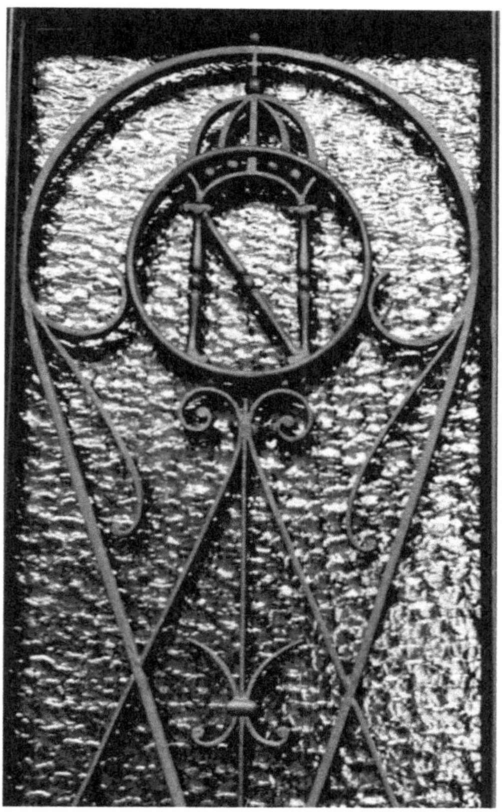

Sur la porte du chalet impérial bâti par Lefaure en 1864, on retrouve, aujourd'hui encore, l'initiale N et la couronne impériale dans les ferronneries de la porte. (Collection particulière)

venir dans cette vallée sauvage du Vallespir. Son médecin, le baron Larrey, ayant enfin découvert chez son patient des calculs vésicaux, lui conseille de soigner sa gravelle avec les eaux de La Preste dont on dit grand bien dans la lutte contre les infections urinaires. On débute la construction d'une route dite « route impériale » entre Arles–sur-le-Tech et Prats-de-Mollo mais la guerre de 1870 est aux portes de la France. L'impérial calcul vésical ne sera jamais éliminé en Roussillon : Sedan et les armes en avaient décidé autrement.

Diplomatie thermale

La station thermale représente enfin un cadre exceptionnel, un lieu idéal pour réaliser des réunions politiques confidentielles, sinon secrètes : c'est le début d'une très longue histoire de diplomatie thermale.

De Plombières...

L'Empereur profite de son séjour à Plombières, en l'été 1858, pour recevoir un émissaire italien : Camille Benso, comte de Cavour, gentilhomme piémontais, fondateur du journal *Il Risorgimento.* Ce dernier souhaite réaliser l'unité italienne en faisant appel à la France. « C'est de la France surtout que dépendent nos destins ». Papa Camillo, ainsi que l'appelle chaleureusement le peuple, consacrera toute son habileté à obtenir l'alliance de l'Empereur. Napoléon ne cache pas son penchant pour ce grand peuple latin : n'aime t'-il pas l'Italie « comme une seconde patrie » ! L'attentat d'Orsini va précipiter les événements : « Que votre Majesté ne repousse pas le vœu suprême d'un patriote sur les marches de l'échafaud, qu'elle délivre ma patrie et les bénédictions de 25 millions de citoyens la suivront dans la postérité » écrira Orsini de sa prison. De telles lettres publiées dans *Le Moniteur* et la *Gazette Piémontaise* font sensation. Tout est prêt pour une négociation. Cavour arrive incognito à Plombières, l'ovale du visage encadré d'un élégant collier de barbe, d'épaisses lunettes fumées camouflant des yeux pétillants de malice. Il trouve un gîte dans la station après maintes difficultés car on est en pleine saison et les locations hâtives, à l'improviste, s'avèrent difficiles : une simple chambre chez le pharmacien du village. La rencontre avec l'Empereur a lieu le lendemain, « préliminaires obscurs à de si étranges et si prodigieux événements » ! La conversation qui a lieu le 21 juillet durera plus de deux heures, peut être dans le *Pavillon des Princes*, peut-être dans la voiture même de l'Empereur. Les deux hommes vont s'accorder pour une « Italie libre jusqu'à l'Adriatique », moyennant quelques compensations : la Savoie, berceau de la dynastie piémontaise et le comté de Nice. Au cours de la conversation, l'Empereur recevra un message de son ministre Waleski pour lui signaler la présence de Cavour à Plombières ! C'est dire que le secret a été presque bien gardé. L'entrevue de Plombières, qualifiée de diplomatie thermale secrète pour reprendre le mot célèbre de Waleski dépité, conduira le 10 décembre suivant à un traité signé avec Victor-Emmanuel et entraînera la France dans la campagne d'Italie. La petite station vosgienne, la ville aux mille balcons, peut ainsi s'enorgueillir d'avoir abrité un tête-à-tête historique au cours duquel se joua l'avenir de la Savoie, du comté de Nice, des duchés de Parme et de Modène. Mais cette heureuse issue ne doit pas nous faire croire que tous les entretiens diplomatiques à proximité d'une source thermale furent couronnés de succès. Rappelons qu'au cours de l'un de ces séjours à Plombières, Napoléon III recevra aussi un autre visiteur inattendu, Bismarck qui désire un rapprochement avec la France en cas de conflit avec l'Autriche.

à Bad Ems et à sa dépêche... hélas trop célèbre

En cet été 1870, toutes les agences de presse s'agitent autour de la dernière nouvelle qui vient de tomber : on offre la couronne d'Espagne à un Prussien, le prince Léopold de Hohenzollern. La France risque ainsi de se retrouver prise en étau entre une Espagne et une Prusse dominées par la puissante famille des Hohenzollern. Notre ambassadeur, Benedetti, reçoit l'ordre de demander à Guillaume Ier de ne pas appuyer la candidature de Léopold de Hohenzollern. C'est à Bad-Ems, station thermale de Rhénanie Palatinat où se repose le roi de Prusse qu'a lieu la rencontre. Le roi, très aimable, invite notre ambassadeur à dîner. On s'étonne même dans l'entourage princier des remous français exagérés que suscite cette candidature au trône espagnol. Napoléon III est pour sa part, partisan de la tenue d'une conférence européenne pour résoudre la crise. Et d'ailleurs le prince de Hohenzollern « retire son acceptation » pour éviter toute complication diplomatique. Tout semble s'arranger par voie diplomatique : bref, « la plus belle victoire diplomatique » selon Guizot. Mais l'impératrice, cette femme « aux innombrables défauts », cette femme qui voulait « faire de la politique », intervient en faveur de la guerre au cours d'un Conseil des Ministres, dans la nuit du 14 au 15 juillet 1870, alors que l'Empereur, atteint d'une violente crise de coliques néphrétiques, a du quitter précipitamment la salle du Conseil. Une fraction de l'opinion publique française germanophobe ainsi qu'un certain nombre de députés de droite sont en faveur de la guerre car ils voient « la couronne impériale tomber en quenouille ». « Si la Prusse refuse de se battre, nous la contraindrons, à coup de crosse dans le dos, à repasser le Rhin et à vider la rive gauche » !

Le Ministère des Affaires Etrangères, qualifié de « Ministère de la honte », charge une nouvelle fois Benedetti de demander au roi de Prusse des garanties. Notre ambassadeur rencontre le roi en promenade le long de la Lahn.

- « Quoi, s'exclame le roi, on exige en plus des garanties ! Non l'affaire doit être considérée comme close ». Et il continue tranquillement sa promenade. Benedetti repart à l'attaque mais en vain.

- « A-t-on jamais vu pareille insolence ! C'est une provocation » ! Fortement indisposé, Guillaume Ier en informe son chancelier, Bismarck, en lui envoyant un long télégramme :

« Le comte Benedetti m'a arrêté au passage à la promenade pour me demander finalement d'une manière bien indiscrète... etc. Je finis par refuser assez sévèrement... etc... ».

Le chancelier lit le texte avec intérêt puis, prenant un gros crayon, s'installe près d'un guéridon et condense à sa façon le long télégramme de son suzerain pour en faire la célèbre dépêche :

« Après que la nouvelle de la renonciation du prince de Hohenzollern eut été communiquée officiellement au gouvernement impérial français, l'ambassadeur de France a encore demandé à Ems, à S.M. le Roi de Prusse, de l'autoriser à télégraphier à Paris que sa Majesté s'engage pour toujours à ne jamais plus donner son consentement si les Hohenzollern posaient de nouveau leur candidature. La dessus, Sa Majesté a refusé de recevoir encore l'ambassadeur et lui a fait savoir, par son aide de camp de service, qu'elle n'avait plus rien à lui communiquer ».

C'est assez net. C'est assez sec. Il n'en faut pas plus pour galvaniser l'opinion publique française. La dépêche de Bismarck fait l'effet du manteau rouge sur le taureau gaulois. « A l'insolence de la Prusse, il n'y a qu'une réponse : la guerre » ! publie dès le lendemain le *Constitutionnel*.

L'Empereur quittera précipitamment Saint-Cloud pour prendre le commandement de l'armée française mais c'est un homme très malade, à la démarche lourde, au teint blafard, dysurique et incontinent. Son dramatique état de santé le rendra totalement incapable de prendre toutes décisions rapides et il assistera impuissant aux défaites successives de Wissembourg, de Forbach puis de Sedan.

Ainsi la station thermale de Bad Ems aura eu le privilège d'avoir été au centre de manœuvres diplomatiques qui devaient conduire, non seulement au déclenchement des hostilités franco-prussiennes de 1870, mais à cette incompréhension, à cette haine entre deux peuples, source de trois guerres meurtrières. Une simple dalle « *Benedettistein* », portant la date du 13 juillet 1870, scellée dans le sol du quai, le long de la Lahn, à proximité de la buvette, en face du *Staatlïches Kurhaus,* rappelle au promeneur l'entrevue historique et cette occasion manquée d'une entente franco-allemande.

Quatre vingt huit ans plus tard, une poignée de mains historique échangée entre Konrad Adenauer et Charles de Gaulle dans le *kurhauss* d'une autre station thermale allemande, Bad-Kreuznach, célèbre autant pour ses eaux minérales chlorurées sodiques fortement radioactives que pour ses vignobles de Rotenfels, allait enfin sceller sur les bords de la Nahe, les débuts d'une réconciliation durable. Une fois de plus, la diplomatie avait choisi une station thermale comme berceau des premières rencontres d'une amitié franco-allemande naissante. C'est dire l'importance que prirent tout au long des siècles les stations thermales pour héberger les secrets diplomatiques, les rencontres politiques historiques. Un environnement discret et reposant, de vastes possibilités d'hébergement, facilitent l'anonymat de ces rencontres : avant hier, c'était Kreuznach pour sceller la réconciliation franco-allemande, hier Aix-les-bains pour évoquer l'indépendance du Maroc puis Evian pour mettre fin aux bruits des fusils en Algérie.

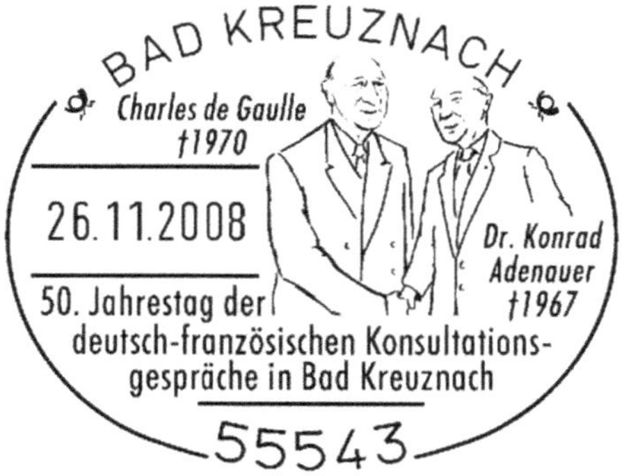

En souvenir de la rencontre historique, le 26 novembre 1958, entre Adenauer et De Gaulle dans la station thermale de Bad Kreuznach. (Collection particulière)

Aix les bains… en septembre 1955

Dès 1951, la question de l'évolution du statut politique du Maroc a été portée à l'ordre du jour des Nations Unies, le sultan Muhammad V demandant l'ouverture de négociations afin de garantir la souveraineté du protectorat. Il sera « déposé » puis exilé d'abord en Corse puis à Madagascar, ce qui lui confère, auprès de la population marocaine, le symbole de la résistance et de la lutte pour une indépendance nationale. Au cours de l'année 1955 se constitue une armée de libération du Maroc appuyée par la population et par une partie des élites politiques. Le gouvernement français organise en septembre 1955, à Aix-les-bains, une conférence dont la délégation française est dirigée par Edgard Faure et Robert Schumann, alors que la délégation marocaine comprend les représentants du Parti pour la Démocratie et l'Indépendance (PDI), de l'Istiqual, ainsi que de nombreux chefs traditionnels marocains. La délégation française souhaite trouver un compromis sous forme d'une sorte d'*indépendance dans l'interdépendance,* selon les mots d'Edgar Faure. Cette conférence d'Aix-les-bains conduira fin 1955 à une nouvelle réunion à La Celle-Saint-Cloud et au principe de l'indépendance définitive du Maroc en mars 1956. Une fontaine avec un bassin en zellige, implantée dans le parc de verdure de la station aixoise, rappelle cet épisode historique souvent méconnu de nombreux français.

et Evian en 1962

Le dimanche 18 mars 1962, à l'hôtel du Parc à Evian, une délégation française dirigée par Louis Joxe, ministre d'état chargé des affaires algériennes, rencontrait les représentants du Gouvernement Provisoire de la République Algérienne, le GPRA, menés par Krim Belkacem. Il avait fallu de longs mois d'âpres négociations pour aboutir à cette réunion qui devait se concrétiser par un cessez-le-feu dès le lendemain, le lundi 19. En effet, dès 1960, des pourparlers secrets puis, en mai 1961, une première conférence qui s'était terminée sur un échec en juin à cause du sort du Sahara, avaient été suivis de nouvelles réunions discrètes dans le Jura avec les délégations algériennes résidant en Suisse. Le maire d'Evian, Camille Blanc, qui avait accepté d'accueillir cette conférence dans la station thermale, sera assassiné en 1961 au cours d'un attentat commis par ceux qui voulaient entraver les négociations. Outre le cessez-le-feu immédiat qui mettait fin à huit longues années de guerre, les accords d'Evian prévoyaient un référendum d'autodétermination, le 8 avril en métropole, et le 1er juillet en Algérie. L'indépendance algérienne devait être proclamée le 5 juillet 1962, 132 ans jour pour jour, après la prise d'Alger.

Cette ambiance feutrée et discrète si profitable aux délicates conversations diplomatiques, sera encore mise à profit pour accueillir, quelques années plus tard, le dixième sommet franco-africain à Vittel et en juin 2003 le sommet du G 8 à Evian.

XI. RUÉE VERS L'EAU MINÉRALE

Guerre des sondages, guerre des captages

Les sources thermales, sortant à l'état naturel au niveau des griffons, ne sont pas assimilées à des produits miniers. Tout propriétaire du sol devient ainsi propriétaire des sources susceptibles d'exister dans son sous-sol. Ce statut juridique bien particulier expliquera l'apparition de tant de sources thermales forées en France dès la seconde moitié du XIX e et tout au long du début du XXe siècle. Un arrêté en date du 5 mai 1781 précisait que « tout propriétaire découvrant dans son terrain une source d'eau minérale et médicinale était tenu d'en instruire la Société Royale de Médecine pour qu'elle en fasse l'examen et que la distribution en soit permise ou prohibée selon le rapport des commissaires ». La Révolution ayant entraîné la disparition de la Surintendance des Eaux, on avait crée une Inspection Générale des Eaux Minérales de France et, à partir de 1820, au sein l'Académie Nationale de Médecine, une Commission spéciale dite « des Eaux Minérales » orientée vers tous les problèmes thermaux et climatiques. En 1823, une ordonnance royale réglementera la police des eaux minérales et les premiers médecins inspecteurs des eaux feront une timide apparition dans les stations. A eux, le rôle de surveiller les griffons, d'améliorer les captages, sans oublier la délivrance en début de cure de la fameuse « carte d'admission » à la buvette qui soulevait si souvent l'ironie de bien des curistes :

« Ce médecin, ce fameux empirique
Que l'on devrait nommer le docteur aquatique… ».

Ce sont eux qui supervisent toute l'hygiène de la station : par exemple, à Vichy, Chomel fait fermer les bassins des sources par un grillage afin d'éviter, en été, la venue du bétail en quête de fraîcheur. De là, ce nom singulier de l'une des sources vichyssoises *Grande Grille**.

Propriétaire des sources de Vichy, de Néris, de Bourbon-l'Archambault depuis la confiscation des biens du connétable de Bourbon, l'Etat possède aussi les eaux de Plombières, de Bourbonne et d'Aix-les-bains. Redoutant la pratique de forages sauvages, il instaure le 8 mars 1848 la notion de périmètre de protection et interdit « tout sondage ou travail souterrain sans l'autorisation préalable du préfet du département dans un périmètre de 1000 mètres au moins de rayon autour de chacune des sources déjà exploitées ». En 1854, on crée une Commission des Eaux Minérales qui comprend un inspecteur des mines et un architecte inspecteur des établissements sanitaires et thermaux de l'Etat. Le décret impérial du 14 juillet 1856 reprécisera les grands principes de conservation et d'aménagement des sources thermales afin d'éviter cette guerre des griffons qui sévit et enflamme des stations aussi éloignées que La Bourboule, Lamalou, Châtel-Guyon ou Vals. Dans cette petite station du Vivarais les forages se multiplient au risque de mélanger l'eau thermale avec celle de la rivière, la Volane, qui traverse la cité : 6 captages sont connus en 1852, 10 en 1871, 46 quelques années plus tard, avant d'atteindre 143 sources, dont certains noms sont parvenus jusqu'à nous : *Favorite*, Désirée**, *Rigolette*, Précieuse*, Constantine*, Dominique** ou *Saint Jean**!

La Bourboule... fille de Murat le Quaire

1821 voit se créer un premier établissement thermal dans la petite bourgade qui n'est encore qu'un modeste hameau de la commune de Murat-le-Quaire. Il s'agit d'un établissement bien modeste en comparaison des thermes actuels : « les douches s'y donnent avec une pompe à main actionnée par un vieil auvergnat... » vraisemblablement en sabots de bois et vaste limousine ! On ne change même pas toujours l'eau des bains entre chaque curiste ! En 1854, La Bourboule refait parler d'elle puisque Thénard, illustre chimiste, y découvre de l'arsenic. La station devient alors célèbre. On mise sur une progression rapide. Aussi, vers 1867, la famille Mabru fore un nouveau puits qui débite d'abord 50 litres par minute puis 100 litres d'une eau à 55° C particulièrement riche en arsenic. Malheureusement, les sources concurrentes plus anciennes du *Grand Bain* et* du *Bagnassou**, propriétés de Mme Choussy, voient leur débit s'amoindrir puis se tarir. La famille Choussy riposte : elle approfondit son forage à 77 mètres et récupère ainsi une eau à 54° C avec un débit de 350 litres minute, raréfiant à son tour le débit du concurrent dont l'eau n'est plus qu'à 37° C ! Si le débit baisse tantôt chez l'un, tantôt chez l'autre, la fièvre thermale monte à tout coup dans la bourgade auvergnate. L'eau apparaît puis disparaît puis réapparaît au gré des sondages et des pompages. Un troisième propriétaire, Perrière, creuse à son tour un nouveau puits : nouvelle riposte des Choussy – les auvergnats réputés pour leur ténacité, le prouvent ici à l'évidence – qui forent à moins de 4 mètres de distance du puits Perrière. En vertu des lois ancestrales de la physique et des vases communicants, on siphonne un puits pour capter l'eau du voisin : les sondages des uns tarissent les sources des autres. Devant un tel conflit, le Préfet du Puy-de-Dôme s'émeut et intervient en autorisant Choussy et Perrière à pomper « chacun leur tour 12 heures durant... », jugement qui ne satisfait personne. Le différent sera porté devant la Cour d'Appel de Riom en 1878 mais, entre temps, vers 1870, profitant peut-être des évènements historiques qui détournent l'opinion publique, Perrière recreuse un nouveau puits : les sondeurs et les puisatiers sont trop zélés : on creuse tant et tant qu'on rencontre... une nappe d'eau froide ! La trêve des eaux se réalisera enfin avec la création d'une Compagnie des Eaux de La Bourboule au sein de laquelle se retrouveront les principaux protagonistes de cette véritable épopée hydrique.

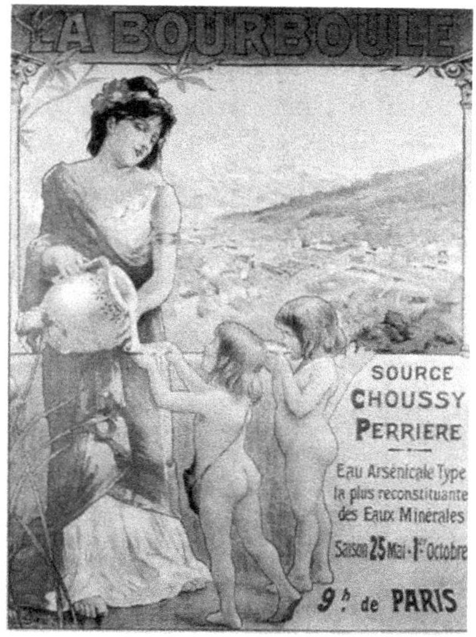

L'arsenic découvert par Thenard dans les eaux de La Bourboule, deviendra un excellent agent de publicité pour la station auvergnate. (Illustration Cie des Eaux de La Bourboule)

Châtel Guyon... ou Mont Oriol

« Tout dans ce canton est eau minérale ».

Comme l'avait précisé Legrand d'Aussy dans ses *Notes de voyage*, les eaux de Châtel figuraient dès 1671 parmi les plus considérables du royaume : « on voit poindre de tous cotés des filets d'eau gazeuse et ferrugineuse » dans un bouillonnement caractéristique qui leurs vaudra le joli nom de « *Gargouillou* ». Propriétés du marquis de Chazeron, seigneur du pays, les sources reviendront à la commune après la Révolution puis seront concédées en 1830 aux frères Brosson aux dépens de Jules Barse de Riom. Dés 1840 débute une véritable guerre des forages au cours de laquelle chaque propriétaire terrien s'efforce de mettre à jour une source.

Guy de Maupassant qui fréquente Châtel-Guyon entre 1883 et 1886 pour soigner des troubles digestifs et des maux de tête persistants (ce qui pourrait expliquer une cure à Divonne où il écrira *Le Horla*), profite de ses séjours successifs dans la station auvergnate pour y camper son célèbre roman *Mont Oriol*, « après un mois de rêveries promenées à travers la Limagne et dans un pays de douceurs extraordinaires qui m'a enveloppé, amolli, attendri ». Pour lui, l'Auvergne est la terre des malades par excellence car « la grande pharmacie souterraine d'Auvergne répond à toutes les exigences ». Enval, la station thermale en vogue dans le roman de Maupassant, n'est autre que Châtel-Guyon. C'est le passage d'une exploitation locale, artisanale des eaux par les habitants de la commune – le père Oriol fait jaillir sa source du ravin d'Enval – à la création de la première compagnie d'exploitation par Jules Barse, pharmacien à Riom puis la mainmise des frères Brosson, fermiers des eaux de Vichy. Ce sont surtout, à partir de 1876, les rivalités entre capitaux auvergnats et capitaux parisiens. La présence de médecins ambitieux et audacieux comme Gubler ou Baraduc, prototype du docteur Bonnefille dans le roman, la rencontre de banquiers parisiens, d'hommes d'affaires avisés, tout concourt à la création de petites sociétés thermales qui s'affrontent pour acheter terrains et propriétés, creuser de nouveaux forages : la « Grande Compagnie Thermale des Eaux de Châtel-Guyon » composée de personnalités auvergnates s'entre-déchire tout au long du roman dans un duel sans merci avec la « Société des Eaux Minérales ». Maupassant nous relate les étapes successives du lancement de cette nouvelle station avec l'achat des terres par une société au capital fictif gérée par le banquier Andermatt qui transforme le village en une véritable station thermale.

Cette guerre thermale se poursuivra pendant de nombreuses années : en 1884 on découvre la source *Yvonne** ; en 1895, la famille Ravel fait jaillir la source *Carnot** tandis que la Société des eaux met à jour les sources *Germaine** puis *Suzanne**. En 1905, un pharmacien, Gilbert Miraton, réalise un forage qui donnera naissance à la puissante source *Miraton**. Une nouvelle campagne de forage menée en 1927 découvre la source *Saint Han**. Après un siècle de luttes acharnées, la Société des Eaux Minérales et des Etablissements Thermaux de Châtel-Guyon réussira, enfin, à unifier le domaine thermal riche de plus de 30 sources.

Mont Oriol c'est aussi une merveilleuse description de l'atmosphère thermale de ce XIXe siècle finissant, une peinture du microcosme qui fréquente la station. Quelques uns y viennent pour se soigner, d'autres pour apaiser des malaises mal définis, enfin beaucoup pour se montrer et être vu. On y observe deux types de médecins, deux variétés de praticiens thermaux : « le docteur indigène, paysan dans l'âme ; il a fait ses études à Paris, Lyon ou Montpellier où il a appris tout juste ce qu'il faut, par opposition au médecin parisien, de mœurs bien plus policées, et qui ne vient que pour la saison d'été car les médecins apparaissent dans les villes thermales... comme les bulles dans une eau gazeuse ».

Mont Oriol, c'est enfin une excellente étude de la séduction de l'homme par l'eau, thème central de l'œuvre de Maupassant. Il suffit de relire la description du premier bain dans la nouvelle source découverte par le Père Oriol pour retrouver ce plaisir et cette sensualité apportés par le contact avec l'eau minérale : « la première baigneuse trempa son pied dedans et une bonne sensation chaude monta jusqu'à sa gorge puis elle enfonça dans l'eau tiède une jambe, l'autre ensuite, et s'assit dans cette chaleur, dans cette douceur, dans ce bain transparent, dans cette source qui coulait sur elle, autour d'elle, couvrant son corps de petites bulles de gaz tout le long des jambes et sur les seins aussi. Elle regardait avec surprise ces innombrables et si fines gouttes d'air qui l'habillaient des pieds à la tête d'une cuirasse entière de perles menues. Et ces perles si petites s'envolaient sans cesse de sa chair blanche et venaient s'évaporer à la surface du bain, chassées par d'autres qui naissaient sur elles ».

Les trois Lamalou

Si la première description de Lamalou apparaît en 1729 dans une note à l'Académie des Sciences et Belles Lettres de Béziers, c'est en 1743 que Haguenot, professeur à la faculté de médecine de Montpellier, cite dans une lettre adressée à Fagon, célèbre médecin de Louis XIV, les premières orientations de la station pour traiter, déjà à cette époque, les sciatiques et les contractures

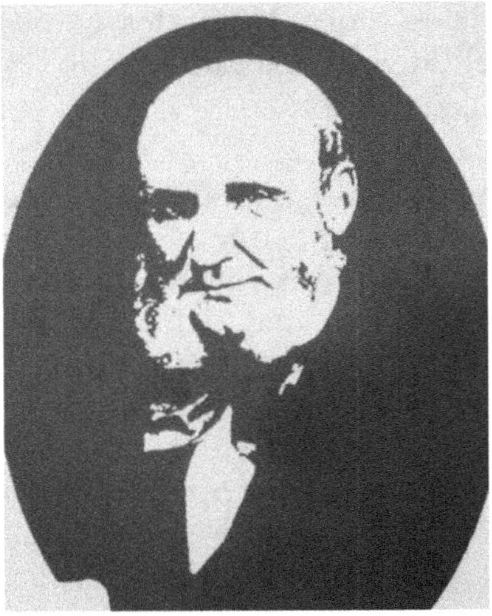

« Vêtu d'une redingote noire, cravaté de blanc, maigre et pâle », Duchenne de Boulogne sera le premier à mettre en évidence le rôle favorable des eaux de Lamalou-les-bains dans le traitement du tabes et de certaines maladies neurologiques. (Ville de Lamalou-les-bains)

des membres. A la Révolution, les biens du seigneur de Poujol sont vendus comme biens nationaux et la famille Céré de Bédarieux rachète en 1792 les bains de Lamalou-le-bas. En 1842, Guibal du Reval, propriétaire d'un terrain dans le haut du vallon, crée, après avoir effectué des forages, un petit établissement thermal, point de départ de Lamalou-le-Haut. Immédiatement un procès lui est intenté par la famille Céré qui prétend rester « propriétaire du nom de Lamalou ». En 1859, encouragé par les succès des précédents forages, un certain Jean Baptiste Joseph Bourgès, ancien cuisinier du duc d'Orléans et propriétaire de terrains situés entre le haut et le bas du village, découvre les nouvelles sources *Capus** et *Bourges**. Un troisième établissement thermal se construit en 1868, point de départ de Lamalou-centre.

Les conflits entre les trois établissements seront vite éclipsés par la personnalité du docteur Privat, médecin à Bédarieux, écrivain de talent et surtout ami intime de neurologues parisiens de renom. Privat invite à Lamalou Duchenne de Boulogne qui s'intéresse à l'ataxie locomotrice progressive, plus connue à l'époque sous le nom de tabès et dont l'origine est inconnue. « Ce petit vieux monsieur, vêtu d'un redingote noire, cravaté de blanc, maigre et pâle, portant de petits favoris blancs, respectueux et peu causeur », est un spécialiste des phénomènes électriques : avec une pile et une bobine, il a étudié la physiologie musculaire dans le service du célèbre Trousseau à l'Hôtel-Dieu de Paris et a mis au point la « méthode d'électrisation localisée ». Venu seulement pour huit jours, il restera plus de trois mois dans la station où il découvre une foule de malades atteints de cette terrible affection à qui il donnera son nom, la maladie de Duchenne de Boulogne. Les luttes d'intérêt disparaissent avec la venue dans la station de centaines de malades envoyés par une autre célébrité, Charcot, connu pour ses travaux sur les maladies du système nerveux et pour son enseignement parisien de la neurologie à l'hôpital de la Salpêtrière. Par une observation rigoureuse des symptômes, il arrivera à diagnostiquer de nouvelles maladies neurologiques qui portent encore son nom. Grâce aux propriétés antalgiques de l'eau minérale sur les douleurs d'origine neurologique, sur les arthropathies liées au tabès, la spécialité de Lamalou est lancée : les neuropathies et... « des silhouettes de béquillards » qui vont déambuler dans la station.

Eau de Vichy ou... eau du bassin de Vichy ?

La station de Vichy ne sera pas épargnée par cette fièvre thermale. La bataille y sera seulement plus longue qu'ailleurs car il s'agit du bassin thermal le plus étendu d'Europe.

La première vague de forages affecte la commune de Vichy lorsque l'Etat, propriétaire des sources, refuse le renouvellement de l'affermage des eaux de la station aux frères Brosson. François et Michel Brosson se lancent alors à leur compte dans une campagne de forages : ils découvrent la source dite *Brosson** (aujourd'hui source du *Parc**), puis à Bellerive-sur-Allier la source *intermittente* et à Cusset les sources *Mesdames** et de *l'Abattoir**. Devant un tel succès, Lardy se lance à son tour dans les forages et met à jour à Cusset la source *Tracy**et à Vichy la source *Lardy** dont on dit à l'époque « qu'elle produit chez les femmes les mêmes phénomènes que le vin de champagne » ! Entre temps, le forage de la nouvelle source *Brosson** a perturbé le débit des griffons qui alimentent l'établissement thermal. Cette chute des débits sera à l'origine de la nouvelle législation de 1848 instituant un périmètre de protection de 1000 m autour de chaque source autorisée puis, en 1856, de la déclaration dite d'intérêt public.

Une seconde vague de forages se situe après la guerre de 1870, d'abord à Vichy avec les nouvelles sources *Dubois**, *Généreuse**, *Etoiles** puis autour de Vichy, à Cusset, Hauterive (sources du *Globe**, *Haman**, *Trianon**), Abrest, Saint-Sylvestre-Pragoulin, Saint-Priest-Bramefant, Mariol et surtout Saint-Yorre. Un pharmacien vichyssois, Nicolas Larbaud, effectue à Saint-Yorre un premier sondage entre 1855-1857 dans un terrain marécageux au fond de sa propriété qui borde l'Allier. Dès 1858, il exploite sa source pour traiter les maladies digestives, l'engorgement du foie et de la rate, les calculs biliaires alors que Saint-Yorre n'est pas encore compris dans le périmètre thermal de Vichy. Avec un redoutable sens de la publicité, ce pharmacien crée la confusion en copiant l'emballage et les étiquettes des autres minéraliers. Il faudra attendre un jugement pour faire reconnaître l'appellation

« Bassin de Vichy » pour toutes ces sources minérales découvertes dans un rayon d'une quinzaine de kilomètres autour de Vichy. Au décès de Nicolas Larbaud, en 1889, sa veuve lui succède et prend en main la destinée de l'entreprise, tandis que son fils, un certain Valéry, se fera connaître, plus en tant que poète, essayiste ou romancier, qu'exploitant d'eau minérale embouteillée ! De nombreux autres propriétaires terriens vont s'intéresser, entre 1880 et 1930, aux captages sur la commune de Saint-Yorre qui devient le véritable épicentre des forages de tout le bassin thermal de Vichy avec près de... 150 sources officiellement autorisées et aujourd'hui... partiellement obturées ou regroupées !

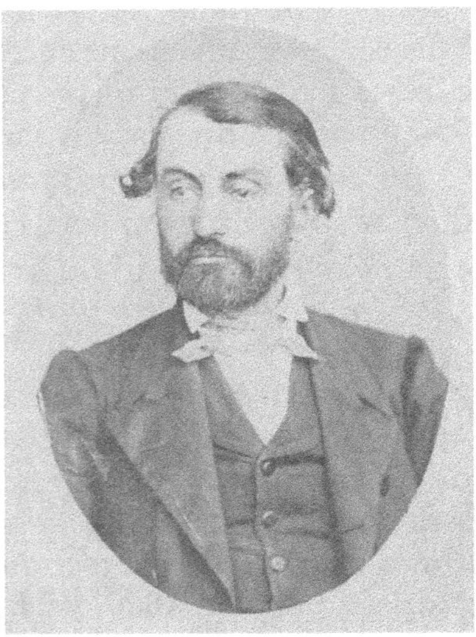

Un pharmacien vichyssois, Nicolas Larbaud, découvre par forage dans sa propriété de Saint-Yorre, proche de l'Allier, une source thermale, point de départ de l'extension exceptionnelle du bassin thermal de Vichy. (Collection Médiathèque Valery-Larbaud, Fonds patrimoniaux de la ville de Vichy)

Un trop grand nombre de pompages risque, en effet, d'entraîner des conséquences néfastes, à la fois pour garantir une qualité constante et surtout pour conserver un débit suffisant. En 1901, Boussange lance un forage à Bellerive à seulement 1500 m à vol d'oiseau des sources de Vichy. Il obtient une eau à 41° C avec un débit exceptionnel de 430 litres par minute ! Mais un tel forage perturbe bien vite le débit des sources de Vichy et, dès 1903, la Compagnie Fermière s'empresse de racheter la source avec un seul objectif : la neutraliser. Elle ne sera réutilisée qu'à partir de 1980 pour alimenter les nouveaux services des établissements thermaux. A Saint-Yorre, il faudra attendre un arrêté ministériel d'octobre 1972 qui autorise le forage de cinq sources dites de « regroupement » exploitées par la *Société Commerciale* et embouteillées aujourd'hui sous l'étiquette source *Royale**. De 1347 ha en 1895, le périmètre de protection des sources thermales du bassin de Vichy s'est ainsi agrandi à 10 600 ha en 1907 et 15 600 en 1930 pour devenir le plus étendu de France et peut-être d'Europe avec quelques... 270 forages recensés.

La grande bataille des goutteux et des bilieux

Toujours à Vichy, le docteur Petit essaye de lancer l'eau de la source des *Célestins** dans le traitement de la goutte. Il est bien vite en opposition avec son confrère Victor Prunelle, farouche partisan des cures limitées aux seules maladies du foie et de la vésicule. La querelle durera 20 ans, partageant le corps médical vichyssois en deux clans opposés, les édiles vichyssois en deux blocs hostiles et les curistes eux-mêmes en partisans et détracteurs de la spécificité des eaux vichyssoises. Telle sera l'origine du poème *La Vichyade* ou *La grande bataille des goutteux et des bilieux*. Dans le camp des bilieux soutenu par Prunelle :

« Au premier rang brillait Blafardos l'intrépide
Aussi vaillant qu'Ajax, presque aussi fort qu'Alcide,
Toutbile, Lobstrué, le terrible Blémont,
Dufoie et Grosboyaux, le crâne Palémot
Puis après eux venait le faible Ratemolle
A l'air intéressant, à la douce parole...

A l'opposé, l'auteur du poème, le docteur Massin de Beaune, curiste facétieux, décrivait, coté goutteux :

« Clopineau, de la droite est nommé capitaine,
Avec un pareil chef, la victoire est certaine...
L'aile gauche a pour chef le fameux Desparats,
Ce goutteux colossal qui, dans les jours prospères,
Avalait de liqueur jusqu'à quarante verres ».

A ce différend médical se surajoute une querelle d'hommes. A la mort du baron Lucas, son adjoint, le docteur Petit, espère recueillir la succession. Mais Monsieur Thiers, tout puissant homme politique du régime Louis-Philippard, a fait nommer à la charge d'Inspecteur des Eaux de Vichy le docteur Prunelle, « l'homme le plus laid de France », selon Stendhal. Et Petit ne deviendra inspecteur des eaux de la station bourbonnaise que beaucoup plus tard... à la mort de Prunelle, victime d'une crise cardiaque alors que son protecteur, Thiers, est en cure... à Vichy.

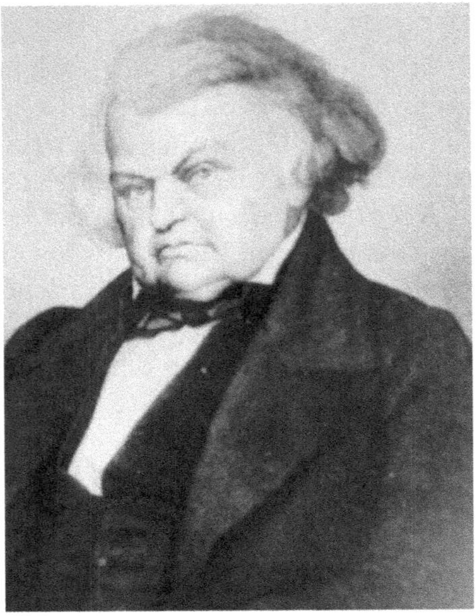 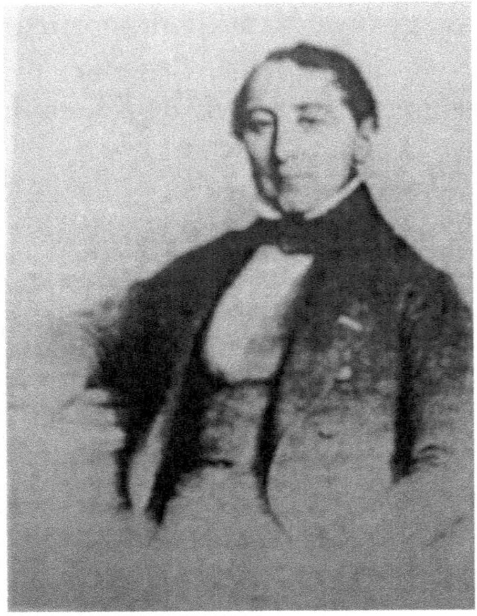

Deux inspecteurs des Eaux qui marquèrent profondément la station de Vichy : Clément Victor François Prunelle (1777-1853) et Charles Petit (1797-1856). *Histoire des eaux minérales de Vichy* A. Mallat et Cornillon Ed. 1909. (Médiathèque Valery Larbaud Vichy)

Cette lutte sournoise met en relief la difficulté de recruter les inspecteurs des eaux. « Le choix n'a pas toujours été dicté par le seul mérite des candidats » écrira Fontan, refusant, en 1837, l'inspection de Barèges, malgré une rente annuelle de 15 000 francs or. Il n'acceptera pas plus les 6 000 francs offerts par la ville de Luchon pour ses analyses et ses fouilles : « j'ai toujours voulu rester libre et indépendant pour pouvoir dire la vérité à tous et surtout : c'est le seul moyen de faire le bien ». Noble attitude à méditer aujourd'hui encore par tous ceux qui se sentent parfois une âme d'affairiste effréné !

Guerre des établissements thermaux

A la guerre des griffons se surajoute dans certaines stations une guerre des établissements. Tel est le cas d'Amélie-les-bains qui dispose de trois établissements thermaux : l'un militaire, propriété de l'Etat, fonctionne sous contrôle des médecins militaires ; les deux autres établissements privés, *Hermabessière* et *Pujade*, sont placés sous le contrôle d'un médecin inspecteur des eaux. La présence de deux établissements thermaux privés dans la même station n'est pas sans créer une certaine rivalité entre propriétaires. L'établissement *Pujade*, plus récent, plus moderne, construit sur le lieu même d'émergence de

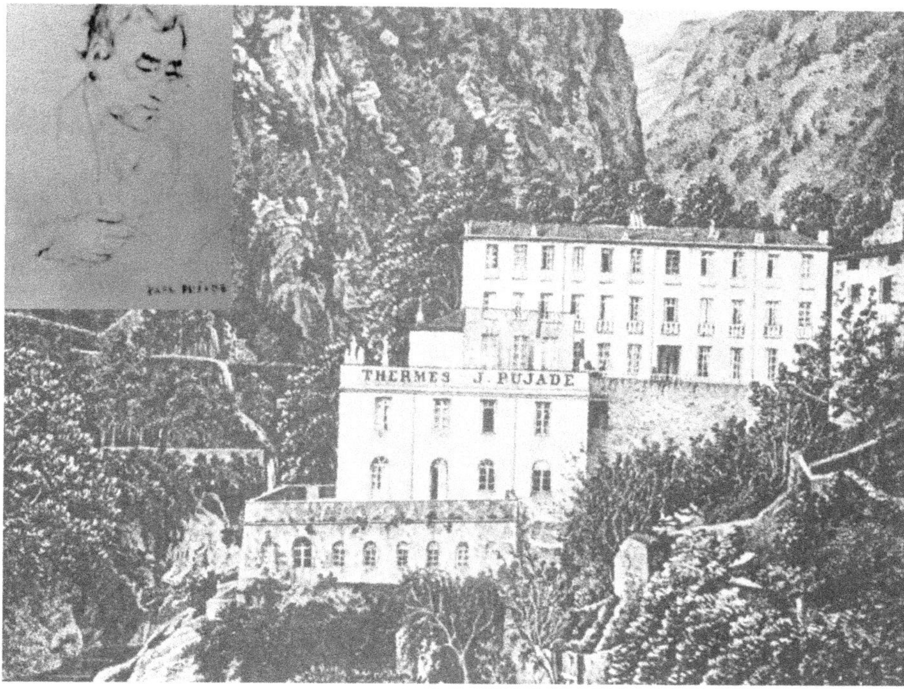

Ancien médecin militaire qui servit Napoléon Ier sur tous les champs de batailles, le docteur Pujade s'installe à Amélie et fait construire un magnifique établissement thermal couplé à un hôtel sur le lieu même d'émergence des sources Amélie*, Arago*, Fanny*, à l'entrée des gorges sauvages du Mondony. (Collection particulière)

sources, jouit de la faveur des curistes et du corps médical comme l'atteste la lettre du docteur Lallemand, membre de l'Académie des Sciences : « Ayez vingt chambres sulfuraires ; je les ferai occuper tout cet hiver ! Choisissez les appartements exposés au midi, votre établissement est le seul où je puisse envoyer des malades hors saison ». Quant à Mr Hermabessière, propriétaire des *Thermes Romains* et premier magistrat de la cité, il se trouve à la fois juge et partie dans certains conflits thermaux. La politique et les questions électorales sont souvent au centre de la polémique. Pujade expie « le crime irrésistible d'avoir donné son vote à Arago, grand citoyen et grand savant ». Tour à tour, astronome et physicien, Arago a été élu député des Pyrénées-Orientales et siège à l'extrême gauche de l'Assemblée. Chargé en 1848 des ministères de la Marine et de la guerre, il attachera son nom à l'abolition de l'esclavage dans les colonies françaises de l'époque.

L'implantation d'un nouvel établissement thermal moderne n'est pas sans provoquer aussi quelques jalousies ou quelques méfiances auprès des autres stations concurrentes, témoin l'intervention, en

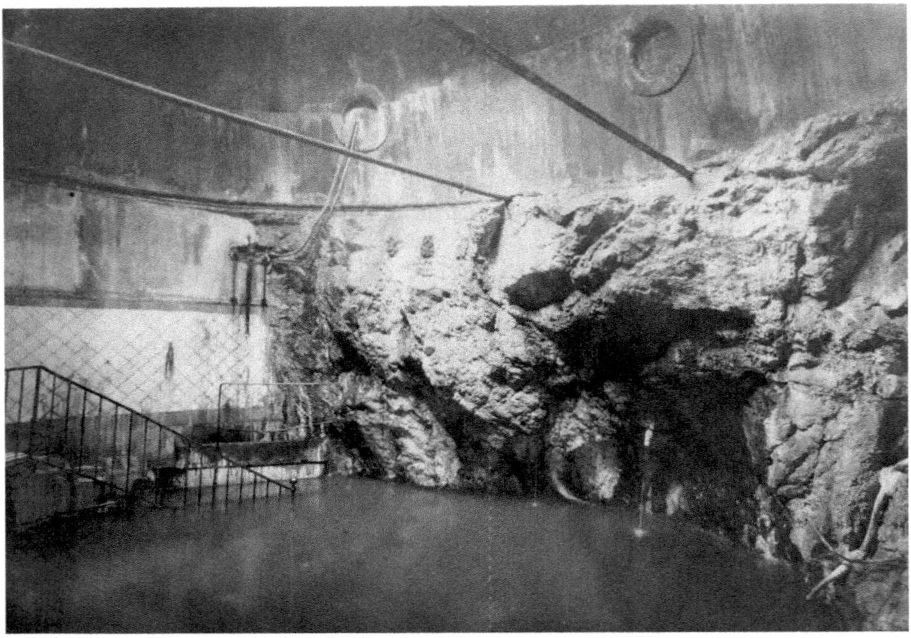

La piscine des anciens thermes Pujade creusée dans le rocher et directement alimentée par la source Anglada découverte par le docteur Pujade. (Documentation Chaine Thermale du Soleil)

juillet 1845, du Dr Bertrand, médecin inspecteur des eaux du Mont-Dore : « Comment se fait-il qu'on ait voulu rapprocher par des analogies forcées Royat et Le Mont-Dore ? Comparer entre elles deux sources qui n'étaient pas comparables ! Royat et Le Mont-Dore ont chacune leur puissance et leur mérite ; seulement ces puissances diffèrent. Le Mont-Dore est un vétéran qui a fait ses preuves. Royat possède t'-il des chances sérieuses de succès pour un grand établissement ? Pour des eaux sérieuses destinées aux véritables malades, trois choses sont avant tout nécessaires : volume, minéralisation, température. Or de ces trois éléments, j'en trouve bien deux à Royat : minéralisation et volume. Je recherche en vain le troisième : 34 ° C sont insuffisants ! Comment avec cette médiocre chaleur qui est celle d'un chauffage domestique ordinaire, laisser des eaux entreposées durant plusieurs heures dans des réservoirs ? Comment les forcer à décrire les circuits nécessaires pour aller se distribuer en bains dans chaque cabine, se précipiter en douches d'un seul jet ou en arrosoir. Non, ce sang qui coule dans les veines de plomb de ce grand corps qu'on appelle un établissement thermal, n'a plus assez de chaleur pour aller du centre à la circonférence dispenser le mouvement et la vie ».

De nouvelles stations thermales se font connaitre

L'origine de la station de **Saint-Gervais-les-bains** remonte à 1806, date à laquelle un pécheur observe, par hasard, de faibles vapeurs soufrées qui se dégagent du lit du ruisseau. Monsieur Gontard, notaire du village, s'efforcera de développer un embryon de station. Dès 1815, un médecin, le docteur Mattey, note des effets favorables pour soigner dartres et eczémas. Un premier établissement est construit en 1830. Hélas, en 1892, une énorme poche d'eau issue du glacier de Tête-Rousse déferle sur le village qu'elle recouvre de boues détruisant tout sur son passage et entrainant la mort de plus de 150 personnes. Malgré cette catastrophe, la station de Saint Gervais poursuivra lentement son essor tout au long du XXe siècle pour devenir, en 1959, le premier centre thermal français de traitement des séquelles de brûlures en raison de l'action particulièrement cicatrisante de ses eaux.

Bien que connues depuis fort longtemps par la population du hameau qui les utilise pour soigner les gourmes et les dartres des enfants, les eaux de **Marlioz** ne seront employées médicalement qu'à partir de 1822, date à laquelle le chevalier de Gimbernat, vient à « Aix en Savoye » soigner son acné auprès de la source *Esculape** qui va le guérir. En 1838 un pharmacien de Chambéry, un certain Bonjean, réalise les premières analyses. En 1850 on capte et on aménage les sources. Quelques années plus tard, un petit établissement privé avec deux salles d'inhalation reçoit les premiers curistes venus soigner leurs troubles respiratoires sans oublier.... les lymphatiques et les goitreux. Plus tard Marlioz sera reliée à Aix par un boulevard sur le bord duquel se construisent de grands hôtels, un parc anglais, un hippodrome... et même une structure réservée aux courses d'ânes.

Au printemps 1841, le docteur Domenguet, médecin attaché à la Maison de sa Majesté le roi de Sardaigne, découvre, au cours d'une promenade sur la commune de Triviers dans les environs de Chambéry, une source connue pour son odeur désagréable (on l'appelle *l'eau pourrie*) et déjà utilisée par les gens du pays pour soulager les animaux malades. « Ma curiosité fut piquée et bientôt, les mains armées du marteau et du ciseau, je m'occupais d'ouvrir avec précaution la roche pour tout examiner. En quelques heures, je parvins à creuser un bassin de la contenance d'environ 30 litres... Une pièce d'argent plongée et agitée pendant une ou deux secondes prit à l'instant une teinte noirâtre... Après avoir répété quelques essais avec des réactifs, je n'hésitai plus à l'essayer sur moi-même. J'en bus deux verres à une heure de distance ; l'ayant supporté sans fatigue, je remis au lendemain un nouvel essai qui fut renouvelé le troisième jour. Depuis plusieurs mois, j'étais souffrant d'un rhumatisme que j'avais contracté dans une course de montagne. Ces six verres d'eau me délivrèrent de mes douleurs comme par enchantement ». C'est ainsi que fut découverte la source *Reine du Soufre** de **Challes-les-eaux** dont la richesse exceptionnelle en dérivés soufrés (plus de 250 mg /l) est utilisée, aujourd'hui encore, dans le traitement des affections respiratoires et rhumatismales.

A Casteljaloux, les bains Samazeuilh, du nom de son fondateur, sont exploités depuis 1830 mais en 1837 une seconde source thermale est découverte, ce qui permet la construction d'un nouvel établissement thermal tandis que la cité prend le nom de **Casteljaloux-les-bains**.

Entre 1880 et 1890, un avocat d'Argelès, Hector Sassere, achète les sources thermales d'un petit village voisin et les fait transporter par conduite en fonte dans la vallée où il construit un établissement de bains moderne qui sera à l'origine de la station d'**Argelès-Gazost.** L'établissement thermal présente, aujourd'hui encore, son harmonieuse façade composée de pierres, de briques et de galets disposés en feuilles de fougères et dont les murs intérieurs sont revêtus de marbre « pour éviter que les microbes ne puissent adhérer » !

A la suite d'un tremblement de terre en 1790, était apparue sur les berges du Breda, au cœur de la chaine de Belledonne, une source qui avait la particularité de laisser des dépôts noirs au contact de l'air. Il faudra attendre près d'un demi-siècle pour qu'un inspecteur des eaux, le docteur Niepce, lance en 1848 les premières cures soufrées et le principe des inhalations froides très actives pour traiter les pathologies de la sphère ORL. **Allevard** deviendra ainsi la station préférée, non seulement des chanteurs et des cantatrices de l'opéra de Lyon, mais aussi des ténors du barreau et de certains hommes politiques français qui viennent y « récupérer leur voix ».

Au début du XIXe siècle commence l'exploitation thermale de la richesse minérale liée aux gisements souterrains de sel, le fameux « or blanc », tant au pied des Pyrénées que sur les premiers contreforts du Jura. **Salins-les-bains** est certes connue depuis l'époque romaine pour l'extraction du sel qui sera d'ailleurs à l'origine de la célèbre saline royale voisine d'Arc-et-Senans construite par Ledoux en 1773 mais le premier établissement de bains, alimenté par l'eau du puits à Muyre, ne sera édifié qu'en 1854 puis exploité par la famille Grimaldi. Il en est de même de **Besançon** en 1891, de **Lons-le-Saunier** en 1892 avec les *thermes Ledonia*. Les eaux de **Salins-les-Thermes** seront détournées jusqu'au XIXe siècle vers Moutiers pour en extraire le sel mais en 1839 on construit un modeste établissement thermal avec neuf cabines de bain et une salle douche. En raison de la composition chimique et surtout de l'important débit des sources – plus de cinq millions de litres par jour – certains n'hésiteront pas à parler de véritable « mer des Alpes », utilisée exclusivement aujourd'hui en soins externes, en étroite collaboration avec les thermes voisins de **Brides-les-bains**.

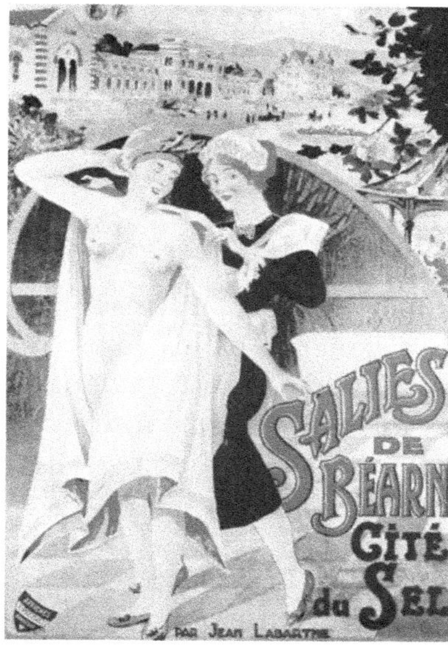

Le sel qui permit à Salies de Béarn d'être *la cité du sel* sera à l'origine de son orientation thermale gynécologique en raison de ses eaux chlorurées sodiques les plus fortement minéralisées de France aux effets antalgiques, sédatifs et décontracturants. Peinture de Jean Labarthe. (Collection Musée du sel et des traditions béarnaises Salies de Béarn)

Sous l'impulsion du docteur Nogaret qui installe deux baignoires dans la saline du Baya, **Salies-de-Béarn** ouvre son premier établissement thermal en 1855. Jusqu'alors, les habitants s'intéressent plus à l'extraction du sel qu'à l'utilisation médicale des eaux salées. Aux origines de la ville se rattache en effet la fameuse légende d'un féroce sanglier qui sème la terreur dans le village. On tue la bête au pied d'une source ; son corps se recouvre rapidement de cristaux de sel, ce qui donnera aux habitants l'idée d'extraire le sel de la source et ainsi de s'enrichir tout en négligeant les propriétés curatives de l'eau. La fontaine du Sanglier sur la place du Baya nous rappelle cette légende. Au XVIe siècle nait la corporation des *part-prenants*, propriétaires les plus proches de la source salée et qui possèdent le privilège de puiser l'eau salée dans la source du Baya, de l'amener chez eux pour en extraire le sel et le vendre. Un règlement, le *Livre Noir*, datant de 1587, stipule même que tout descendant direct mâle de *part-prenant* a droit d'exploiter le sel. Faute de garçons, la fille aînée est héritière et jouit des mêmes prérogatives. Aujourd'hui les *part-prenants* n'exploitent plus eux-mêmes le sel mais continuent à toucher un *compte de saüce* ou compte d'eau salée d'une valeur symbolique. On retrouvera la même évolution à **Salies du Salat** qui devra attendre 1880 pour obtenir d'abord l'autorisation d'utiliser ses eaux parmi les plus minéralisées d'Europe (320 g/litre) dans un but thérapeutique puis la construction d'un établissement thermal de style néoégyptien.

Sous l'impulsion d'un ancien chirurgien militaire, le docteur Vidart, **Divonne** se fait connaître à partir de 1848, à la fois pour son climat sédatif et pour ses eaux froides particulièrement actives chez les surmenés et les hypochondriaques. Un premier établissement thermal est construit dans lequel on utilise les douches froides et les immersions en eau fraîche pour calmer les grands nerveux. Bien vite une riche clientèle stressée appréciera la vie mondaine de la station dotée d'un golf, d'un casino, le tout à quelques kilomètres de Genève et de Lausanne (Jérôme Bonaparte fréquentera la station en 1855).

Il faut attendre les années 1850 pour qu'on construise un établissement et un hôtel à **Neyrac** afin d'accueillir les malades qui affluent à la suite de la publication de travaux rédigés par des médecins de l'Ardèche et de la Haute-Loire. On déclare l'eau de la station « remarquable par la présence de principes qui n'avaient encore jamais été signalés dans les eaux minérales comme le titane, le molybdène, le tungstène ». L'Académie des Sciences fera connaître cette station jusqu'en Espagne d'où arrivent entre 1866 et 1869 des familles entières parfois accompagnées de leur médecin.

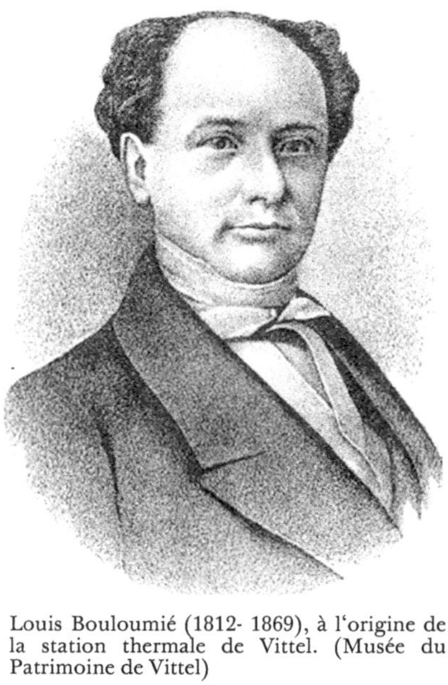

Louis Bouloumié (1812- 1869), à l'origine de la station thermale de Vittel. (Musée du Patrimoine de Vittel)

Louis Bouloumié, inconditionnel opposant rouerguais à Louis Bonaparte, présente des troubles digestifs et rénaux liés, peut-être, en partie à la nourriture espagnole qu'il a du consommer au cours de son exil politique à Barcelone. Entre 1850 et 1855, il vient en cure à Contrexéville à l'hôtel de la Providence « sous le régime de haute surveillance de la police » mais l'eau de la source *Pavillon** lui paraît difficile à digérer. Comme les habitants lui vantent les bienfaits de la fontaine de *Gérémoy* qui coule entre Outrancourt et Mandes sur Vair, Louis Bouloumié va tous les jours boire un peu d'eau de cette source en empruntant un mauvais chemin à travers les coteaux de Lignéville. Comme le résultat est spectaculaire, il achète le 13 décembre 1854 à Charles Rifflard la prairie dans laquelle jaillit la source *Gérémoy*. En 1855, il obtient une autorisation d'exploitation. Plus tard, il étend sa propriété en rachetant quelques prairies aux hospices de Remiremont : telle sera l'origine de ce vaste domaine thermal, unique en France, qui contribue à créer cette ambiance de repos, de détente, de bien-être, si particulière à **Vittel**. L'élan thermal est donné à la station vosgienne. On construit le pavillon de la *Grande Source**, la galerie promenoir qui se veut un peu la réplique du *Trinken Hall* de Baden-Baden, les pavillons des bains et de la source des *Demoiselles** puis l'hôtel de l'Etablissement. Charles Garnier, architecte de l'Opéra et de surcroît curiste à Vittel, construit en 1864 un magnifique casino avec d'immenses ouvertures sur les parcs, bref une construction aux lignes nouvelles et futuristes qui fera dire à l'impératrice devant les cartons de l'architecte : « Mais quel est ce style ? Je ne le reconnais pas ». – « C'est du Napoléon III », répondra Garnier. A la différence des casinos du littoral méditerranéen et de la chaude lumière de Monaco ou de la douceur des nuits de Bordighera, la fraîcheur du vallon du Madon, jointe à une assez abondante pluviométrie, obligeront rapidement à vitrer toutes les ouvertures du nouveau casino vosgien.

A la même époque, un médecin de Saujon, le docteur Louis Dubois, vivement intéressé par les travaux initialisés par Duchenne de Boulogne, acquiert un appareil d'électrothérapie capable de fournir un courant faradique à effet à la fois neurostimulant et antalgique. En 1866, il aménage dans le jardin de sa maison une installation sommaire d'hydrothérapie composée de deux bassins, l'un d'eau chaude, l'autre d'eau froide. Quelques années plus tard, son fils découvre dans la propriété une eau oligométallique à action diurétique : c'est la source du *Puits Doux**. Les résultats très favorables observés dans le traitement des états névropathiques et psychonévrotiques permettent d'accueillir de nombreux curistes au sein du domaine thermal qui vient de se créer. Telle est l'origine de la nouvelle station de **Saujon** en Charente Maritime.

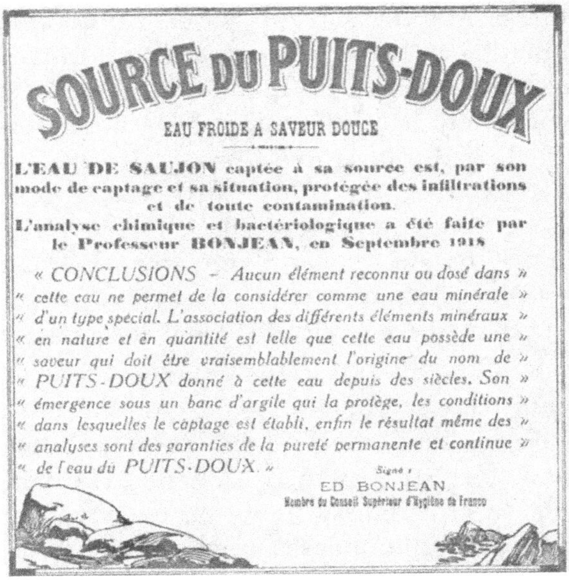

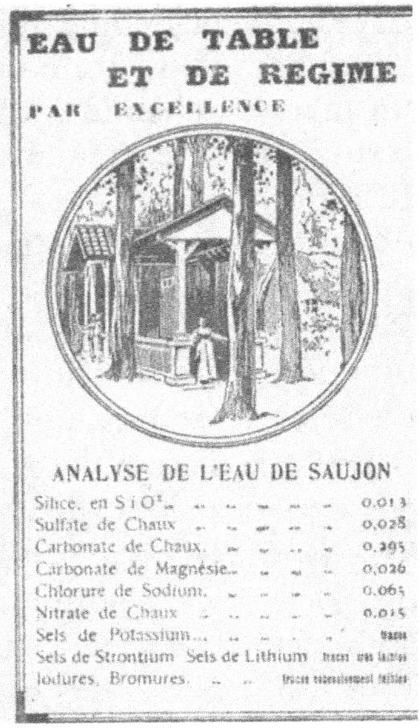

La source du Puits-Doux participe à l'essor de la station de Saujon spécialisée dans le traitement du mal-être et des affections psychosomatiques.

A la suite d'un effondrement de terrains apparaissent en mai 1869 des eaux chaudes au lieu dit **La Léchère**, dans la commune de Notre Dame de Briançon. Une « société de forcerie » l'utilise d'abord pour accélérer le murissement des fraises et des melons puis, en 1888, sous l'impulsion du docteur Rullier, pour soulager les rhumatismes, si l'on en croit le dicton local : « on va à La Léchère en voiture, on en revient en précédant le cheval » ! Il faudra cependant attendre 1926 pour que la famille Stern rachète les terrains avec les sources, construise un établissement thermal de style mauresque rappelant les hammams orientaux puis l'hôtel *Radiana* de style art déco inauguré en 1930 par E. Herriot. La « *Perle des Alpes* » est véritablement lancée et se spécialise dans le traitement de l'insuffisance veineuse. En 1992, les Jeux Olympiques d'Albertville donneront un nouveau coup de projecteur sur la station qui héberge le Centre de presse écrite des J. O.

Vers 1840, des ingénieurs stéphanois, à la recherche de nouvelles mines de charbon dans la plaine du Forez, lancent des forages sur la commune de Meylieu-Montrond. Au fur et à mesure que le trépan s'enfonce, ils rencontrent des nappes d'eau tiède renfermant une importante proportion de gaz carbonique dissous. Le 23 septembre 1881, en atteignant la profondeur de 475 m, un jet d'eau gazeux jaillit dans un grondement sourd « pareil à un roulement de tonnerre ». Tout au long de la journée se succèdent des geysers d'eau qui s'élèveront jusqu'à 18 m de hauteur. La station thermale de **Montrond-les-bains** vient de naître.

Le couple thermal réunissant **Brides** et **Salins-les-Thermes** mettra de longues années à se faire connaître. La source minérale ensablée par les débordements des ruisseaux du Doron de Bozel est redécouverte en 1818 et analysée par le docteur Hybord. On la réserve d'abord aux syphilitiques et aux malades atteints de troubles oculaires. C'est une eau « effaceuse de mots qui peut tout guérir » selon le rapport du docteur Ducis. Le docteur Philbert qui a fréquenté pendant plusieurs années, avant 1870, Carlsbad réputée pour traiter les surcharges pondérales, s'installe à Brides. Il est agréablement surpris des effets spectaculaires de l'association de la source sulfurée *Hybord** et de la source froide diurétique. Malgré les critiques de son confrère, le docteur Laissus, qui parle de « véritable erreur scientifique », Philbert va orienter durablement la station dans le traitement de l'obésité. Longtemps station de la femme élégante, Brides deviendra à partir de 1990 la référence thermale française pour traiter les surcharges pondérales, au point qu'en 2012 Charlotte de Turckeim consacrera son film *Mince alors* à la station. Ancien village olympique depuis les jeux d'Albertville en 1992, la station est reliée par télécabine aux pistes de Méribel et dispose depuis 2005 d'un spa de 1500 m2 dédié au bien-être.

Cette vague thermale qui déferle sur la France incite en 1865 le marquis de Surés d'Aulan à capter des sources sulfurées jadis exploitées par les Romains et à construire sur le modèle de Baden-Baden un petit établissement thermal à **Montbrun,** au pied du Mont Ventoux. L'inauguration prévoit même la venue de l'Empereur et de l'Impératrice Eugénie. Malheureusement les évènements militaires de 1870 contrarient ce beau projet. Montbrun-les-bains restera cependant une station thermale réputée jusqu'au début du XXe siècle mais les deux guerres de 1914 et de 1940 seront fatales pour la station (établissement thermal transformé en 1943 en colonie de vacances). Il faudra attendre 1980 pour relancer la station et 2006 pour bénéficier d'un nouvel établissement thermal moderne.

A **Dax,** jusqu'ici connue pour ses boues et ses eaux sulfatées calciques chaudes, un ingénieur, Claude Lorrain, en creusant, en 1862, un puits dans son jardin, découvre une nouvelle source aux propriétés particulières : il s'agit d'une eau minérale chlorurée sodique dont la composition chimique sera confirmée par Willm.

XII. LES À-CÔTÉS DU THERMALISME

Cures thermales à domicile

L'utilisation de l'eau minérale loin des griffons n'est pas un phénomène totalement nouveau puisque Nicolas de la Framboisière, médecin de Louis XIII, précisait déjà : « on doit consommer les eaux sitôt qu'elles sont arrivées et avoir gens par chemin pour en rapporter d'autres à mesure que les premières sont bues » ! Le consommateur se trouvait ainsi dans l'obligation de posséder ses propres transporteurs, ce qui limitait la cure à domicile à quelques très riches curistes. Par exemple, pour livrer chaque matin l'eau de Forges à la table du roi, on instaurera la fameuse « corvée de flottée » imposée à quelques officiers nommés « officiers du gobelet à cheval ». De même, le duc d'Orléans, blessé au siège de Turin, aurait été guéri par l'eau de Balaruc apportée par un certain Chirac de Conques. Pour remercier ce zélé messager, le prince le ferra nommer... premier médecin de Louis XIV. Quant au duc de Lorraine, il utilisait, « tant de nuit que de jour », l'eau de Plombières alors que Louis XV consommait régulièrement l'eau de Vals. Il en était de même de la reine Marie Leszczynska, de sa fille, Madame Victoire, de la maréchale de Villards, de la duchesse de Lauzun, du cardinal de Fleury. On peut imaginer l'aubaine pour la station du Vivarais...et surtout pour les convoyeurs de ce précieux liquide !

En 1752, un certain Guérin ouvre dans le quartier de Montmartre, après avis favorable de l'Académie Royale de Chirurgie, un établissement « où se rencontrent les bains de Balaruc, de Bourbonne, de Barèges et qui sont administrés avec autant et plus d'avantages qu'à la source même ». Selon le tenancier, « on est ainsi dispensé d'entreprendre de longs et pénibles voyages pour aller aux eaux. La nouvelle invention abrège le chemin et la dépense et fait trouver, sans partir de Paris, toutes les eaux minérales du royaume... ».

Quelques riches Parisiens, désireux de prendre à domicile un « bain thermal », par exemple, avec de l'eau de Vichy n'hésitent pas à se faire livrer le précieux liquide par tonneaux transportés par l'Allier, la Loire puis le canal de Briare jusqu'à la capitale. Malheureusement les barriques en bois ne sont pas toujours très étanches et l'eau minérale transportée n'a plus guère de propriétés thérapeutiques à l'arrivée ! On fera alors appel à des carafes en grès fabriquées au Montet. Transportées par voie d'eau sur l'Arroux puis la Loire, ces carafes remontent l'Allier jusqu'à Vichy d'où elles repartent remplies pour Paris. Le grès des carafes se révélera hélas poreux et l'on abandonnera très vite cet emballage. Il faudra attendre 1830 pour qu'un verrier de Mégecoste, dans les environs de Brioude, propose à Michel Brosson, fermier de l'établissement thermal de Vichy, de lui fournir des bouteilles en verre. Remplies du précieux liquide thermal, ces bouteilles sont ensuite livrées par voie d'eau à Paris quai de Jemmapes, comme le précise la lettre d'expédition des frères Brosson et le certificat de puisement : « à la garde de Dieu et sous la conduite d'un voiturier d'eau, vous recevrez à la date indiquée 411 caisses contenant 22 194 bouteilles d'eau minérale de Vichy... ». Théoriquement les expéditions peuvent se pratiquer en toute saison mais au cours de l'hiver 1837, on notera 15000 bouteilles brisées par le gel.

Ce transport des eaux minérales si loin des griffons entraine très rapidement spéculation et fraudes, malgré les très nombreux contrôles successifs mis en place par l'administration. Un édit de Louis XIII avait ordonné que les eaux de la source thermale de Pougues soient transportées en bouteilles cachetées à la cire « afin que les malades puissent jouir des dons et grâces spéciales de ces eaux ». Dans une seconde ordonnance, on précisera qu'il faut « des bouteilles en verre de deux pintes, coiffées et bien ficelées, cachetées des armes du roi et du cachet du médecin intendant ». Plus tard, Louis XIV exigera pour tout transport, non seulement une « permission expresse et par écrit » du Surintendant des eaux, mais aussi une analyse, dès leur arrivée, par un maitre apothicaire pour en authentifier l'origine par un cachet apposé sur chaque bouteille. En dépit de ces ordonnances royales, la fraude persistera. On raconte qu'en 1657 une religieuse distribuait à Paris une eau minérale fabriquée par ses soins, obtenue en « versant un peu d'esprit d'une certaine composition » ! Moyennant une forte somme, un siècle plus tard, un charlatan, toujours à Paris, offrait une eau minérale si puissante qu'il suffisait d'en avaler une cuiller à café pendant trois jours pour « rendre le premier jour les mauvaises humeurs par le haut ; les deux autres jours, on éliminait de façon différente par le bas et le quatrième jour... on était guéri ». La Bruyère relate l'histoire d'un certain Barbereau qui « déguisait l'eau de Seine, lui donnait un nouveau nom pour la mettre bien plus haut que le meilleur vin de Champagne » ! Pour la distribuer, il faisait appel à sa femme et à sa fille de sorte « qu'on croyait toujours boire à juste prix, quelque chère que fut l'eau, quand on la prenait des mains de ces deux précieuses ». Un intendant des eaux signale des domestiques peu scrupuleux qui « viennent souvent remplir leurs bouteilles au premier ruisseau ou tout au plus à l'écoulement des sources, là où les eaux sont éventées ». On connait aussi la pratique de certains bateliers peu scrupuleux qui, pour gagner du temps, « chargent de nuit leurs bateaux à l'endroit où le trop plein des eaux minérales de Vichy s'écoulent directement dans l'Allier » ! Pour lutter contre de tels abus, Louis XVI confiera la gestion et le contrôle des eaux minérales du royaume à la Société Royale de Médecine, ancêtre de notre actuelle Académie Nationale de Médecine.

Eaux purgatives

De nombreux exploitants de sources thermales s'efforcent de développer ce qu'il est classique d'appeler aujourd'hui d'un mot très à la mode des « produits dérivés » sous forme d'eaux minérales purgatives, de pastilles, de gargarismes. Parmi les 1027 sources minérales exploitées en France selon une statistique officielle du Ministère des Travaux Publics, on relevait vers 1833 trois grands groupes d'eaux minérales françaises purgatives : les eaux chlorurées (Balaruc, Bourbonne, Salies-de-Béarn, Bourbon-l'Archambault), les eaux sulfatées sodiques (Miers, Brides, Aulus, Châtel-Guyon) et les eaux sulfatées magnésiennes (Montmirail). De nombreuses eaux purgatives étrangères se font aussi connaître comme celles de Pulna et de Sedlitz en Bohème, de Marienbad (l'actuelle Marianské-Laznè) et de Hunyadi en Hongrie, de Friedrichshall en Allemagne ou d'Epsom en Angleterre. La source d'Hunyadi Janos sollicitera même en 1872 une autorisation de la commission des eaux minérales de l'Académie Nationale de Médecine pour importer en France son eau embouteillée. Grâce à une habile publicité à base de brochures et de cartes postales, elle va même dominer le marché français entre 1875 et 1920. On la dit « incisive, résolutive, tonique et purgative » et on la consomme

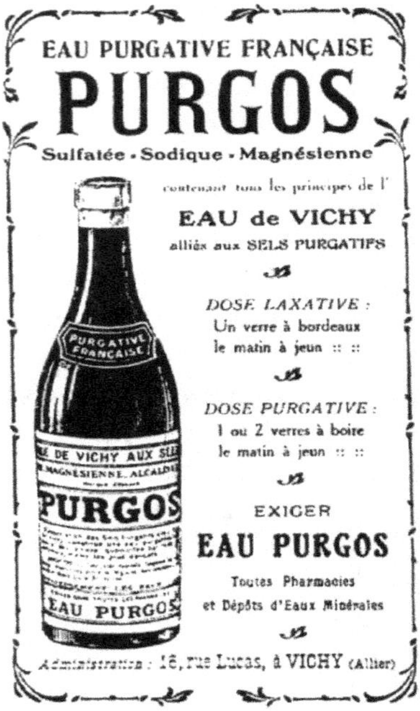

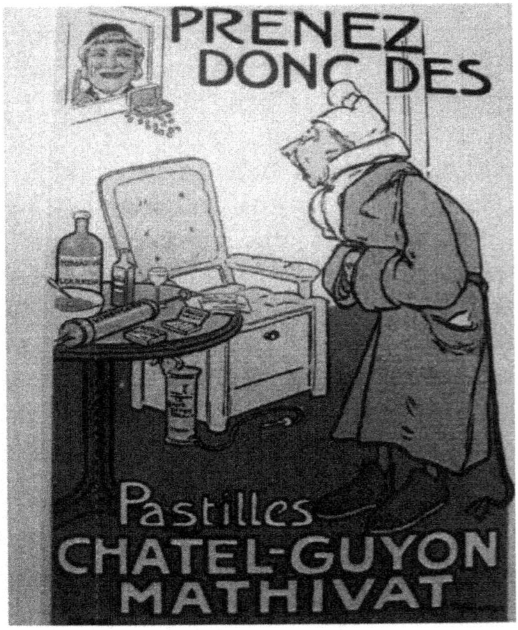

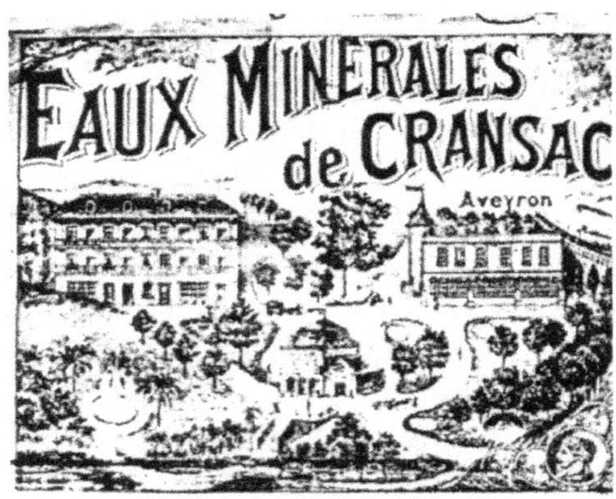

Comment lutter contre la constipation à l'aide de l'eau minérale embouteillée de Cransac, de l'eau purgative *Purgos* à base d'eau de Vichy ou des pastilles purgatives *Mathivat* riches en sels minéraux extraits de l'eau de Châtel-Guyon ? (Collection particulière)

chez soi, à la dose d'un verre matin et soir tous les jours ou tous les deux jours, pour traiter « les dépôts goutteux, la constipation, les scrofules, les hydropisies, le foie gras, les hémorroïdes, les affections pulmonaires et même... la congestion cérébrale » ! Son succès sera tel que Feydeau n'hésitera pas à la citer dans sa célèbre pièce : « *On purge bébé* » !

Eaux minérales artificielles et sels de bain

C'est aussi l'époque de la fabrication des premières eaux artificielles comme la fameuse eau de Seltz. Selon les spécialistes, cette « simple eau ordinaire chargée d'acide carbonique par une forte pression, ne ressemble en rien à celle que fournit la célèbre fontaine du duché de Nassau » ! Il en sera de même de l'eau de Sedlitz vendue en pharmacies et « qui n'a d'autre analogie avec la source allemande que celle de l'étiquette ».

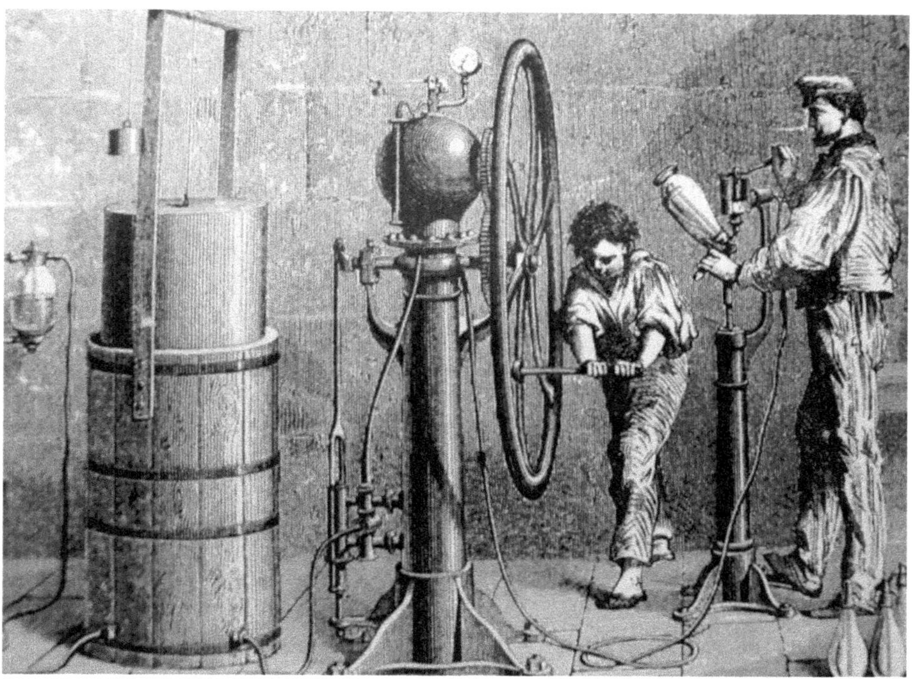

Quand les eaux artificielles s'efforcent de concurrencer les eaux minérales naturelles : Appareil destiné à fabriquer l'eau de Seltz et l'eau de Sedlitz. (*L'eau de G. Tissandier* Bibliothèque des Merveilles 1885)

On s'efforce aussi de reproduire artificiellement l'eau minérale utilisée en boisson en utilisant les sels minéraux extraits de la source. Les progrès analytiques ayant permis de mieux connaître la composition chimique de certaines eaux minérales, on croit enfin pouvoir « fabriquer » artificiellement des eaux minérales à partir des sels minéraux. Des ouvrages publiés dès la fin du XVIIIe siècle s'étaient déjà penchés sur cette question, comme par exemple « *L'art d'imiter les eaux minérales* » de Duchanoy. Préparées le plus souvent par des pharmaciens, ces eaux minérales artificielles auront cependant quelques difficultés à concurrencer le produit naturel. « Versez le contenu d'une capsule de sels dans un litre d'eau ordinaire bouillie et filtrée. Vous retrouverez votre eau minérale aussi bonne qu'au griffon » ! Pour faire connaître ces nouvelles eaux artificielles, on fait appel à une alléchante publicité comme par exemple *l'Eau Minérale Antidiabétique* commercialisée par la pharmacie Secousse de Bordeaux qui « présente tous les avantages des eaux de Vichy et Vals... sans en avoir les graves inconvénients ». Il en sera de même de la « *Vichy Cure* », de la « *Vichy Lacroix* », de la « *Morvandelle* », délicieuse « eau pure minéralisée genre Vichy » dont la publicité rappelle l'eau de jouvence : « boire un verre de cette eau, s'en servir de boisson dès le matin au saut du lit, c'est vouloir vivre 100 ans » !

Le véritable triomphe de l'eau d'Epsom incitera quelques pharmaciens à se lancer dans la fabrication de spécialités purgatives. A partir de la source *Radieuse* de Cusset, Lavergne commercialise sa spécialité « *Purgos* ». Gilbert Miraton qui a découvert à Châtel-Guyon une puissante source à qui il a donné son nom (source *Miraton**) lance ses célèbres laxatifs à base d'eau thermale riche en magnésium. C'est aussi l'époque où apparaissent les premiers lithinés, les premiers sodas et limonades, les premières spécialités à base de sels thermaux comme les fameuses Fructines (*Fructines Châtel-Guyon, Laxatif hydrominéral de Vichy, Fructines Vichy*). Il en sera de même des bonbons laxatifs, des *cachets purgatifs* de Lamalou, des *grains* de Vals, des pâtes pectorales, des *gargarismes* de Luchon ou du Mont-Dore, des *comprimés anti acide* et des *sels diurétiques* extraits de l'eau de la Grande Source* de Vittel. Ces diverses fabrications artisanales qui se veulent valoriser l'image de la station disparaîtront progressivement au début de la seconde guerre mondiale souvent par manque de sucre, matière première indispensable à leur confection.

Une célèbre pastille

Vichy restera célèbre pour sa fameuse pastille qui va faire le tour du monde et mettre le nom de la station bourbonnaise dans la bouche de tous ceux et de toutes celles qui désirent mieux digérer.... sans oublier tous les gourmands. A l'origine, Charles Aimable Larbaud, dit Larbaud l'aîné, ouvre vers 1840 à Vichy une confiserie où il fabrique un sucre d'orge auquel il rajoute de l'eau de Vichy. Mais le véritable inventeur de la pastille de Vichy est sans doute le chimiste d'Arcet. Souffrant de digestions difficiles et d'aigreurs d'estomac, il remplace pour son usage personnel les pastilles de magnésie par des pastilles au carbonate de soude puis, après un séjour à Vichy, il met au point une pastille à base de bicarbonate de soude sans en préciser l'origine. Plus tard, il proposera d'utiliser les sels extraits des eaux minérales de la station. Le succès est immédiat et le produit sera tellement copié qu'il faudra un décret impérial de 1862 pour consacrer une exclusivité à la célèbre pastille de Vichy qui a pris depuis 1856 sa forme octogonale. Très appréciée de l'impératrice Eugénie qui la fait connaitre à ses dames d'honneur, la pastille donne lieu à une véritable industrie avec, dès 1876, la première pastillerie de la Compagnie Fermière qui fabrique déjà jusqu'à 130 kg de pastilles par jour ! En raison de la concurrence acharnée entre pharmaciens autorisés à fabriquer des pastilles aux sels de Vichy et confiseurs vichyssois qui n'ont pas le droit de faire appel aux sels thermaux extraits des eaux, une véritable guerre de la pastille sévit dans la station. Moynet, confiseur renommé de Vichy, connu pour ses célèbres sucres d'orge, rachète la source *Roger* à Hauterive pour en extraire ses sels minéraux et fabriquer des pastilles qui porteront la mention « Bassin de Vichy ». Il faudra attendre 1973 pour voir la création de la Société Nouvelle des Pastilles de Vichy ou SNPV et le regroupement commercial des marques de pastilles Vichy-Etat*, Vichy-Lardy*, Vichy-Central* et Vichy-Etoile*. Toujours de forme octogonale, la pastille de Vichy a su s'adapter aux nouvelles attentes des consommateurs en se déclinant avec ou sans sucre, aromatisée à la menthe, à l'anis, au citron, commercialisée en boites métalliques épousant la forme de la pastille, en sachets ou en étuis, vendue d'abord dans les pharmacies, puis les magasins de régime, puis les confiseries et enfin... les supermarchés. Véritable institution, ambassadrice de la station bourbonnaise, elle représente, aujourd'hui encore, le cadeau le plus populaire que l'on puisse rapporter de la reine des villes d'eaux.

Premier parc thermal d'attraction à Saint-Yorre : Château-Robert

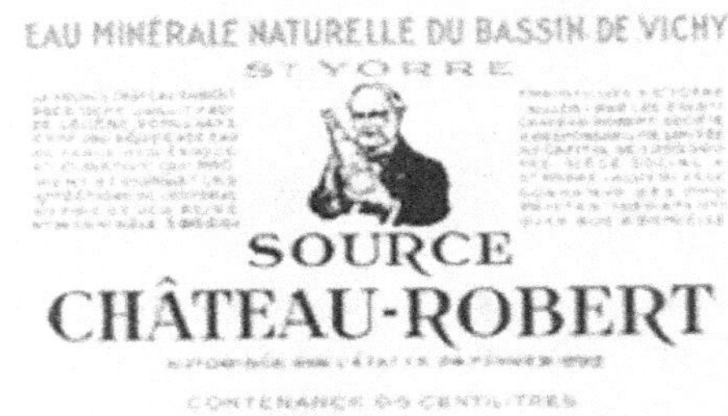

Edouard Robert, stimulé par la fièvre des sondages qui sévit dans le bassin thermal de Vichy, embouteille dans sa propriété de Saint-Yorre une « *délicieuse eau minérale gazeuse capable de décongestionner le foie et les reins* ». (Collection particulière)

Rien ne destinait Edouard Robert, industriel dijonnais à s'intéresser aux eaux minérales. Inventeur du célèbre « *biberon à soupape* » qui permettait d'en réguler le débit, il avait été récompensé à l'exposition universelle de 1873 par une médaille et son nom restait attaché à l'ancienne expression populaire « avoir de beaux Roberts » pour évoquer l'opulente poitrine d'une femme ! Poussé par la fièvre des sondages qui sévit tout autour de Vichy, il s'installe en 1891 à Saint-Yorre à la recherche d'eau minérale et se lance dans le forage de sources qu'il embouteille sous le nom de *Château Robert* : c'est une « délicieuse eau de table gazeuse curative et efficace pour l'estomac et qui décongestionne le foie et les reins ». Pour donner une caution encore plus médicale à son eau, il n'hésite pas à apposer sur l'étiquette de la bouteille l'image d'un homme barbu qui suggère le déjà très célèbre portrait de Pasteur. Il aménage sa propriété, en bordure de l'Allier, en un véritable parc d'attractions. Son habitation d'inspiration gothique s'orne de deux tourelles qui portent les devises : « *Si jeunesse savait, si vieillesse pouvait* » ! Les différentes sources *Château Robert*, *Grande Grotte*, *Neptune*, du *Chalet* sont aménagées au sein d'un parc thermal à proximité d'une buvette restaurant et d'un magasin de souvenirs.

Déjà... de l'or en bouteilles

Située entre monts du Forez et monts du Lyonnais, Saint-Galmier possède une petite source minérale, la « *Fontfort* », découverte en 1778 par un médecin de Louis XVI. En 1837, on en concède l'exploitation à un certain Auguste Badoit. Ce dernier s'empresse de mieux faire connaître cette eau minérale gazeuse par une habile publicité parue dans le *Courrier de Lyon*. Il construit un petit établissement thermal, un hôtel, découvre d'autres sources et surtout embouteille le précieux liquide en donnant son nom à la source : l'eau de *Badoit** est née.

Toujours dans la plaine du Forez, à moins de 10 kms de Montbrison, des recherches entreprises vers 1885 permettent l'exploitation d'une source déjà connue des agriculteurs de la région pour ses propriétés digestives : c'est la source *Parrot**, bicarbonatée sodique, fortement gazeuse, émergeant de fissures à proximité des orgues basaltiques de Saint-Romain-le-Puy. Elle sera embouteillée à partir de 1887.

A Ribeauvillé, des industriels captent des sources émergeant des calcaires coquillés qui affleurent au pied des collines vosgiennes couvertes de vignes. Il s'agit d'une eau météorique infiltrée dans le massif vosgien où elle s'est chargée en sulfates, en bicarbonates et en magnésium et qui refait surface à la faveur de fractures du sous-sol. Le docteur Staub construit en 1888 un établissement thermal pour exploiter cette source appelé *Carola**en hommage à son épouse Caroline ainsi qu'un embouteillage qui seul résistera à la concurrence.

Sur la commune de Vergèze dans le Gard, au lieu dit « *Les Bouillens* », jaillit une eau qui a la réputation depuis toujours de guérir les maladies de peau. En réalisant des travaux d'aménagement, le propriétaire, Alphonse Granier, a découvert un bassin primitif datant de l'époque romaine. En 1898, les installations détruites par un incendie sont rachetées par le docteur Louis Perrier, gestionnaire de la source des Fumades et par ailleurs médecin inspecteur des eaux d'Euzet, la « Contrexéville du midi ». (Cette petite station située à coté d'Uzès avait défrayé la chronique au début du siècle : son découvreur, un ancien forçat, devenu officier de santé, avait été exécuté en 1818 pour avoir assassiné.... des baigneurs pour les détrousser !) Le docteur Perrier ouvre un petit établissement thermal aux Bouillens et s'associe en 1903 avec un riche anglais, Sir John Harmsworth, frère du propriétaire du *Daily Mail.* Ensemble, ils développent l'embouteillage de l'eau mais, quelques années plus tard, un accident de voiture rend Sir John Harmsworth hémiplégique. Pour lutter contre l'impotence et la fonte musculaire accélérée de ses bras, ce dernier utilise de petites massues trapues qui vont lui donner l'idée de la forme de la célèbre bouteille que nous connaissons tous ; dès 1907, cette eau minérale très peu minéralisée mais fortement gazeuse, véritable « *champagne des eaux minérales* », est déjà vendue à plus de sept millions de cols surtout à Londres et à New York.

1880 représente l'année la plus faste pour la station des Fumades avec l'exploitation de plusieurs sources par quatre propriétaires puis la constitution d'une Compagnie Générale des Eaux Minérales et des Bains de Mer, propriétaire par ailleurs des sources thermales d'Alet, d'Allevard et d'Hunyadi en Hongrie. Dès cette époque, la source *Zoé** est embouteillée et commercialisée pour ses propriétés médicinales : faiblement sulfurée, elle « agit sur les sécrétions urinaires, intestinales et biliaires. En raison de la suractivité qu'elle imprime aux fonctions du rein, elle provoque une diurèse abondante et une plus grande élimination des déchets et des éléments toxiques : c'est une vraie lixiviation de tout l'organisme » précise la publicité. La bouteille d'eau de la source *Zoé** obtient même un diplôme d'honneur à Bruxelles en 1910 et une médaille d'or à Tunis en 1911. Dés 1907 se crée une nouvelle société de développement avec capitaux anglais et allemands : des trains entiers de curistes allemands arrivent en gare de Saint Julien-de Cassagnas pour bénéficier des eaux sulfurées des Fumades aux caractéristiques voisines de celles de la station allemande de Bad-Eilsen. Sur le sommet du Costo-Cando, on construit même une demeure de style baroque pour accueillir le fils de l'empereur Guillaume II, le Kromprinz, qui doit venir soigner une sinusite chronique.

Malgré le renforcement des contrôles, on distribue encore à Paris plus de 40 000 bouteilles d'eau de la source Sainte Reine, près d'Alésia, alors que les Cordeliers, possesseurs de cette source et seuls distributeurs, n'en envoient que 2000 bouteilles... La *Gazette des eaux* du 13 août 1910 signale la vente de 500 000 litres de Vichy Saint-Yorre mises en bouteilles « directement sur les canalisations de la ville de Paris » ! Pour lutter contre ce type de fraude, les progrès les plus spectaculaires seront réalisés au niveau de la fermeture des bouteilles : l'ancienne coiffe de parchemin authentifiée par un cachet de cire laissera place, d'abord au bouchon puis, vers 1840, les premières « boucheuses » mécaniques s'implantent sous l'impulsion de Prunelle, inspecteur des eaux et d'un serrurier vichyssois de génie, Laprugne. Comme le goudronnage du goulot laisse parfois tomber des parcelles de goudron dans la bouteille d'eau minérale, on le remplacera par une capsule à la suite des travaux de Durand Fardel.

L'artisanat dans le remplissage et l'étiquetage des bouteilles d'eau minérale fait rapidement place à un début d'industrialisation. Le premier embouteillage s'ouvre à Evian en 1859. On vend déjà 60 000 bouteilles de cette eau primée à l'Exposition Universelle de 1878. La progression des ventes d'eau minérale embouteillée ne cessera de croitre mais l'embouteillage industriel des eaux minérales ne prendra un véritable essor qu'après la seconde guerre mondiale. Il en sera de même dans la fabrication des bouteilles. Aux premières manufactures de bouteilles où « des hommes soufflent à pleins poumons dans une longue tige au bout de laquelle enflait peu à peu un globe incandescent », se substitueront des verreries mécanisées, équipées de machines automatiques qui s'implanteront à proximité des bassins thermaux : verreries de Veauche créé dès 1883 pour Saint-Galmier (Badoit), de La Bégude pour Vals, de Gironcourt, en 1903, à proximité d'une sablière et du bassin houiller de Gemmelaincourt pour Vittel, de Verzèges à proximité même de la source Perrier, de Puy-Guillaume, en 1906, pour le bassin thermal de Vichy. Seule la Société des Eaux Minérales d'Evian continuera de s'approvisionner en bouteilles auprès des Nouvelles Verreries de Givors, propriété des familles Neuvesel, futur groupe BSN (Boussois, Souchon, Neuvesel).

XIII. LES CAUSES DU SUCCÈS

Le succès d'une station thermale dépend d'un certain nombre de « personnalités » incontournables qui découvrent ou font découvrir la station, participent à son lancement, à sa promotion, sans oublier les célébrités accueillies qui révèlent le site au microcosme parisien puis à la France toute entière. Cette renommée est ensuite entretenue et développée en faisant appel aux propriétés spécifiques de l'eau minérale de la station, aux techniques mises en œuvre à l'établissement thermal, sans oublier les travaux de recherche effectués, tant par les médecins thermaux locaux, que par certains laboratoires de recherche au sein des facultés de médecine et de pharmacie.

Promoteurs et investisseurs

Le *promoteur* est parfois le malade lui-même comme Louis Bouloumié à Vittel ou Napoléon III à Plombières et à Vichy. Les séjours de l'Empereur représentent certainement la meilleure publicité pour ces deux villes d'eaux. La cour et l'entourage de l'Empereur donnent le ton, la fréquentation augmente de manière spectaculaire.

Le plus souvent, c'est un médecin qui lance la station comme les docteurs Dominget à Challes, Vidart à Divonne, Philbert à Brides ou Doyon qui fait d'Uriage la station des dermatoses. L'eau d'Uriage semble, en effet, faciliter l'élimination des sels de mercure et de bismuth prescrits à haute dose à l'époque pour traiter la syphilis :

Prompt à venir, le mal, pour s'en aller est lent
Mais lorsqu'il a les eaux d'Uriage à ses trousses
Le plus tenace mal prend la pire des frousses......

Mais à partir de 1925, la découverte de médicaments plus efficaces et moins dangereux réoriente la station alpine dans le traitement des laryngites : nombre d'artistes dont Lucien Guitry, Jean Coquelin, Brasseur, Mistinguett, Maurice Chevalier ou Colette fréquenteront Uriage.

Autre exemple, Cambo, située entre océan atlantique et premiers contreforts des Pyrénées, sur un plateau dominant la Nive, est reconnue pour la qualité exceptionnelle de son climat. Le Professeur Grancher, membre de l'Académie de Médecine et de surcroît maire de la cité, y envoie Edmond Rostand pour s'y soigner. Ce dernier sera tellement satisfait qu'il s'y installe et fait construire sa célèbre demeure *Arnaga*. De nombreuses personnalités vont ensuite se succéder dans la petite cité basque : Edouard VII, Alphonse XIII, les présidents Barthou et Poincaré puis, plus tard, Claude Farrère ou Pierre Benoît qui viennent en voisin.

Mais il faut surtout des *investisseurs*. A partir de 1850, plus d'une cinquantaine d'établissements thermaux seront construits ou rénovés, y compris dans de petites stations comme Chateauneuf. L'époque est toute à la spéculation. On assiste à une valse des fortunes, à une valse des millions, un peu à l'image de cette valse si prisée tout au long des bals de la cour impériale. Parmi les affairistes les plus connus, on retrouve Morny, De Lesseps et surtout les frères Pereire qui représentent une véritable oligarchie, un Etat dans l'Etat. Isaac et Emile Pereire, saints simoniens notoires, disciples d'Enfantin et de Bazard, ont collaboré au *Globe* avant de fonder le *Crédit Mobilier*, la plus puissante banque française qui participe au lancement des compagnies de gaz et de chemin de fer. Député des Pyrénées-Orientales depuis 1863, Isaac Pereire est devenu propriétaire de l'un des deux établissements thermaux d'Amélie.

Promoteurs, architectes, entrepreneurs s'efforcent de construire des villes thermales sur les modèles anglais de Bath ou de Brighton. On voit alors de nouveaux quartiers thermaux se juxtaposer au bourg ancien à Vittel, Contrexéville, Vichy, Luchon ou Aix. Il en sera d'ailleurs de même dans les nouvelles stations balnéaires d'Hendaye-Plage, d'Hosségor, de Morgat ou de La Baule.

L'arrivée du chemin de fer

L'amélioration des conditions de transport n'est pas étrangère au développement du thermalisme à partir de la seconde moitié du XIXe siècle. Dans son *Voyage en Auvergne,* Legrand d'Aussy décrivait au siècle précédent « des chemins si étroits et si scabreux pour accéder au Mont-Dore que certains malades ne pouvaient s'y rendre qu'en litière ». Il en était de même pour arriver à Saint-Nectaire où l'on devait emprunter « un chemin détestable et dangereux ». Jusqu'au second Empire, aller prendre les eaux restait une entreprise pénible et même risquée. Certes les moyens de locomotion s'étaient améliorés depuis les coches d'eau, les diligences ou les carrosses cités par la marquise de Sévigné lorsqu'elle se rendait à Vichy, mais, sans le chemin de fer, le voyage paraissait toujours très long. Songez que pour rejoindre Amélie à partir de Perpignan, il fallait à l'époque trois grosses heures en « *tartara* » tirée par un mulet.

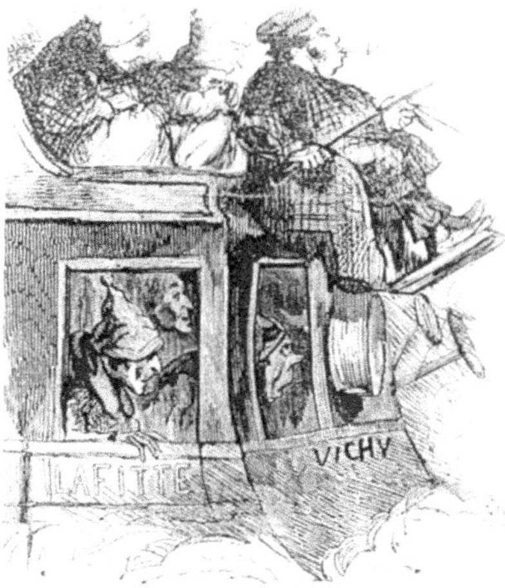

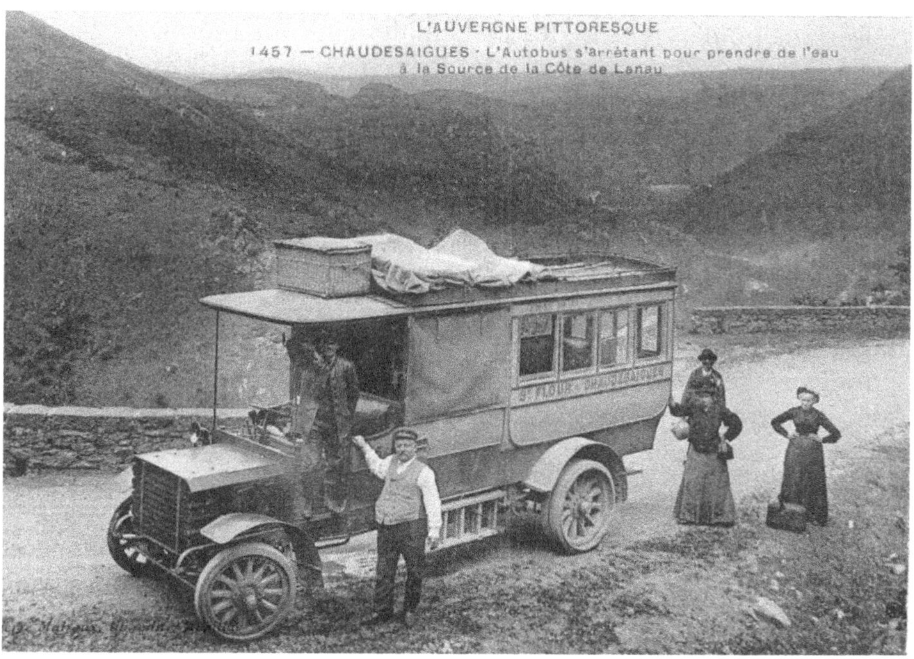

Pour se rendre en cure, les premières lignes régulières d'autobus se substituent à la diligence. (Collections particulières)

Le développement du chemin de fer représente une véritable révolution qui va contribuer à augmenter l'intérêt pour les séjours dans les villes d'eau. Parmi les stations thermales privilégiées, on trouve d'abord Enghien, si proche de Paris et qui possède sa gare dès 1846. Il en sera de même de Dax en 1854, de Plombières en 1860, de Bagnères-de-Bigorre en 1862, de Luchon en 1873, de La Bégude-Vals en 1880, de Contrexéville en 1881 (mettant la station vosgienne à seulement six heures de Paris), d'Evian en 1882, du Mont-Dore en 1889, et de Châtel-Guyon.... seulement en 1912 (la ligne fermera en 1972 et la gare, construite par le même architecte que la gare de Lyon à Paris, sera transformée en centre culturel *la Mouniaude*). En 1885, le propriétaire de l'établissement thermal d'Evaux obtient de la Compagnie P.O. qu'on mentionne au fronton de la nouvelle gare le nom d'*Evaux-les-bains* afin de mieux faire connaître la station aux voyageurs qui empruntent la nouvelle ligne Montluçon-Ussel.

Jusqu'à la veille de la seconde guerre mondiale, le chemin de fer conservera un rôle de premier plan pour desservir les villes d'eau françaises. A partir de 1921, la Compagnie de l'Est offre un service spécial express en voitures de 1 ère et 2 e classe avec wagon-restaurant pour rejoindre les principales stations thermales de l'est de la France. Le départ de Paris a lieu à 10h25. A Culmont-Chalindrey, des wagons continuent sur Martigny-les-bains, Contrexéville et Vittel. L'autre partie du train poursuit vers Vitry-Vernois (où l'on détache le ou les wagons pour Bourbonne-les-bains) puis Luxeuil, Plombières, Bains-les-bains et Gérarmer. C'est le fameux *Train des Eaux*.

D'autres villes d'eau sont desservies par des trains rapides : de juin à septembre, des voitures de 1 ère et 2 e classe relient Paris à Bagnères-de-Bigorre, Luchon, Aix-les-bains, Evian, St-Gervais. Les grandes compagnies de chemin de fer proposent des tarifs spéciaux pour les curistes et mettent en service en été des trains luxueux comme le *Dauphiné Savoie Express* rapide de nuit équipé de places en sleeping, le *Vichy Express*, le *Luchon Express*. Cauterets prolonge même le *Paris Pyrénées Express* par une infrastructure à traction électrique et un tramway pour desservir les établissements thermaux de *La Raillère*.

En collaboration avec la compagnie internationale des wagons-lits, apparaissent des trains de luxe internationaux. En 1927, la compagnie P.L.M. inaugure un *Londres Vichy Pullman*. L'été 1929 voit la création d'un train assurant à Metz une correspondance avec le *Pullman Edelweiss* venant d'Amsterdam et de Bruxelles afin de relier Vittel et Contrexéville avec le Nord Ouest de l'Europe. Les années suivantes les efforts portent sur l'amélioration des temps de parcours : premiers trains automoteurs à grande vitesse Paris-Clermont-Royat. Plus tard, la firme Bugatti fournira un matériel qui permet d'effectuer le trajet Paris-Vichy en quatre heures. C'est aussi l'époque où certaines compagnies, PLM en particulier, organisent les premiers circuits touristiques en autocar à partir des stations thermales : ils seront à l'origine des *Routes Thermales* dans les Pyrénées, les Alpes, l'Auvergne, les Vosges.

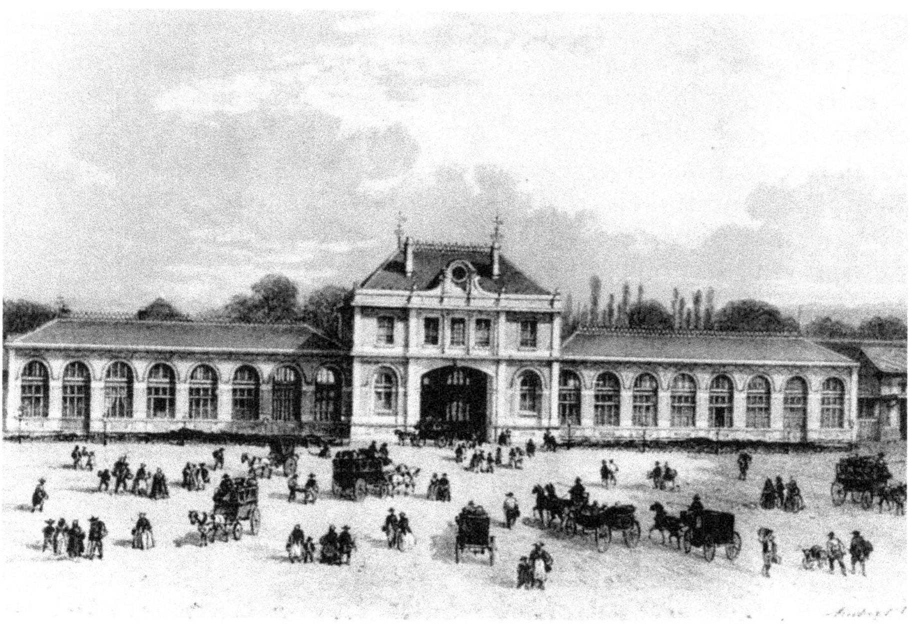

La nouvelle gare construite à Vichy pour accueillir l'Empereur. (Collection particulière)

Malheureusement beaucoup de stations thermales se nichent encore à l'écart des grandes voies de communication dans des zones difficilement accessibles, obligeant le curiste à terminer la fin de son voyage en voiture à cheval. Eloignées des grandes zones touristiques de la Côte d'Azur, Dignes et Gréoux par exemple ne profitent pas de l'élan thermal lié au second Empire. Les deux établissements thermaux sont encore médiocres et le confort des hôtels laisse à désirer, même si Pauline Bonaparte, la sœur chérie de l'Empereur, vient à Gréoux. On note seulement 115 curistes à Dignes en 1836 et 250 à Gréoux. Vers 1872, un guide touristique note que « l'établissement de Dignes est dans un état de délabrement proche de l'abandon ». Il faudra attendre encore près d'un siècle pour voir se développer ces deux stations. Le rachat par la *Chaîne Thermale du Soleil* de Gréoux en 1962 permettra une modernisation des structures thermales, une augmentation des capacités hôtelières qui conduiront la station dans le peloton de tête du thermalisme français. La chaîne *Eurothermes* prend en main en 1991 la station de Digne et construit un nouvel établissement moderne pour relancer l'activité thermale.

Début de la publicité thermale

Le succès d'une station repose aussi sur les journalistes, les chroniqueurs, les rédacteurs de guides sans oublier les artistes, les célébrités qui, à leur tour, attirent une nouvelle clientèle. La publicité qui se développe avec la naissance du tourisme va tenir une place de plus en plus importante. Les *Mémoires d'un touriste* de Stendhal, publiés en 1838, seront suivis, à partir de 1840, de l'impression d'un très grand nombre de guides touristiques destinés aux stations thermales. A l'origine de cette publicité pour le thermalisme, un homme, Adolphe Joanne, qui écrit toute une série de guides touristiques consacrés aux capitales européennes, à certaines provinces, à certaines grandes villes ou aux grandes lignes de chemin de fer. Ces collections de guides deviendront plus tard les fameux « Guides bleus ». En 1900, on trouve dans la collection des Guides Joanne un volume très documenté « Dax, ses eaux, ses environs ».

Avec la publicité apparaissent dans les stations thermales les premiers syndicats d'initiative : celui de Cauterets accueille, à partir de 1884, touristes et curistes et s'efforce de répondre à la nouvelle vague du « *Pyrénéisme* » crée par Beraldi. C'est aussi l'époque des premiers slogans publicitaires appliqués aux stations thermales :

Luchon, reine des stations pyrénéennes.
Vernet, paradis des Pyrénées.
Vichy, reine des villes d'eaux.
Aix les bains, reine des séjours et séjour des reines.
Capvern, le Vichy du Midi.
Bourbon-Lancy, le Wiesbaden français.
Bagnères-de-Bigorre, l'Athènes des Pyrénées.

sans oublier des publicités à orientation plus médicale pour vanter les effets bénéfiques de certaines sources thermales comme *Si ta vessie est menacée, Capvern sera la panaçée* ou, dès 1870, *Perrier, le champagne des eaux de table.*

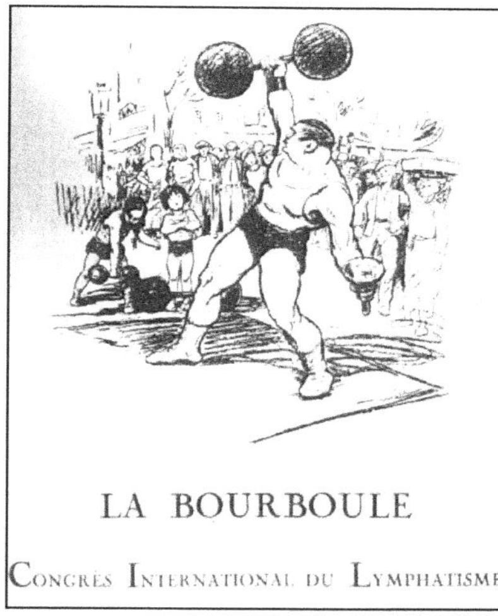

La publicité au service des stations thermales. (Illustration Cie. des Eaux de La Bourboule)

Progrès médicaux et thermaux

Sur le plan scientifique, ce XIXe siècle est marqué par les progrès des sciences physico-chimiques qui font évoluer la médecine thermale vers la recherche des mécanismes d'action des eaux minérales sur l'organisme humain.

C'est tout d'abord la période « chimique » et analytique avec la découverte des premiers oligo-éléments dans les eaux minérales : baryum en 1821 à Luxeuil, potassium en 1826 à Bourbon-Lancy, brome à Bourbonne-les-bains, arsenic trivalent en 1854 par Thénard dans les eaux de La Bourboule. En 1818, Berzelius découvre le sélénium mais il faudra encore un siècle avant que Taboury ne l'identifie dans les eaux de La Roche-Posay.

A la fin du XIXe et au début du XXe siècle, on découvrira l'existence de la radioactivité et des gaz rares. On tente alors d'expliquer l'efficacité de certaines eaux minérales par la radioactivité et la présence de radon. Dès 1904 P. Curie et A. Laborde mesurent la radioactivité de l'eau de la source Chomel à Vichy. En 1929 on inaugurera à Luchon le premier radiosulfovaporarium creusé dans le rocher et dont les différentes salles permettent aux curistes de s'exposer à des températures qui varient de 32 à 47 °C.

Autre découverte scientifique importante, celle de Pasteur qui met en évidence le rôle des micro-organismes et bat en brèche la théorie de la génération spontanée : « les eaux prises aux sources mêmes qui sortent de l'intérieur de la terre que ni les poussières de l'atmosphère ou de la surface du sol, ni les eaux circulant à découvert n'ont encore souillées, ne renferment pas de traces de germes, de bactéries". Conséquence des découvertes de Pasteur qui estime que « plus de 80 % de nos maladies sont d'origine hydrique », les sociétés thermales vont s'efforcer de mieux surveiller les buvettes en les protégeant des risques de contaminations extérieures.

La découverte de la fonction glycogénique du foie par Claude Bernard qui publie en 1865 son *Introduction à l'étude de la médecine expérimentale* marque profondément l'orientation future de certaines stations comme Pougues ou Vals dans le traitement du diabète et des maladies métaboliques. Au début du XXe siècle, plus de quarante stations françaises aux eaux bicarbonatées sodiques ou sulfatées calciques revendiqueront le traitement hydrominéral du diabète parmi leurs indications de cure. C'est en effet l'époque où règne le dogme du « diabète hépatique » : l'insuline n'étant pas encore connue, toutes les stations qui soignent le foie reçoivent des diabétiques.

Le mode d'action d'une eau minérale devient dès cette époque le sujet de bien des interrogations. Comment les eaux minérales peuvent-elles agir ? L'analyse chimique a permis d'identifier les principaux constituants mais comment ces principes sont-ils unis entre eux ? « Une eau minérale n'est pas une dissolution saline ordinaire ; c'est un breuvage à part qui a ses éléments propres et sa saveur spéciale, que la nature a fabriqué par une sorte de chimie occulte et dont elle s'est jusqu'à présent réservée la recette ».

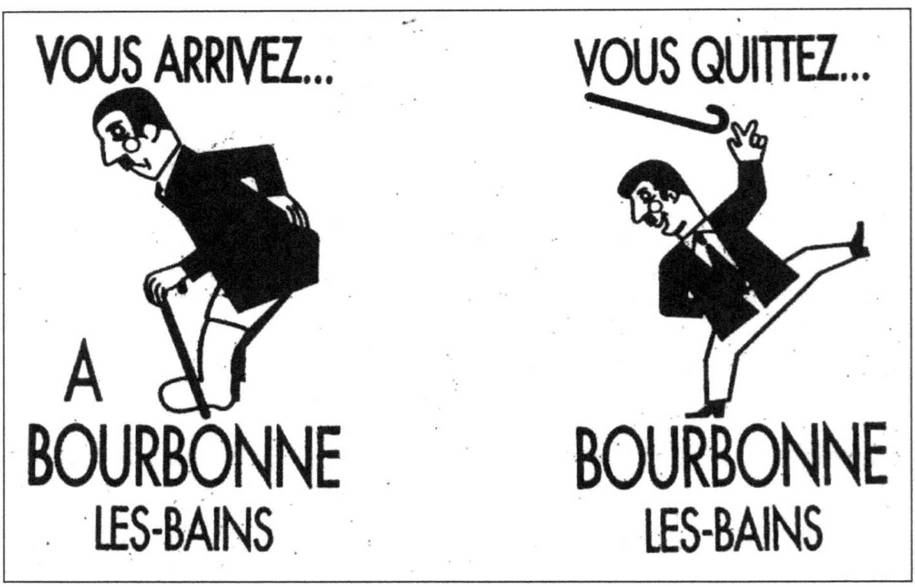

Publicité pleine d'humour placée autrefois à l'entrée de la station thermale pour vanter les effets de la cure dans le traitement des douleurs articulaires et des pathologies de l'appareil locomoteur. (Collection particulière)

Parallèlement au développement des sciences fondamentales et des progrès de la médecine, on observe un élargissement de la gamme des soins avec l'apparition de nouvelles techniques thermales : bains de vapeur, bains de siège, bains de pieds, inhalations de gaz thermaux. Aux techniques d'hydrothérapie et de balnéothérapie à l'eau thermale, on associe la mécanothérapie à l'aide d'appareillages plus ou moins complexes spécialement conçus pour lutter contre l'ankylose et la fonte musculaire. Le docteur Berthomier, ancien médecin des hospices de Cusset, ouvre un « *Institut thermorésineux et hydrothérapique* » à Vichy avec des bains d'air chaud mélangés à des vapeurs de camphre, de goudron, de térébenthine. En créant à Vichy le « *hammam vaporifère le plus complet d'Europe* », on fait appel à l'action combinée de l'eau minérale, de l'électricité et des exercices corporels. Aix-les-bains invente le « *narguilé thermal* » qui permet au curiste de humer des vapeurs thermales à travers un tuyau, un peu comme le font les orientaux. Vers 1880, les docteurs Gouraud et Lavarenne mettent au point à Luchon un système d'insufflation d'air sec chargé de soufre dans les cavités de l'oreille. Un commandant du génie invente à l'hôpital thermal militaire d'Amélie un ingénieux système d'immersion des curistes : « deux roseaux juxtaposés et creux s'adaptent à la bouche du baigneur par une extrémité tandis que l'autre extrémité est maintenue hors de l'eau par un liège ce qui permet aux curistes de respirer sans difficultés avec la tête sous l'eau. Au moyen de cet appareil, le traitement thermosulfureux est appliqué d'une manière directe et suivie dans beaucoup d'affections herpétiques siégeant, soit sur la face, soit sur les parties supérieures du cuir chevelu ».

A la même époque Châtel-Guyon a sa propre spécialité avec le *lavage d'estomac à l'eau thermale*. Maupassant nous en a laissé une assez fidèle description avec la fameuse *sonde Baraduc*, le « grand instrument de torture du nouvel inspecteur qui la plongeait dans tous les œsophages des curistes avec une joie enfantine »... « L'inspecteur prenant d'une main tranquille le conduit, l'approcha avec un air aimable de la mâchoire, le lui passa dans la bouche, en le dirigeant adroitement le fit glisser dans la gorge, l'enfonçant de plus en plus avec le pousse et l'index... Les yeux hagards, les joues violettes, l'écume aux lèvres, le curiste haletait, suffoquait, poussait des hoquets d'angoisse et cramponné aux bras du fauteuil faisait des efforts terribles pour rejeter cette bête de caoutchouc qui lui pénétrait dans le corps. Le garçon ouvrit alors

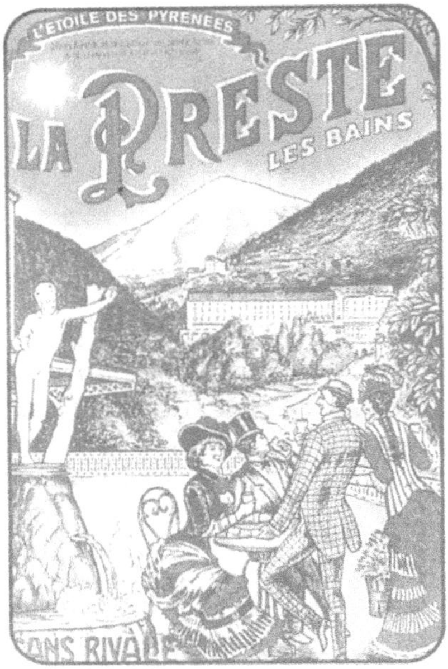

« *La Preste, l'étoile des Pyrénées* ». Sous l'œil protecteur d'Apollon, des curistes, un verre de la source thermale à la main. En arrière plan, l'établissement thermal et le Grand Hôtel dominés par le pic de Costabonne. (Illustration document Centre d'études et d'informations des eaux de La Preste, Chaine Thermale du Soleil)

le robinet et bientôt le ventre du malade se gonfla visiblement... Au lieu de tousser il râlait, le pauvre, et secoué de convulsions paraissait prêt surtout à perdre ses yeux qui lui sortaient de la tête. Puis soudain, un léger glouglou se fit entendre par terre... le siphon du tube venait enfin de s'amorcer et l'estomac se vidait dans le récipient de verre ». Bien qu'empruntée à une œuvre romanesque, cette description du lavage d'estomac pratiqué à Châtel-Guyon est une assez bonne réplique de la méthode de soins utilisés à l'époque et codifiés dans les documents conservés par la Société des Eaux Minérales de la station.

A la cure de boissons, aux bains, aux douches, aux étuves, aux applications de boues, se rajoute à Bourbonne une nouvelle technique issue des progrès de la physique et du développement de la physiologie du système nerveux sous l'influence de Trousseau et de Duchenne de Boulogne. Caujard, médecin militaire de l'hôpital thermal, met au point la *faradisation* des premiers curistes. « On commence après quelques jours de cure pour permettre à l'organisme de se saturer en sel ». Ensuite on administre des courants électriques de puissance croissante jusqu'à atteindre des courants plus vigoureux pour traiter « l'excès de tempérament lymphatique, les scrofules, les névralgies, les rhumatismes et même les paralysies ». Caujard justifie son traitement par une comparaison audacieuse : « l'électricité est régulatrice de la fonction nerveuse comme le fer est régulateur de la fonction menstruelle ».

XIV. L'EAU… OBJET DE TOUTES LES CONQUÊTES : CURE KNEIPP

« *De la force et des effets de l'eau froide sur le corps humain* ».
S. Kneipp

Depuis les travaux de Pasteur, on connaît le rôle maléfique des microbes et l'on découvre de nouvelles maladies pour lesquelles il n'existe encore aucun traitement efficace. Pour mieux lutter contre ces risques d'infections, une bonne hygiène de vie s'avère indispensable, d'où un renouveau au profit des cures naturistes et de l'hydrothérapie déjà très en vogue dans les pays germaniques sous l'impulsion d'un paysan de Silésie Vincent Preissnitz et surtout de l'abbé Kneipp.

Né en 1821 en Bavière, le jeune Sébastien Kneipp contracte à l'âge de 27 ans une tuberculose sévère pendant son passage au séminaire. Au cours de ses études, il découvre à la bibliothèque de Munich l'ouvrage de S.Hahn « *Enseignement de la puissance curative de l'eau froide* » qui préconise de se frictionner la poitrine plusieurs fois par jour avec de l'eau froide, de prendre régulièrement des bains d'eau froide et de boire chaque jour plusieurs litres d'eau car « l'eau pénètre dans les plus petits interstices du corps et lave les humeurs ». Kneipp applique ces principes, dort fenêtres ouvertes été comme hiver et s'immerge deux fois par semaine dans l'eau glacée du Danube. Contre toute attente, son état de santé s'améliore ce qui lui permet, après son ordination, de devenir vicaire d'une petite paroisse de Bavière. Et là, il va guérir de nombreux malades atteints par le choléra qui décime à cette époque les habitants des plateaux de Souabe et de Bavière, en les soignant… avec des bains d'eau froide en rivière. Sa renommée de « vicaire du choléra » devient telle que sa hiérarchie le déplace dans le petit village de Wörishofen où il devient aumônier d'un couvent de dominicaines. En 1886, il publie *Meine Wasserkur*, (*Ma cure d'eau*), ouvrage de référence qui connaîtra un très grand succès et quelques années plus tard *So sollt ihr leben (C'est ainsi qu'il faut vivre)*.

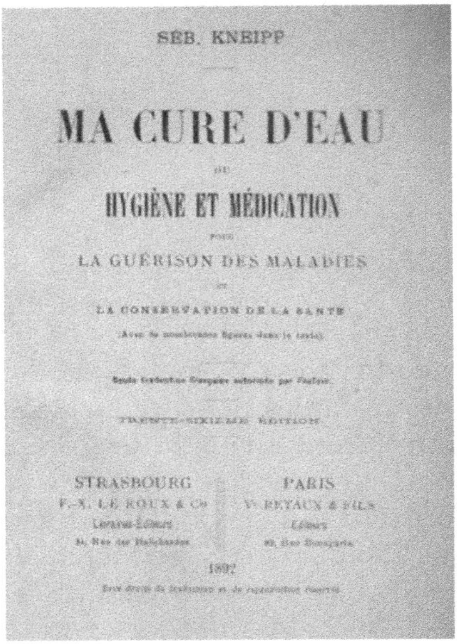
SÉB. KNEIPP

MA CURE D'EAU

HYGIÈNE ET MÉDICATION

LA GUÉRISON DES MALADIES

LA CONSERVATION DE LA SANTÉ

STRASBOURG

PARIS

1892

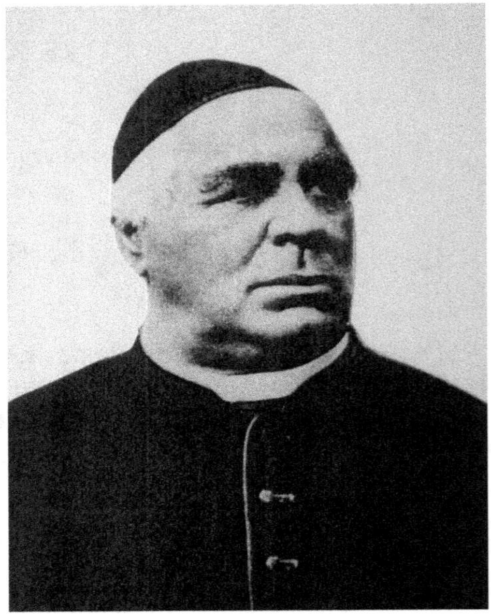

En publiant *Ma cure d'eau*, Sébastien Kneipp lance la kneippthérapie. (Coll. Etablissement thermal de Bad Wörishofen)

« S'il existe pour moi un seul remède, ce sera l'eau. »

Sa méthode, bien que totalement empirique, se confond souvent avec une bonne hygiène de vie au sein de la nature. Elle fait appel à l'eau des sources utilisée à température ordinaire en y associant des exercices corporels comme marcher à contre-courant dans les ruisseaux, se promener pieds nus sur des dalles mouillées, dans la neige ou dans l'herbe couverte de rosée. Il y associe les douches, les bains froids à condition de ne pas s'essuyer, les enveloppements, les bandages humides... sans oublier les bains de siège. Kneipp préconise aussi les bains aromatiques à base de paille d'avoine, de bourgeons de pins, les infusions, les lotions, les applications de serviettes et de draps mouillés. « Chaque application d'eau, à l'état liquide ou vapeur, est susceptible d'une énorme variété de forme et d'intensité. Il convient d'accommoder à chaque cas l'application de l'eau aux besoins du patient ». Selon Kneipp, les maladies trouvent leur origine dans le sang, d'où une médecine du terrain avec endurcissement du corps en le plaçant dans une eau dont la température doit toujours être inférieure à celle de l'organisme.

Il fonde en 1889 un établissement de bains à Bad Wörishofen qui devient très rapidement un centre renommé d'hydrothérapie où affluent de très nombreux malades. Nommé à 76 ans camérier secret du pape Léon XIII, il restera toujours fidèle à Wörishofen où il donnera, jusqu'à sa mort en 1897, des consultations gratuites et des conseils d'hygiène de vie centrés sur l'utilisation de l'eau en bains, en douches, en compresses, toujours en association avec une alimentation sobre mais équilibrée.

« Ceux et celles qui ne réservent pas quotidiennement un peu de temps pour leur santé, devront un jour consacrer beaucoup de temps à leurs maladies » !

Dès cette époque, s'organisent à travers toute l'Europe des « *Sociétés savantes pour une manière de vivre et de se soigner conformément à la nature* ». Elles préconisent une rupture totale avec la médecine allopathique traditionnelle et un retour aux bains sous différentes formes. Un *Institut Kneipp* se crée même en 1891 à Lyon : il conseille de faire appel aux propriétés vivifiantes de l'air, du soleil et de l'eau, le tout associé à une alimentation frugale souvent à dominante végétarienne, afin de mieux appliquer les cinq piliers fondamentaux de la méthode Kneipp : eau, mouvement, alimentation, plantes médicinales et vie harmonieuse.

A ces préoccupations de santé s'ajouteront aussi, après la défaite de 1870, un secret désir de protéger les Français contre un éventuel risque de dégénérescence, face à une Prusse victorieuse et dominante. Aujourd'hui la *Wasserkur* s'applique toujours dans la petite station bavaroise de Bad Wörishofen et les curistes, en se promenant à travers le *Kurpark*, utilisent toujours les « *Wassertretanlagen* », ces pataugeoires si caractéristiques où l'on marche à contre-courant dans l'eau froide.

XV. DE LA BELLE ÉPOQUE… AUX ANNÉES FOLLES

Une fin de siècle des plus brillantes

Au cours de cette période les Français vont profiter de la paix et d'un développement exceptionnel dans le domaine des lettres, des arts avec l'Art nouveau, des sciences avec la découverte de la radioactivité en 1896 par Becquerel et du radium par les Curie en 1898. Ils possèdent le plus grand empire colonial et Paris rayonne de tout son prestige avec l'Exposition universelle de 1889 et la construction de la tour Eiffel.

La guerre franco-allemande perdue entretient cependant quelques rancœurs et exacerbe au plus haut point la rivalité entre les deux nations. Dans son ouvrage, *Les eaux minérales de la France mises en regard des eaux minérales de l'Allemagne*, Durand Fardel n'hésite pas à inviter les médecins français à conseiller à leurs malades de ne « pas fouler un sol ennemi… pour ne pas augmenter le butin allemand », ce qui n'empêchera pas Clemenceau ou Millerand de choisir comme lieu de cure Carlsbad, l'actuel Karlovy Vary, rendez-vous mondain de la Mitteleuropa.

Le retour de la République, après la défaite de Napoléon III, ne pénalise pas pour autant le thermalisme français : les altesses royales de l'Europe toute entière continuent à se rendre dans nos stations thermales. Aix-les-bains reçoit par exemple la reine Victoria en 1885, 1887, 1890, mais la reine et sa suite s'intéresseront davantage aux divertissements proposés sur les bords du lac du Bourget qu'à la qualité du traitement thermal ! Adoptant l'incognito en se faisant appeler comtesse de Balmoral, elle descend à la villa Motet qui deviendra plus tard villa Victoria. Sa présence dans la cité savoyarde attire la cour d'Angleterre et une foule d'anglais fortunés. Elle sera suivie par le roi de Grèce entre 1889 et 1914, par l'empereur du Brésil en 1888, l'impératrice d'Autriche, la célèbre Sissi, en 1895, les reines de Hollande, le roi de Suède, la reine de Roumanie, la reine mère du Portugal, l'Aga Khan qui se mariera dans la station.

Parmi les écrivains qui font un séjour à Aix-les-bains, on relève Mme de Staël en 1810, Madame Récamier, Benjamin Constant, la comtesse de Noailles, Alexandre Dumas, Guy de Maupassant, Camille Saint-Saëns, Balzac (il y écrit en 1832 *Le médecin de campagne*), Victor Hugo ou Verlaine. Ce dernier vient en 1889, sur les conseils du docteur Chauffard, soigner une arthrose de la jambe droite. Dans sa *Correspondance,* il évoque sa cure : « Pris ce matin ma seconde douche... C'est très agréable, presque voluptueux. Après un quart d'heure de ces exercices, vous vous mettez debout et on vous lance un jet d'eau devant, derrière et de côté sur la partie malade. Un jet d'eau à vous renverser si on ne se cramponnait à des choses, au mur là exprès. Après on va dormir ou se reposer ».

Citer toutes les personnalités qui fréquentent une station, ce serait reproduire la moitié du Gotha et une bonne partie du bottin mondain a t'-on pu écrire ! A partir du registre tenu quotidiennement par les hôtels, on publie dans toutes les stations la liste des « étrangers » qui fréquentent la station, liste d'autant plus fournie que la station est réputée. Vichy, par exemple, aura le privilège de recevoir en 1894 Pasteur et son épouse. Ils descendent à la villa Continentale et demandent la plus grande discrétion. Le cardinal Lavigerie vient aussi en cure à Vichy ; il profite de son passage dans la station pour faire connaître son œuvre des *Ecoles d'Orient* et de la *Société anti-esclavagiste.* Au début du siècle, on verra dans la station bourbonnaise Jules Ferry, Gabriel Hanotaux, Félix Faure, René Viviani, le maréchal Lyautey, le roi d'Irak.

La station des Eaux-Bonnes qui a eu la chance de recevoir en 1852 la jeune Eugénie de Montijo accompagnée de sa mère et de sa sœur, se trouve lancée par de prestigieux curistes : on y rencontre Jules Grévy, Louis Barthou, Ismail Pacha, khédive d'Egypte et de nombreuses personnalités des arts et des lettres : Francis James toujours fidèle à sa province, François Coppée avec son béret béarnais, Rosa Bonheur en 1850 en compagnie de sa disciple Mica, Sarah Bernard en 1885, Eugène Delacroix qui vient soigner une affection laryngée.

Luchon n'est pas en reste puisqu'elle a reçu en 1862 le Prince Orlov et Bismarck. Ce dernier, après la guerre de 1870, n'osera plus fréquenter la station et ne pourra plus revoir, à l'ombre des tilleuls des allées d'Etigny, la belle Katty, l'épouse du prince. Plus tard, Luchon recevra Gambetta et Jean Jaurès.

Dès 1871, Dax possède « les établissements thermaux parmi les plus importants d'Europe » avec le nouvel établissement des Baignots puis en 1891 les Thermes Salins. Ses eaux et ses sources minérales naturelles seront médaillées à l'Exposition Universelle de Paris de 1878.

En 1874, la station d'Avène a été déclarée d'intérêt public par le Maréchal Mac Mahon, Président de la République. Quatre ans plus tard, l'eau d'Avène reçoit un prix à l'Exposition Universelle de Paris.

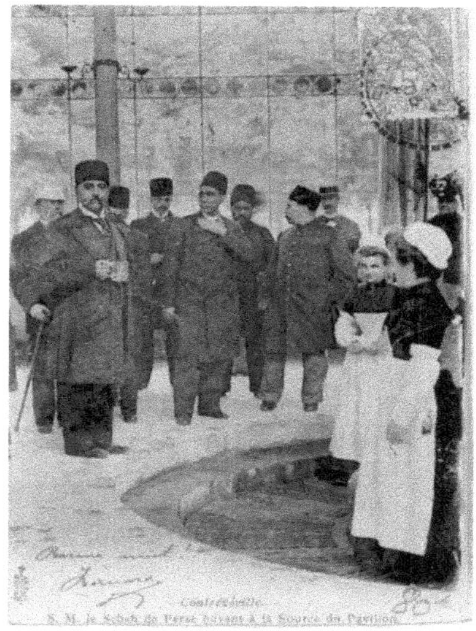

Des hôtes de marque dans les stations thermales françaises : la Grande Duchesse Maria Pavlavna de Russie et le shah de Perse à Contrexéville. (Doc. L'Impartial de l'Est du 01 07 1900, Cercle d'études locales de Contrexéville)

Entre 1880 et 1920, Contrexéville aura le privilège d'accueillir plusieurs fois la grande Duchesse Maria Pavlavna, épouse du grand duc Alexandrovitch. Elle séjourne avec sa petite cour à l'annexe du Grand Hôtel de l'Etablissement dans le Pavillon dit de la Souveraine. Après la révolution russe de 1917, Contrexéville deviendra même sa seconde patrie : elle fera construire dans le parc thermal la chapelle orthodoxe, toujours visible, où elle repose avec son fils, le grand duc Boris. En 1900, le shah de Perse vient soigner sa vessie à Contrexéville. Parti de Téhéran le 15 avril « avec tout un peuple de vizirs, de derviches, de secrétaires et favoris de tout acabit », il voyage d'abord en caravanes puis en train en passant par Varsovie. Il arrive dans la station vosgienne deux mois plus tard, le 13 juin au milieu des acclamations et des illuminations. Pour se loger, il occupe « quarante chambres de maîtres et seize de domestiques ». Au cours de son séjour, il se promène en landau dans les rues du village et n'hésite pas à jeter aux enfants des pièces d'or à son effigie. On le dit très riche. Au cours de ses déplacements, son homme de confiance le suit toujours avec une cassette destinée à ses menus achats : il s'agirait en réalité du... pot de chambre de sa majesté ! Grand admirateur de la France – il a confié l'éducation de ses vingt enfants à un précepteur français – il parle notre langue avec aisance et n'hésitera pas en fin de cure à faire ce mot plein d'humour à l'adresse de son médecin :

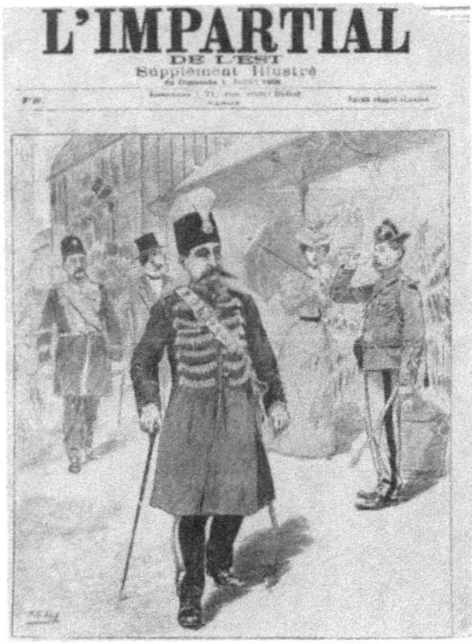

Les honneurs rendus au shah de Perse lors de sa cure à Contrexéville en 1900. (Doc. L'Impartial de l'Est du 01 07 1900 Cercle d'études locales de Contrexéville)

« Votre eau a tout de même des effets surprenants !
Française, elle l'était lorsque je l'ai bue
Mais sachez que je n'évacue
Que des cailloux persans ».

cet adjectif pouvant s'écrire, soit avec un ç (allusion à ses calculs douloureux évacués en fin de cure), soit avec un s pour rappeler ses origines persanes ! Très satisfait, il reviendra à Contrexéville en 1902 et 1905.

Les lettres et les arts sont toujours largement représentés dans les stations thermales françaises : Enghien a vu se constituer autours de la princesse Mathilde un cercle littéraire qui sera fréquenté avec assiduité par Flaubert, Renan, Taine, Théophile Gautier, Alexandre Dumas, Auguste Comte, Emile de Girardin et les Goncourt. A Lamalou, on rencontre Alexandre Dumas fils, André Gide, Sully Prud'homme, Alphonse de Chassepot, l'inventeur du célèbre fusil, le futur maréchal Joffre, le sultan du Maroc et surtout Alphonse Daudet qui reste la figure emblématique de l'hôtel Mas (« *Madame Mas, voilà Daudet, votre maison va changer d'aspect* » !) car pendant ses premiers séjours, il anime à lui seul la vie de toute la station. Atteint de tabès, séquelle d'une syphilis contractée peut-être dans sa jeunesse, il a déjà essayé, sans grand succès, Allevard en 1879, Royat en 1880, Néris en 1878 et 1884 puis Saint-Amand et Aix-les-bains. A partir de 1880, la maladie le fait terriblement souffrir car la paralysie se développe comme il le confie à Edmond de Goncourt : « la mort possible de mon intelligence resserre chaque jour la partie vivante de mon être ». Pour l'auteur des *Lettres de mon moulin,* la cure à Lamalou apparaît comme un ultime moyen de soulagement, sinon de guérison. Pendant six ans, entre 1885 et 1893, il viendra chercher à Lamalou une réduction de ses douleurs auprès des eaux sédatives de l'Usclade*. *La Doulou*, douleur en langue d'oc, rédigée entre 1885 et 1895 et parue plus de trente ans après sa mort, nous livre ses souffrances de curiste : « dans ma pauvre carcasse creusée, vidée par l'anémie, la douleur retentit comme la voix dans un logis sans meubles ni tentures. Des jours, de longs jours où il n'y a plus rien de vivant en moi que le souffrir ». Cette oeuvre représente aussi un document intéressant concernant le traitement des affections neurologiques lorsque Daudet décrit la piscine : « un carré de 4 à 5 mètres, un cachot de l'Inquisition avec lumière d'en haut par une grande verrière et un banc tout autour ; on y descend par quelques marches ». Il en est de même pour les bains de boue : « ce marais de boue noire où l'on vous enfonce péniblement avec une sensation délicieuse de glu chaude et molle par tout le corps. Les uns en ont jusqu'au cou, d'autres jusqu'aux bras. On est là une soixantaine, pêle-mêle, causant, lisant grâce à des flotteurs en planche ». Au traitement du tabès, succédera à Lamalou celui des complications neurologiques, des séquelles de la poliomyélite puis des accidents vasculaires cérébraux en associant la double orientation Rhumatologique et Neurologique de la station, grâce à ses eaux sédatives fortement bicarbonatées et aux importantes installations de rééducation fonctionnelle dont sont équipés ses différents établissements. C'est encore Daudet qui décrira dans *Numa Roumestan* l'ambiance si particulière des salles d'inhalation d'Allevard : « Imagine une salle carrée, très haute, une sorte de bulle flottante à goût de soufre qui colle aux habits, ternit les bijoux d'or. Là dedans, des gens assis contre les murs... un recueillement d'église baigné, rafraîchi par le grand jet d'eau minérale installé au milieu de la salle ».

De Royat, les Goncourt nous ont laissé une bien triste description lorsqu'ils évoquent ce « deuil de l'horrible pierre du pays, cette pierre ardoisée de Volvic qui ressemble à des pierres de cachots » avec à l'horizon « cet éternel Puy de Dôme dont le cône bleuâtre ressemble si épicièrement à un pain de sucre enveloppé de son papier ». En 1888 Mallarmé est aussi à Royat. Il y revient l'année suivante et séjourne dans une annexe du « *Splendid* ». Peut-être, profite-t-il des longs après-midi de repos pour composer certains de ses poèmes et travailler le vers et la rime « comme on creuse un sillon ». Paul Bourget a, lui aussi, toujours grand plaisir à retrouver Royat et l'Auvergne. En 1888, il travaille au *Disciple.* « Si, pendant votre séjour le Puy de Pariou se réveille, envoyez moi un télégramme » lui écrit malicieusement André Chaumeix ! Chaque été reviendront à Royat Pierre de Nolhac, Maurice Barrès, la comtesse Anna de Noailles mais c'est sans conteste Maeterlink qui sera le curiste le plus assidu en réalisant plus de treize cures : « si je peux à 72 ans encore conduire mon auto, c'est aux eaux minérales de Royat que je le dois » !

Les amants de Royat

Elle était blonde, phtisique, s'appelait Marguerite, comme la *Dame aux Camélias.* Lui, de noble prestance, brillant officier de carrière que rien ne prédestinait à retrouver dans les gorges sauvages de la Tiretaine la vicomtesse de Bonnemains. Lieutenant colonel à 34 ans après de brillantes campagnes en Algérie, en Cochinchine puis en Tunisie, Georges Boulanger est devenu ministre de la guerre dans le gouvernement Freycinet, grâce à l'appui de son ancien camarade de lycée, Clémenceau. Sa noble prestance, sa barbe blonde, son légendaire cheval noir, liés à une propagande habile et tapageuse ont su conquérir l'estime d'une armée traumatisée par Sedan et par le chauvinisme d'une France quelque peu revancharde. Soucieux de s'attacher l'armée, Boulanger lance des réformes militaires tout à la fois habiles et utiles : réorganisation du service militaire dans un sens plus égalitaire avec, en 1886, un projet de loi sur le recrutement dit des « curés sac au dos », autorisation pour le soldat de porter la barbe, gamelle remplacée par l'assiette de faïence, introduction de la fourchette dans les casernes, enfin guérites peintes en tricolore... Sur le plan technique, il implante le fusil Lebel – il restera en service jusqu'à la deuxième guerre mondiale – tandis que sur le plan politique, il ordonne à la troupe, lors des grèves de Decazeville, de « partager la soupe et le pain » avec les mineurs. Il n'en faut pas plus pour devenir l'idole du peuple de Paris qui l'acclame follement le 14 juillet 1886 à la revue de Longchamp, comme le rappelle la célèbre chanson de Paulus « *En revenant de la revue* » (Anatole France n'y verra qu'une « Marseillaise des mitrons et des calicots »). Pendant quelques heures, Boulanger possède entre ses mains le destin de la France et pourtant, à la foule massée sur les boulevards qui lui crie « A l'Elysée ! A l'Elysée ! », il préférera le calme bucolique de la station thermale de Royat. Sa popularité fait très peur aux politiciens. Rouvier, Président du Conseil, le fait nommer en 1887 général du XIIIe corps d'armée à Clermont-Fd. Avancement ou punition ? Dans l'*Intransigeant,* Rochefort parle de déportation : « on a désigné comme lieu de détention au général Boulanger... les montagnes d'Auvergne » ! Son départ de Paris se fait dans la bousculade. Le 8 juillet, une foule parisienne cocardière empêche le départ du train de « César ». C'est une locomotive haut-le-pied qui conduira Boulanger dans la capitale auvergnate.

Quelques semaines plus tard, la propriétaire de l'hôtel des marronniers situé à Royat, à quelques pas de la grotte des laveuses, reçoit une bien curieuse visite : deux hommes, deux officiers d'ordonnance recherchent un appartement tranquille pour deux visiteurs de marque. La propriétaire, Marie Quinton, accepte de montrer une partie de son modeste hôtel. Fille de meunier, mariée à dix huit ans, divorcée quelques années plus tard, elle s'est retrouvée à la mort de son père dans l'obligation de transformer son moulin en hôtel. Les yeux très noirs, la peau très brune, l'ovale du visage bien dessiné et toujours encadré par un bonnet de dentelles entourées de rubans à la mode auvergnate de cette fin de siècle, Marie Quinton attend avec curiosité ces deux hôtes importants. Le surlendemain, une dame arrive la première en provenance de Paris. C'est ensuite la venue d'un élégant monsieur à la barbe blonde et aux yeux bleus. Marie Quinton le conduit à l'étage auprès de la dame. Deux cris : « Marguerite » !, « Georges » ! Le séduisant quinquagénaire se jette dans les bras de son amie et la serre à la broyer racontera Marie Quinton dans son *Journal.* Par sa gentillesse, sa discrétion, son empressement, elle deviendra l'amie et la confidente du couple. Les deux amants retrouvent le calme reposant du *Pont des soupirs,* la fraîcheur agreste de la *Grotte des laveuses*, le son cristallin de la *Tiretaine* qui sautille de cascades en cascades sur les blocs basaltiques de la vallée mais l'idylle sera de courte durée.

La mort en 1891 de Mme de Bonnemains tournera indirectement une page d'histoire de France. Le suicide de Boulanger à Ixelles sur la tombe de sa bien aimée, « mort comme il a vécu, en sous lieutenant », selon l'apostrophe célèbre de Clemenceau, clôture tragiquement la vie d'un homme qui aurait pu, grâce à sa popularité avoir un destin national. Envoûté par une passion aveugle, épuisé par une femme dominatrice, subjugué par le calme et le silence de la vallée de Royat, « celui qui avait commencé comme César, continué comme Catilina et devait finir comme Roméo », disparaît de la vie politique française, avant même d'avoir pu la marquer durablement de son empreinte.

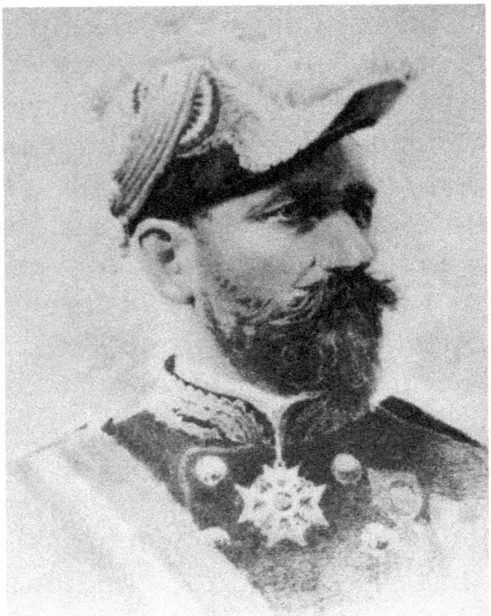
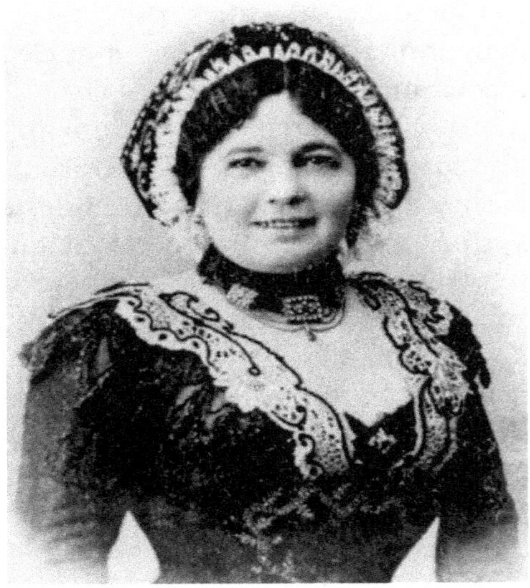
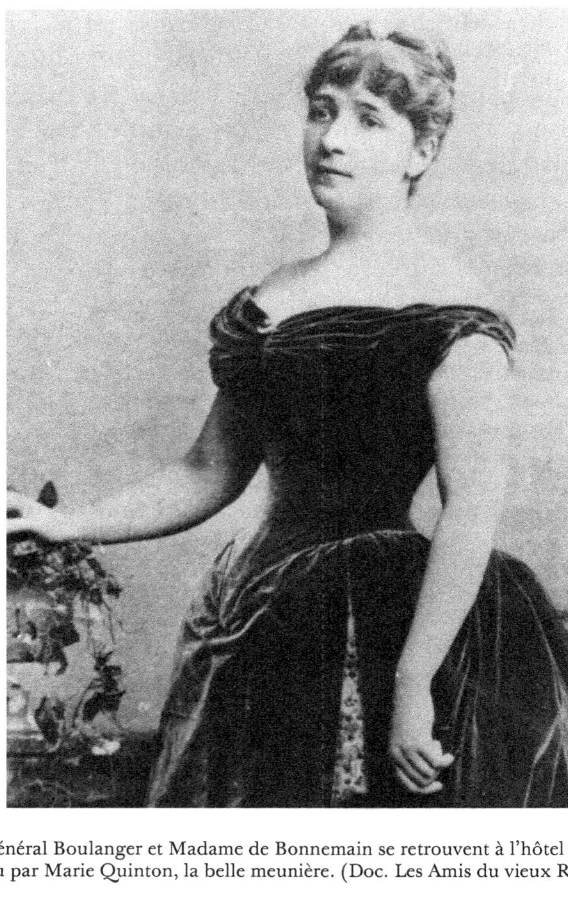

A Royat... le général Boulanger et Madame de Bonnemain se retrouvent à l'hôtel des Marronniers tenu par Marie Quinton, la belle meunière. (Doc. Les Amis du vieux Royat)

Nouvelles orientations thermales : cure thermale et cure climatique d'hiver

Si les siècles précédents ont connu les grandes épidémies de peste, de lèpre, de choléra, la fin du XIXe et la première moitié du XXe siècle sont dominées par la tuberculose. Cette maladie dont on ne parle qu'à voix basse, dont les médecins eux-mêmes taisent le nom à leurs malades et dont le diagnostic équivaut trop souvent à un arrêt de mort, n'a pas de traitement efficace.

Devant l'impuissance du corps médical à la soigner, on voit fleurir nombre de traitements plus ou moins fantaisistes. Certains praticiens font appel aux vertus des eaux thermales arsenicales ou sulfureuses. Marguerite Gautier qui arbore souvent des camélias rouges pour trancher avec la blancheur de son teint, fréquentera Bagnères en attendant la mode des bains de mer à Dieppe, à Berk, à Cabourg où l'air iodé semble plus favorable. Durand-Fardel, inspecteur des eaux de Vichy, publie à cette époque, en collaboration avec Lebret, inspecteur des eaux de Barèges, un *Dictionnaire des eaux minérales* dans lequel il indique : « Les eaux d'Amélie-les-bains ont une place importante dans le traitement de la phtisie. Cela doit sans doute être spécialement attribué au développement que l'on y a donné à l'emploi des inhalations et aux traitements d'hiver qui y sont institués. Nous sommes très portés à croire que la plupart des eaux sulfurées peuvent être utilement employées dans la phtisie pulmonaire ». A la même époque Artigues, médecin de l'hôpital thermal militaire de la station, consacre un ouvrage au *Traitement sulfureux appliqué aux affections de poitrine pendant l'hiver*. Quelques mois plus tard, Granier précise « les bonnes conditions climatiques d'Amélie pour un refuge d'hiver. Certains phtisiques s'y trouvent si merveilleusement bien qu'on est porté à croire qu'il y a dans l'air quelque chose de spécifiquement actif ».

Cependant ces inhalations d'eau sulfurée ne sont pas sans danger chez les tuberculeux car elles entraînent souvent des quintes de toux extrêmement violentes suivies d'hémoptysies répétées pouvant conduire à des hémorragies graves et à la mort ! Aux effets néfastes des gaz thermaux s'ajoute aussi le risque de contagion dans les hôtels ou les meublés entre curistes et tuberculeux comme le souligne un jeune médecin, le docteur Grangier, qui ose écrire : « on enlève la poussière des meubles, on cire mais rien n'est fait pour neutraliser la contagion de la tuberculose... Dans la chambre que nous habitions, il nous souvient désagréablement d'avoir vu pendant tout un mois sur la tapisserie contre laquelle était rangé le lit, une série de crachats verts striés de sang qui séchaient consciencieusement... » Ce risque de contamination nous rappelle le séjour de Zola en 1884 au Mont-Dore lorsqu'il écrivait : « Ma pauvre femme se lève à quatre heures du matin pour arriver une des premières à l'inhalation... simple précaution de propreté ».

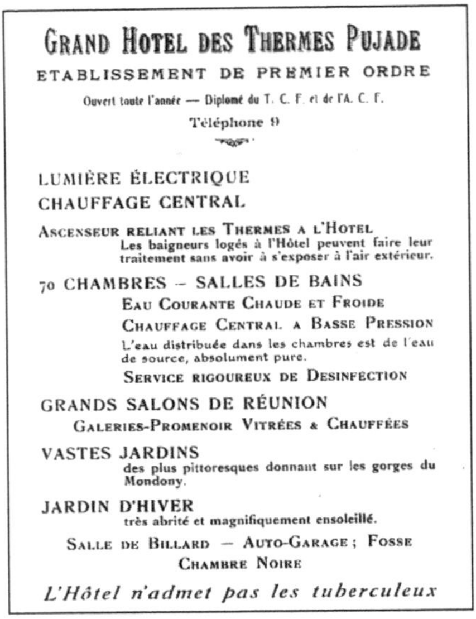

Publicité à l'attention des curistes fréquentant le Grand Hôtel Pujade. (Collection particulière)

Même après la découverte en 1882 du bacille responsable de la maladie par un médecin de Silésie, un certain docteur Koch, bien des inconnues subsistent. On sait que le risque de contamination par voie aérienne est très important comme le montrent les revues d'hygiène de l'époque. Tout objet touché par un tuberculeux devient suspect. On donne souvent comme exemple l'innocent collectionneur de timbres victime d'un guichetier tuberculeux ou le malheureux chercheur qui se contamine en manipulant des archives classées au préalable par un employé phtisique qui avait pris la fâcheuse habitude d'imprégner son doigt de salive avant de tourner les pages !

Le seul traitement reste la fameuse *cure hygiéno-diétético-climatique*. Le sanatorium devient alors à la fois lieu de repos, de mise à l'écart et outil thérapeutique. La température uniforme, la sécheresse du climat, l'absence de brouillards et surtout de vents, enfin l'exceptionnel ensoleillement sont autant de facteurs favorables pour les tuberculeux. Le Dr Lallemand, professeur à la faculté de médecine de Montpellier, sera l'un des premiers à orienter les poitrinaires à Vernet-les-bains. Il y accompagne le grand violoniste Paganini puis le fils du pacha d'Egype, le prince Ibrahim Pacha, venu soigner une « bronchite chronique » pendant l'hiver 1845-1846. En 1890, on construit à Vernet le premier sanatorium français et on fait appel à un éminent spécialiste de la tuberculose, le Dr Sabourin, pour le diriger. L'établissement compte 70 chambres, une salle de billard, une salle de lecture, un jardin d'hiver et une « *vacherie* » qui fournit du lait frais aux malades. Il en sera de même à Cambo dont le maire n'est autre que le professeur Grancher, collaborateur de Pasteur et grand spécialiste de la tuberculose. Il fait connaître la qualité exceptionnelle du climat de la petite station pyrénéenne avant d'y implanter la première maison de santé *Ongui Ethorri*. Les découvertes des premiers antibiotiques, des sulfamides, de l'INH, marqueront un demi-siècle plus tard un tournant décisif dans le traitement de la tuberculose et entraineront une réorientation complète des trois stations pyrénéennes d'Amélie, de Vernet et de Cambo.

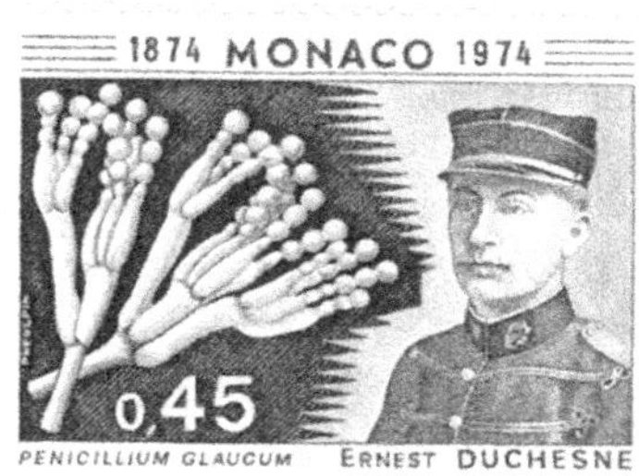

Nouvelle orientation de certaines stations thermales avec les cures climatiques d'hiver pour poitrinaires. Ernest Duchesne, médecin militaire met en évidence en 1897, trente ans avant Flemming, l'antagonisme entre moisissures et microbes. Atteint par la tuberculose, il décédera à l'hôpital thermal militaire d'Amélie. Série « Centenaire de naissance de personnages célèbres ». (Office des émissions de timbres poste. Principauté de Monaco)

Un nouveau siècle plein de promesses mais aussi parfois d'incertitudes

Les premières années du XXe siècle et la période qui suit la fin de la première guerre mondiale seront pour les stations thermales une période aussi faste que le second Empire : c'est la **Belle époque.** Curistes et accompagnants fréquentent les stations pour se soigner mais aussi pour se divertir, pour s'étourdir dans une intense soif de vivre, dans un immense appétit d'amusements. C'est l'arrivée du jazz, de la *Revue Nègre* animée par Joséphine Baker qui, vêtue d'un simple pagne de bananes, danse sur un rythme de charleston. Une véritable « dansomanie » s'empare des Français qui dansent en solo, à deux, en groupes, le fox-trot, le tango, la samba, la rumba. C'est aussi le début des « Temps Modernes » avec l'apparition de l'électricité, du téléphone qu'on retrouve dans les palaces thermaux mais aussi de l'automobile, de l'aviation, du cinéma. C'est aussi l'avènement de la femme moderne symbolisée par Coco Chanel : la silhouette féminine change avec des cheveux courts à la garçonne, des jupes raccourcies au genou, une poitrine effacée.

On continue à rencontrer dans les villes d'eaux nombre de têtes couronnées ou détrônées, d'hommes politiques, de gens de lettres. Royat qui soigne à cette époque « les maladies du cœur et des vaisseaux », reçoit en 1907 son plus illustre curiste Léopold II, roi des Belges. On lui administre la douche, assis sur une chaise placée en équilibre dans la baignoire. De caractère très autoritaire, le roi souhaite accélérer sa guérison et n'hésite pas à faire augmenter la pression du jet... sans en toucher mot à son médecin. Seul le garçon de bain est dans le secret. En 1920 arrive à Royat Zaghloul Pacha, le fondateur du Wafd, parti de l'indépendance égyptienne. Placé en résidence surveillée successivement à Malte, à Aden, aux Seychelles, Zaghloul Pacha vient en compagnie de sa femme et d'une suite nombreuse soigner sa santé ébranlée par la captivité. Sa femme qui a pris la tête de la rébellion pendant les années d'exil du tribun et qui est surnommée la « Mère des égyptiens », fera déposer à Royat devant la statue de Jeanne d'Arc une gerbe de fleurs avec une carte portant ces mots : « A la Jeanne d'Arc française, la Jeanne d'Arc égyptienne » ! De nombreux hommes politiques d'Egypte, de Syrie, du Liban, de tout le pourtour méditerranéen se côtoient à Royat. On y retrouve Ismail Bey, prince héritier de Tunisie. Installé au Grand Hôtel Majestic, il a gardé ses habitudes culinaires ancestrales et n'accepte guère les conseils diététiques de son médecin : au petit déjeuner il déguste quotidiennement des harengs séchés trempés au préalable dans une tasse d'excellente huile d'olive tunisienne. Parmi les personnalités politiques françaises, on retrouve à Royat André Tardieu et Painlevé mais c'est Joseph Caillaux qui est le plus remarqué. Lors de son premier séjour, les curistes se montrent le président qui vient d'être éclaboussé par le meurtre de Gaston Calmette, directeur du *Figaro,* tué de cinq coups de révolver le 16 mars 1914 au siège du journal rue Drouot par Henriette Caillaux, femme du président. Accusé par Clemenceau, Poincaré, Maurras et Léon Daudet d'intelligence avec l'ennemi, il est toujours accompagné de deux solides gardes du corps et d'un gros chien. Après son retour à la vie politique et au ministère des finances dans les gouvernements Painlevé et Briand, il est reçu au *Régina* avec tous les honneurs dus à son rang. Il devra d'ailleurs écourter sa cure pour rentrer précipitamment à Paris afin de prononcer en séance de nuit, un discours célèbre qui entraînera la chute du

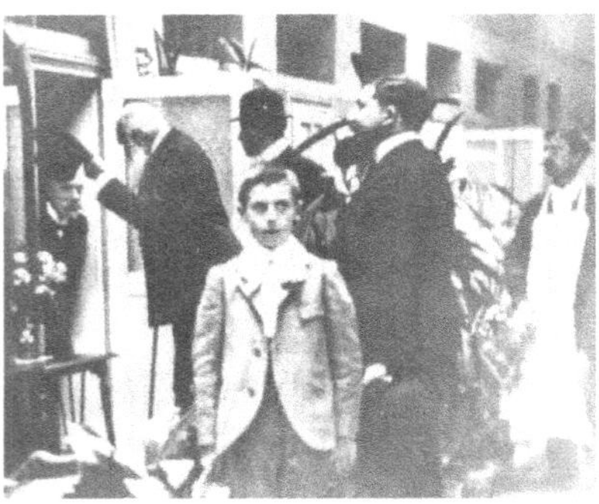

Léopold II, roi des Belges, en cure à Royat en 1907. (Doc. Les amis du vieux Royat)

ministère Blum. A un admirateur qui le complimente à sa sortie de séance pour la vigueur de son propos, le chef du parti républicain répondra : « si j'ai pu réaliser cet effort, c'est que je viens de faire une cure à Royat » ! Quelle plus belle publicité pour la station.

A Vichy, le *Majestic* reçoit le roi Fouad d'Egypte puis son fils Farouk. En 1912, c'est au tour du sultan Moulay Hafid tandis que Le Glaoui reste fidèle à l'hôtel du *Parc* pendant plus de dix ans. A l'*Aletti Palace*, siège de l'ancienne maison militaire de Napoléon III lors de son séjour en 1861, on retrouve Jules Romains, Utrillo. Entre 1910 et 1920, Argeles-Gazost accueille régulièrement François Mauriac : la station servira même de décor à l'un de ses romans, *Le Fleuve de feu.*

A la veille de 1914, les ressources hydrominérales de Dax sont exploitées dans plusieurs établissements comme *Les Grands Thermes,* les *Thermes Salins*, les *Thermes Romains,* les *bains Saint Pierre* et les *bains Séris,* mais la guerre de 1914 va sonner un glas provisoire pour toutes les stations thermales françaises. Il faudra attendre 1920 pour voir les étrangers et les coloniaux retrouver le chemin des villes d'eau et les casinos reprendre leur activité ; l'animation réapparaît à chaque nouveau printemps comme l'évoque Valéry Larbaud : « Vichy s'éveille au printemps et vit tout un été à l'ombre des platanes. On s'y croirait à l'étranger : dans les rues les gens parlent des langues inconnues... La nuit, dans les casinos, on voit passer des femmes aux bras nus enrubannés et dont le corps délicat est couvert d'un amoncellement de fleurs, de bijoux et de satin. Sous les ombrages des parcs, on rencontre des êtres dont on voudrait ne jamais oublier les traits et qu'on aimerait jusqu'à mourir s'ils n'étaient pas inaccessibles et comme d'un autre monde ». Le krach de 1929 à Wall Street signe la fin de cette période d'insouciance et la crise économique n'épargnera pas le thermalisme français qui voit souvent fuir les riches curistes étrangers. L'activité thermale ne connaîtra plus le même essor, même si on retrouve encore à Vichy quelques maharadjahs, quelques planteurs sud américains ou de riches familles d'Orient ou du Moyen-Orient qui louent des étages entiers du *Carlton*, des *Ambassadeurs,* du *Parc* ou du *Pavillon Sévigné* comme Farouk, roi d'Egypte ou Baô Daï, empereur du Viêt Nam, sans oublier la dernière reine d'Albanie. Il en est de même à La Roche-Posay où l'on retrouve au *Grand Hôtel* dans les années 30 Florence Gould, riche américaine inspiratrice et mécène des arts et des lettres et qui arrive dans la station poitevine en Rolls accompagnée de 40 personnes et de ses nombreux pékinois. Elle y rencontrera l'académicien Pierre Benoit et fait connaitre la station à André Gide, Jean Giraudoux, Jean Cocteau, Jean Marais et Sacha Guitry.

La noblesse, les aristocrates ne sont plus les seuls à composer le gotha thermal : une nouvelle classe, la bourgeoisie, investit les stations qui sont le siège d'un cosmopolitisme important qui restera l'une des caractéristiques du thermalisme de la Belle Epoque. Si les plus petites stations n'ont pas le privilège de recevoir une clientèle aussi connue, elles sont surtout fréquentées par des patients du département sans oublier les « autochtones » qui bénéficient de certains privilèges sous forme de gratuité de la boisson. Il s'agit d'une tradition qui se perpétue de siècle en siècle. C'est ainsi que depuis 1789 la concession du principal établissement thermal de Bagnères-de-Bigorre prévoit une réduction du prix des soins et des eaux en faveur des Bagnerais.

XVI. LA JOURNÉE DU CURISTE

Les infrastructures de la station thermale, qu'on devrait plutôt appeler la *ville d'eaux,* tant la cure de boissons reste importante, s'organisent autour de quelques édifices fondamentaux dont la construction sera confiée aux meilleurs architectes de l'époque : établissement thermal, buvettes, casino, hôtels, villas, le tout regroupé autour d'un parc aux essences variées, le plus souvent exotiques.

Passage obligé aux thermes

« Debout dès l'aube matinale
C'est là qu'un thermomètre en main
Tout malade, en guêtre, en sandale,
En mule étroite, en brodequin,
Curé, juif, actrice ou vestale
Ou moine, ou gendarme ou rabbin
Court s'entourer d'eau minérale
Et cuire à la chaleur du bain ».

Aller chaque matin à l'établissement thermal n'est pas toujours aisé dans certaines petites stations de montagne. Aux Eaux-Chaudes par exemple, ce sont les femmes du pays qui, pendant longtemps, porteront les curistes « sur le col ». Ailleurs, on entasse les boiteux dans des brouettes, des caisses, des fauteuils ou parfois des civières. Au Mont-Dore, apparaît même une sorte de brancard particulièrement adapté à la forte déclivité des rues de la station implantée à plus de 1000 m d'altitude dans la haute vallée de la Dordogne : le devant est fixé plus haut que l'arrière pour éviter de laisser glisser le curiste pendant son transport à l'établissement thermal. La corporation de ces porteurs disparaîtra avec le développement de l'automobile et la dernière chaise à porteur semble avoir été utilisée au Mont-Dore par une ancienne princesse de Roumanie... en 1948.

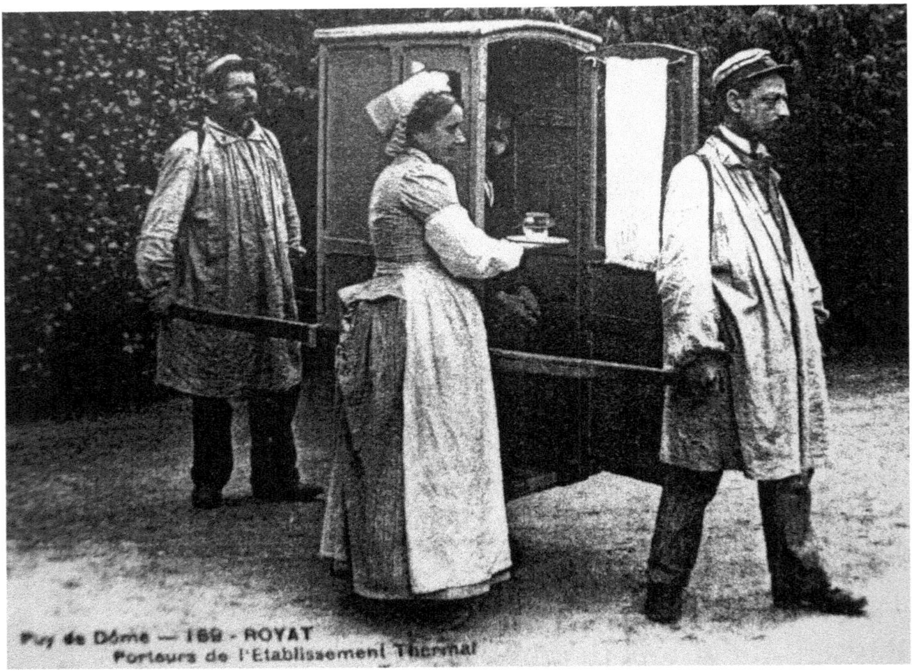

Certains curistes utilisent la chaise à porteur pour se rendre à l'établissement… tout en profitant de la buvette à domicile. (Doc. Les amis du vieux Royat)

Il faut parfois passer dans le fumier pour aller boire à la source thermale une « eau chaude où d'autres lavent le linge, les ustensiles de cuisine pleins de graisses et d'entrailles d'animaux ». Le curiste est souvent obligé de porter un drap, une couverture, quelques serviettes « avec un fagot de bois pour réchauffer les linges, après s'être plongé dans des baignoires rebutantes en forme de bière à enterrer les morts ». Le personnel médical ou paramédical fait encore cruellement défaut dans certaines petites stations où il n'y a souvent ni médecin, ni apothicaire. Tout un ensemble de petits métiers se concentrent autour du curiste : à coté de l'hôtelier ou de l'aubergiste, on retrouve le fontainier, le puiseur d'eau, le doucheur, le préposé au bain, sans oublier les servantes dévouées, levées dès trois heures du matin pour habiller, déshabiller leurs maîtres et se battre à l'établissement afin d'obtenir une place de choix. Et d'ailleurs, peut-on même parler d'établissement thermal ? En 1850, on répertorie plus de 200 stations thermales dont seulement 125 possèdent un ou plusieurs établissements thermaux qui manquent souvent d'hygiène et de confort. Environ 75 stations limitent leur activité thermale à la simple cure de boissons.

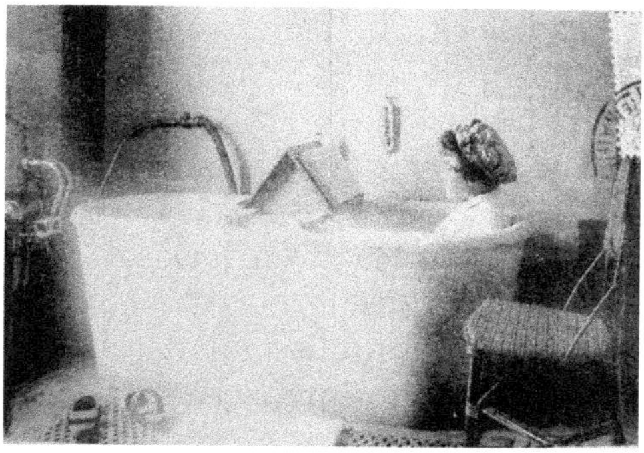

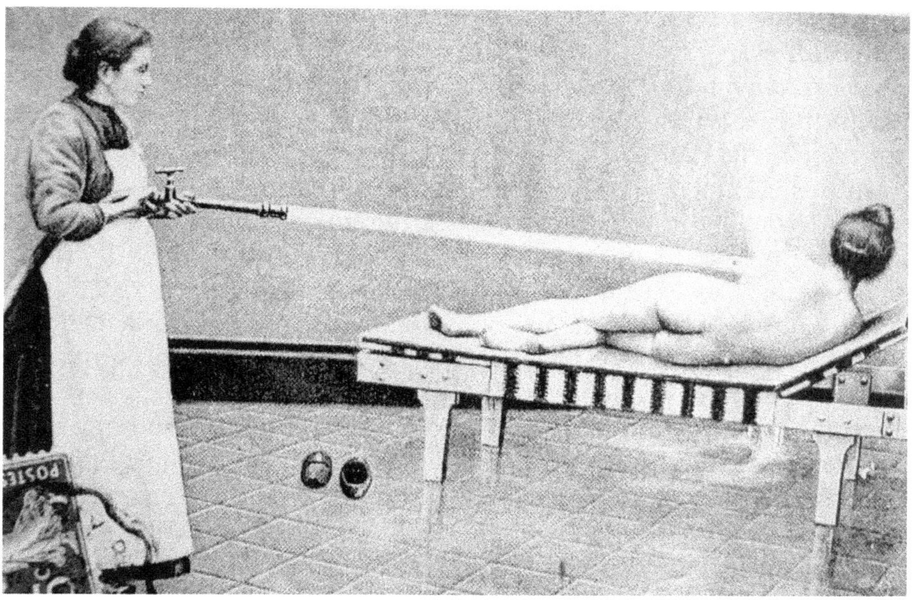

Bain en baignoire et douche au jet, deux techniques thermales très appréciées par les curistes. (Médiathèque Ville de Bourbonne-les-bains)

Dès la fin du XIXe siècle, on va observer dans les grandes stations un éclatement des diverses fonctions au sein de l'établissement thermal qui servait jusqu'ici à la fois de lieu de soins, de lieu de séjour et de distractions. Les règles d'hygiène et de moralité font d'abord exclure des thermes la partie casino avec ses salles de jeux, sa salle de bal, son théâtre. Seules Bagnères-de-Bigorre et Dax Salin Thermal possèdent encore à la fin du XIXe siècle un ensemble Thermes-Casino. L'établissement conserve son orientation médicale exclusive tandis que la partie hébergement s'individualise avec la construction de villas et surtout de grands hôtels. Les stations thermales se transforment alors en quelques années en de vastes chantiers pour lesquels se spécialisent des architectes comme Jarasse ou Ledru, le tout au milieu de parcs et de promenades qui serviront de liens et de lieux de rencontre entre les différentes parties de la station.

On édifie des thermes monumentaux à Bagnères-de-Bigorre, Capvern, Cauterets, Les Eaux-Bonnes, Luchon, Le Mont-Dore, Néris, Plombières, Luz-Saint-Sauveur, Ussat, Vernet, Ax, Chatel-Guyon. Ce qui frappe le plus le curiste, aujourd'hui encore, en franchissant les portes des établissements thermaux construits à cette époque, ce sont les somptueux décors intérieurs influencés par l'antiquité, le néoclassicisme ou l'exotisme mis au goût du jour par les récentes guerres coloniales et les premières expositions universelles.

C'est ainsi que l'établissement du Mont-Dore, successivement agrandi et remanié en 1845, 1878, 1893 veut rappeler l'origine romaine de la station : des galeries monumentales avec colonnes en granit des Vosges conduisent à la source *César**. Les façades austères de l'édifice contrastent étrangement avec l'intérieur que certains ont voulu comparer avec les thermes de Caracalla ou de Dioclétien. A Royat, l'établissement, inauguré en 1856 par Napoléon III lui-même, a été construit sur le modèle de la basilique de l'empereur romain Constantin à Rome et présente une façade avec trois grandes baies en plein cintre ajourées de verrières entrecoupées de colonnades et de chapiteaux ioniques en andésite. Le grand hall d'entrée formé, lui aussi, de trois nefs éclairées par de grands vitraux, donne accès à deux galeries de soins séparées hommes et femmes. L'établissement de Bourbon-l'Archambault, construit en 1880, a su préserver jusqu'à nos jours sa très belle architecture Art Déco avec son imposante façade néoclassique de pierres et de briques et avec son porche rehaussé de faïences, le tout donnant accès à un hall agrémenté de magnifiques fresques de faïences représentant la nymphe des sources et les oiseaux de paradis (céramiques de Léon Parvillée) sous un plafond à caisson en bois de châtaignier. Construits par un prix de Rome, les thermes de Châtel-Guyon s'édifient dans un style « art roman auvergnat » avec un très vaste hall d'accueil de plus de 200 m^2 sur une hauteur de neuf mètres. On y retrouve des colonnes de marbre rouge surmontées de chapiteaux et un escalier à double rampe pour accéder aux galeries de soins. La plupart de ces nouveaux établissements thermaux seront le plus souvent ornés de peintures murales comme à Luchon, au Mont-Dore ou de céramiques pour la piscine de Lamalou et le hall des thermes d'Evian. A Contrexéville, on construit entre 1908 et 1913 un établissement thermal et un pavillon des sources en forme de rotonde dans un style néo-byzantin à proximité d'un petit casino inspiré par Charles Garnier. A Vichy, on n'hésite pas à masquer les réservoirs d'eau thermale avec des minarets et à construire des dômes pseudobyzantins dont la polychromie des tuiles et du grès voudrait, peut-être, rappeler au curiste le hammam oriental.

Vers une autonomie des buvettes

Les buvettes resteront pendant longtemps disséminées dans les parcs de la station, sur le lieu même d'émergence des sources, comme par exemple, à Vals ou à Châtel-Guyon, au sein de grottes paysagères, de cabanes romantiques de façon à imposer au curiste une promenade hygiénique entre chaque verre consommé.

Parfois, comme cela existe en Allemagne où les buvettes sont regroupées dans d'élégantes constructions spécialement affectées à la boisson et à la promenade, (« *Trinkhalle* » de Baden-Baden), on construit des promenades galeries ou promenoirs galeries à Vittel ou à Contrexéville pour regrouper les curistes à l'heure de la dégustation dans un même lieu de rencontre et de sociabilité thermale. A Vichy, pour recevoir les sources *Lucas*, Chomel*, Mesdames*, Grande Grille**, on édifie un monumental pavillon des sources avec une structure métallique de 1500 m^2, éclairée par une large verrière soutenue par d'élégants piliers en fonte agrémentés d'une frise composée de chardons. Quant à la source des *Célestins**, elle restera abritée dans son pavillon de style Louis XVI, en totale harmonie avec la végétation voisine du parc.

Pendant longtemps, l'eau thermale destinée à la boisson du curiste sera puisée directement dans la vasque à l'aide d'une louche fixée à un long manche mais, avec la révolution pasteurienne et la découverte des risques microbiologiques liés à l'eau, ce mode de recueil deviendra rapidement suspect. Le griffon sera alors coiffé d'une cloche protectrice pour le protéger des risques de contaminations bactériennes. C'est ainsi qu'à Royat, la source *Eugénie**s'abritera sous une élégante coupole en forme de tholos aux colonnes ioniques et qu'à Plombières, les buvettes seront regroupées au niveau d'une fontaine Art déco, toujours visible dans le complexe *Calodae*. A Evian, le curiste retrouve toujours la buvette *Cachat,* petit chef d'œuvre d'art moderne édifié en 1903.

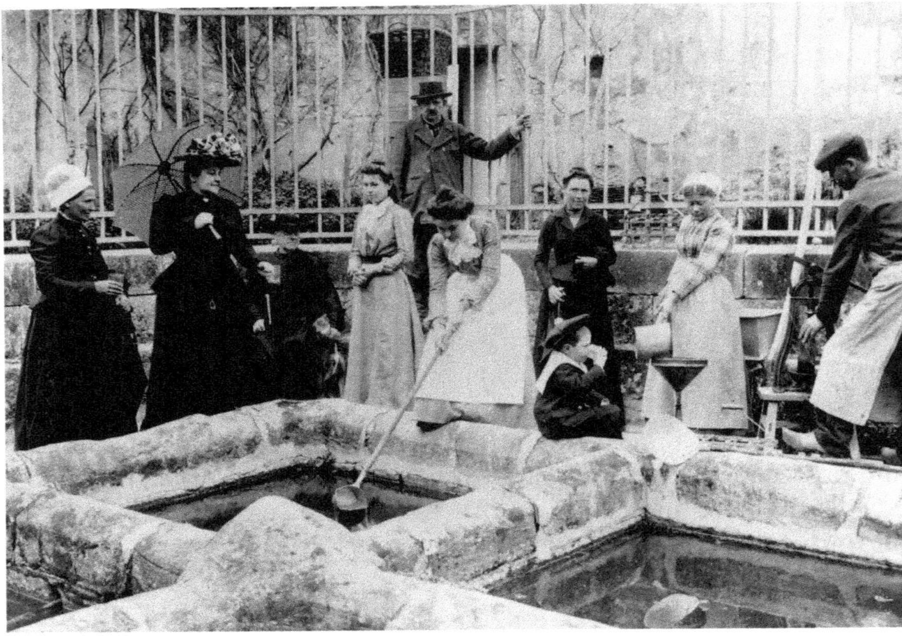

La cure de boisson représente la technique thermale la plus utilisée d'où le terme de *buveurs d'eau* souvent employé pour décrire les curistes. Les grands principes pastoriens en matière d'hygiène ne sont pas encore mis en pratique ; l'eau minérale toujours à l'air libre est encore puisée directement dans le bassin à la louche avant d'être distribuée aux curistes. (Collection particulière)

La cure de boissons impose aux curistes ou *buveurs d'eau* d'ingérer chaque jour d'importants volumes d'eau minérale. Pour beaucoup de médecins thermaux, plus la quantité d'eau minérale ingérée est importante... plus la guérison serait rapide. Ducous, par exemple, estime à 25 à 30 litres le volume moyen d'eau minérale absorbée au cours de la durée d'une cure à Cransac. A Vichy, le docteur Petit préconise de boire chaque jour de 30 à 35 verres d'eau minérale. Pour éviter de se tromper, certains curistes sont d'ailleurs obligés de « mettre dans l'une de leur poche un petit caillou après chaque verre consommé » ! De plus, l'eau minérale est prescrite par verre d'une contenance très variable : aux Eaux-Bonnes, on trouve des verres d'une capacité variant de 160 à 300 grammes...Selon le docteur Casimir Dumas, la capacité d'un verre d'eau minérale est « affaire de fantaisie et... affaire de source » : par exemple, à Vichy, « petit verre à la source Mesdames, verre moyen à la source de l'Hôpital, vrai verre à la Grande Grille et véritable chope aux Célestins » ! Aussi introduit-il, entre 1860 et 1864, un verre étalon d'une contenance de 240 g avec des subdivisions à 60, 80, 120 et 180 g. Et c'est ainsi que nait le fameux verre gradué, objet emblématique de tout curiste scrupuleux fréquentant une station où l'on pratique la cure de boisson. Il faudra attendre le début du XXe siècle pour que le docteur J. Cottet, médecine thermal à Evian, démontre que la façon dont on consomme l'eau minérale est plus importante que les quantités ingérées. Le protocole de la cure de diurèse imposera au curiste de boire à jeun, loin des repas, en position de préférence allongée, des quantités fractionnées d'eau minérale sur un rythme qui va varier au cours des vingt et un jours de cure.

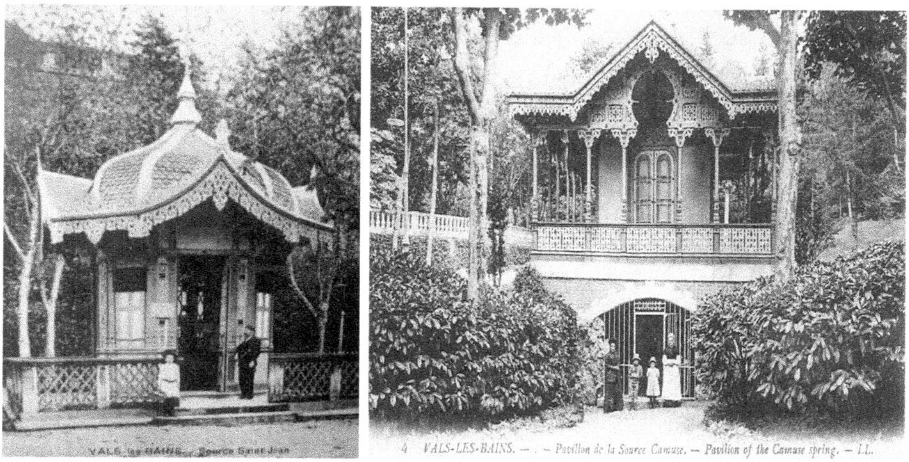
4 VALS-LES-BAINS. — . — Pavillon de la Source Camuse. — Pavilion of the Camuse spring. — LL.

Buvettes disséminées dans le parc thermal de Vals. (Collection particulière). « *L'eau est maure en hydrothérapie mais polynésienne en boisson. Il ne reste plus au curiste qu'à courir ça et là et boire de grands verres d'eau purgative dans des cabanes polynésiennes d'architecture octogonale avec un toit de chaume telles qu'on les voit dans les jardins zoologiques pour abriter le mouflon corse ou le canard de Barbarie* ». (Chroniques Alexandre Vialatte)

Très rapidement, ce verre gradué, objet mythique de tout curiste s'ornera d'une anse pour faciliter son accrochage au grillage de la buvette. Deux verres gradués entrent alors en concurrence : le verre personnel que chaque curiste consciencieux transporte dans son petit panier d'osier et le verre dit « omnibus » ou verre « banal » mis à la disposition des curistes négligents démunis de gobelets. « A l'aide d'un signe extérieur, le plus souvent même sans qu'elle ait besoin d'être guidée par une marque distinctive, la donneuse d'eau reconnait votre verre dans le tas et vous l'offre sans hésiter. A l'inverse, les verres omnibus sont rincés sommairement ou pas rincés du tout pour peu que les buveurs affluent ». Ce nettoyage insuffisant sera rapidement stigmatisé par les hygiénistes de l'époque : « les donneuses d'eau ne font parfois que le simulacre du lavage... ne maintiennent le verre à laver sur l'appareil qu'un temps dérisoire... Quand l'eau manque à l'appareil, les donneuses d'eau font tout simplement le geste de lavage et présentent le verre à un jet d'eau absent... Actuellement, il est répugnant de boire l'eau minérale dans un verre omnibus ». Et plus loin d'ajouter : « Rien n'est plus dangereux que le contact successif des lèvres sur un même objet humide. Qui pourrait assurer que le précédent curiste n'a pas une plaque muqueuse au coin de la bouche... Voilà le danger du verre banal ».

Avec le verre gradué apparaît aussi à chaque buvette la donneuse d'eau, véritable ambassadrice entre cette eau mystérieuse issue des profondeurs de la terre et le curiste représentant l'humanité accablée par la maladie.

> *« Les buveurs d'eau se pressent, s'entassent autour du robinet tandis qu'une femme impassible remplit sans cesse les verres et vous les tend de l'air grave et distrait d'un automate ».*
>
> L. Nadeau 1863

Quand les villes d'eau se transforment... en villes de pierres

Après un passage obligatoire à l'établissement thermal et à la buvette, le principal point de ralliement du curiste reste souvent l'hôtel qui fait partie intégrante du décor de la station. « Il n'y a ni rues, ni maisons, ni habitants indigènes, il n'y a que des hôtels... soixante quinze hôtels, énormes constructions semblables à des casernes et à des asiles d'aliénés qui s'allongent les uns à la suite des autres, indéfiniment, sur une ligne, au fond d'une gorge brumeuse et noire où toussote et crachote sans cesse, ainsi qu'un vieillard bronchiteux, un petit torrent » écrira en 1901 Octave Mirbeau dans sa chronique *Vingt et un jours d'un neurasthénique.*

L'affluence d'une très importante clientèle thermale crée rapidement des problèmes d'hébergement dans certaines stations où l'on construit des hôtels, non seulement de grande dimension, mais possédant aussi un confort moderne encore inégalé avec ascenseur, eau courante chaude et froide, électricité, chauffage central, salles de bain, tout-à-l'égout. Chaque station possède ses palaces : *Grand Hôtel, Splendide Hôtel (1884), Astoria (1904), Excelsior (1906), Royal (1914), Bernascon* à Aix-les-bains, *Grand Hôtel du Parc* (1891) à Salies-de-Béarn, *Grand Hôtel Continental* à Cauterets, *Hôtel du Parc et d'Angleterre* à Argelés-Gazost, *Hôtel des Princes* construit sur les plans d'Haussmann aux Eaux-Bonnes, *Continental* à Contrexéville, *Ermitage, Grand Hôtel, Vittel Palace* à Vittel, *Hôtel Le*

Splendid à Dax (« Le Splendid est à Dax ce que la Tour Eiffel est à Paris », selon certaines publicités), *Grand hôtel du Portugal* (1899) à Vernet, *Grand Hôtel du Parc* à Luxeuil, *Montjoly Palace* à Saint-Gervais, *Grand Hôtel des bains* à Vals, *Hôtel de l'Europe, du Globe* à Uriage, *Hôtel du Parc* à Thonon, *Splendid Hôtel* puis *Hôtel Royal* à Evian, *Sarciron* au Mont-Dore avec ses 300 chambres. A Vichy l'hôtel des *Ambassadeurs* possède, outre sa salle de billard, ses salons de lecture et de musique, une magnifique salle des fêtes capable d'accueillir plus de 500 personnes. Il bénéficie en outre « de l'éclairage électrique, d'ascenseurs et de téléphones reliés directement avec Paris ». Toujours à Vichy, on construit en 1909 *l'Astoria Palace*, en 1910 le *Mercédes Palace* qui deviendra plus tard l'hôtel *Rhül* puis le *Palace Hôtel* et en 1922 l'hôtel *Radio*. Avec ses huit étages, ses 350 chambres et salles de bains, il représente le plus imposant palace vichyssois mais il existe une concurrence féroce entre le *Carlton*, le *Thermal Palace*, le *Majestic*, les *Ambassadeurs* et l'hôtel du *Parc,* propriété de Madame Larbaud, dite Larbaud Saint-Yorre, veuve de Nicolas Larbaud, le « découvreur » du bassin thermal de Saint-Yorre. A Châtel-Guyon, on édifie le *Splendid et Continental Excelsior* avec ses toitures débordantes de style asiatique, tandis qu'à Bourbon-l'Archambault, l'hôtel *Talleyrand Montespan* s'efforce de rappeler au curiste le passage de célébrités.

Rois, princes, hommes politiques, militaires de haut rang, barons de l'industrie ou de la finance, hommes de lettres, de théâtre, riche clientèle cosmopolite fréquenteront ces palaces pendant près d'un siècle. Le *Sarciron,* par exemple, ouvre au Mont-Dore en 1907. Considéré comme l'un des cinq grands palaces français jusqu'à sa fermeture en 1953, il verra défiler les familles Boussac, Picon, Krug, Legran, les maréchaux Foch, Fayolles, Pétain, les écrivains Proust, Gide, Guitry, mais aussi des artistes comme Yvonne Printemps, Gaby Morlay, Tino Rossi, Edith Piaf. On y rencontrera le roi de Roumanie, le roi du Siam, et en 1910 la comtesse de Flandre, belle sœur du roi Léopold II de Belgique qui y retiendra pour la durée de sa cure tout un étage avec... vingt sept femmes de chambre.

Ces grands palaces s'implantent, tantôt à proximité de l'établissement thermal, tantôt un peu à l'extérieur au milieu d'immenses parcs comme à Vittel ou sur les hauteurs de la station avec laquelle ils sont reliés par funiculaire comme le *Royal Hôtel* d'Evian. Oeuvre de l'architecte Hébrard qui a déjà construit la buvette Cachat et le casino de la station, le *Royal* d'Evian dispose

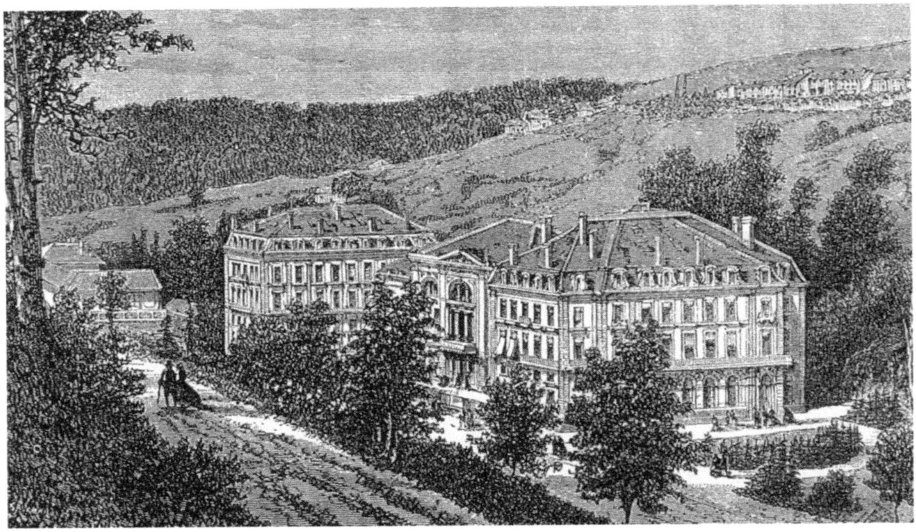

Les nouveaux thermes Napoléon de Plombière aux dimensions impressionnantes. (Extr. *Napoléon III à Plombière* J. Kastener 1967)

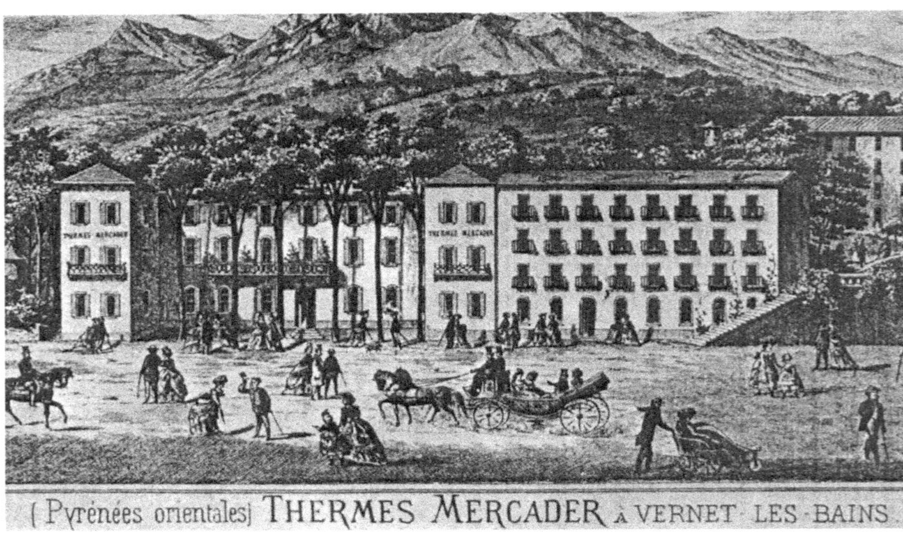

Quand les villes d'eau se transforment en villes de pierres : les thermes Mercader à Vernet-les-bains. (Extr. *Vernet-les-bains et les eaux sulfureuses des thermes Mercader* E. Massé 1870)

de 250 chambres réparties sur cinq niveaux. « En montant à bord du *Royal*, j'ai toujours eu l'impression de commencer une croisière, immobile, riche en découvertes » pouvait écrire Jacques Chancel dans le *Guetteur des rives*. Aujourd'hui encore, le curiste ou le simple visiteur reste surpris par les dimensions du hall, des salons, par les fresques florales qui ornent les murs du restaurant, sans oublier les balcons Art Nouveau qui surplombent le lac Léman et les collines. Parmi les célébrités reçues au *Royal,* on retrouvera Diaghilev, créateur des fameux Ballets russes, l'Agha Khan, le sultan du Maroc, Sacha Guitry. Lors de sa construction, une suite sera même réservée dans la petite aile droite du rez-de-chaussée pour le roi Edouard VII mais il faudra attendre... 1983 pour que la reine mère d'Angleterre vienne y séjourner !

Ces nouvelles constructions hôtelières nécessitent des investisseurs audacieux mais aussi des personnalités exceptionnelles comme Ruhl et Aletti pour organiser, gérer, diriger de telles structures. D'origine allemande, Henry Ruhl dirigera plus de soixante hôtels ou palaces comme le *Scribe* à Paris, le *Normandy* à Cabourg et le... *Ruhl* à Vichy. Quant à Joseph Aletti, il travaille d'abord dans des restaurants londoniens célèbres puis parcourt l'Europe pour apprendre son métier : on le verra au *Brenner's Park* de Baden-Baden, avant de diriger à Vichy l'hôtel *du Parc* qu'il transforme en palace en moins de quatre ans. En 1908, toujours à Vichy, il rénove l'hôtel *Victoria,* le *Majestic Palace* et prend la tête de la Société des Grands Hôtels de Vichy nouvellement créée. Il va moderniser en 1912 le *Carlton* et le *Thermal Palace* puis il étend son empire à Paris avec le *Claridge* et à Nice avec le *Ruhl.* Entre temps, il devient président du conseil d'administration de la Société des Bains de Mer de Juan-les-Pins. On retrouve ensuite son nom de l'autre côté de la Méditerranée, au chaud soleil de l'Afrique, où il fonde la « Société immobilière et hôtelière d'Afrique du Nord » et lance à Alger la construction d'un hôtel de 500 chambres. Implantée sur le front de mer, « cette ville dans la ville » intègre un restaurant, un cinéma, un théâtre, une galerie marchande, des salles de jeu, le casino municipal et.... une boite de nuit.

« Parler d'Aletti, c'est penser aux hôtels,
Parler d'hôtels, c'est citer Aletti ».

« Joseph Aletti sait recevoir à Vichy ses clients et les accueillir avec faste et savoir faire. Il parle l'anglais, l'allemand, l'italien et le français. Ne raconte t'-on pas qu'il n'hésitait pas à aller au Havre chercher avec sa voiture personnelle, Barach, membre du gouvernement américain à l'arrivée du transatlantique ! Il reçoit à sa table vichyssoise Lyautey, Saint-Exupéry ou Constantin-Weyer. Grâce à ses nombreux palaces, il peut accueillir ses hôtes étrangers de passage à Paris, éventuellement les faire passer l'hiver sur la Côte

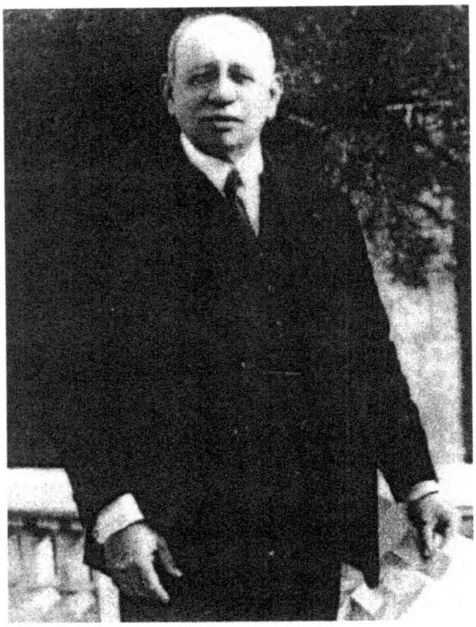

Joseph Aletti, créateur des principaux palaces Vichyssois. « *Parler d'Aletti, c'est penser aux hôtels ; Parler d'hôtels, c'est citer Aletti* ». (*J. Aletti, le temps des palaces à Vichy* de C. Labbaye)

d'Azur et l'été à Vichy. Maître d'hôtel s'il le faut dans certaines circonstances, il n'hésite pas à se retrouver en cuisine pendant le service. Travailleur infatigable, il sera le premier à offrir à son personnel une activité à temps plein en lui procurant, après la saison de Vichy, une nouvelle activité saisonnière l'hiver sur la Côte d'Azur, entrecoupée d'un mois de congé à chaque intersaison. Propriétaire de six palaces, un pour chacun de ses enfants, il aura su bâtir un véritable empire hôtelier et contribuer à transformer Vichy en véritable Reine des villes d'eaux ».

A côté de ces immenses palaces, de riches curistes ou des investisseurs fortunés construisent des villas d'inspiration très variée, de style baroque, mauresque, byzantin, anglais, Art nouveau ou Art déco. A Vichy, par exemple, on peut découvrir la *villa Strauss*, propriété du chef d'orchestre Isaac Strauss (elle hébergera l'Empereur au cours de ses premières cures en 1861 et 1862), le *chalet des Roses*, propriété du ministre Achille Fould, le chalet *Clermont-Tonnerre* qui abrita en 1864 Léopold Ier, roi des Belges. Le *chalet Eugénie*, ne sera habité que quelques jours, en juillet 1863, par l'impératrice qui gardera un assez mauvais souvenir de la station. Quant au *chalet de l'Empereur,* il est toujours reconnaissable avec ses ferronneries de porte rehaussées de la lettre N. A proximité, rue Alquié, des pavillons de style anglais seront construits pour abriter la garde impériale. De cette époque, Luchon conserve les villas *Edouard*, *Julia* où séjourna chaque été Edmond Rostand, *Pyrène* et *Santa Maria* qui abrita la princesse Narischkine. Cauterets aura le privilège de voir construire par une princesse russe la *villa Galitzine* en forme d'isba bleutée. Argeles-Gazost possède ses villas *Alicot, Artalens, Fourtine et Suzanne* tandis qu'aux Eaux-Bonnes, on peut toujours admirer les villas *Bellevue, Cockade* ou *Meunier*. A Vittel, on retrouve les villas *Nino* construite par Charles Garnier pour son fils et *Saint Pierre*, propriété de la famille Bouloumié. A l'image des constructions de Deauville ou d'Houlgate, Bagnoles-de-l'Orne s'enrichit, entre 1886 et 1914, à l'initiative d'Albert Christophe, de nombreuses villas style Belle Epoque comme les villas du *Crédit Foncier* avec ses 22 chambres, *Simone, Pintania*, le *Castel.* Il en est de même à Châtel-Guyon avec les villas *Hermosa, Le Paradou, Les Jeannettes,* à Vals avec la villa *La Roseraie.* Evian peut s'enorgueillir de posséder les villas *La Sapinière*, le *Manoir*, refuge des golfeurs et surtout la *villa Lumière,* ancienne résidence d'été de la famille Lumière.

Entre 1880 et 1890, s'ouvre à Vernet-les-bains, sur la rive gauche du Cady, un gigantesque chantier nécessitant la présence de plus de 600 ouvriers pour construire sur plus de dix huit hectares un établissement thermal, un casino, le *Grand Hôtel du Portugal* et une dizaine de villas. Dans le même temps, on rénove les hôtels de la *Préfecture* et *d'Ibrahim Pacha* car d'octobre à mai, une riche clientèle anglaise fréquente cette station pyrénéenne. Emile Kiechle, directeur de l'établissement lance une importante publicité auprès de la clientèle étrangère, en particulier britannique : on y retrouve Kipling, lord Kitchner, ancien ministre de la guerre, le feld-maréchal Roberts, rendu célèbre par la guerre du Transvall, mais aussi Richard Wagner qui aurait trouvé l'inspiration de *Parsifal* en visitant l'abbaye toute proche de Saint Martin du Canigou.

Les distractions offertes au curiste

> *« C'est incroyable, ces villes d'eau ! Ce sont les seuls pays de féerie qui subsistent sur la terre ! En deux mois, il s'y passe plus de choses que dans le reste de l'univers durant le reste de l'année. On dirait vraiment que les sources ne sont pas minéralisées mais ensorcelées ».*
>
> Maupassant

Les plaisirs de la table

Même si l'eau est au cœur de la cure, même si elle doit représenter la consommation quotidienne la plus régulière, la plus abondante, sinon la plus appréciée du curiste qu'on appelle à l'époque « buveur d'eau », la gastronomie n'est pas tout à fait absente des vingt et un jours passés dans la station. Les chefs essayent de faire connaître aux curistes les spécialités typiquement régionales, même si sur le plan nutritionnel ou calorique la composition des repas servis n'est pas toujours en harmonie avec le régime proposé par le corps médical de la station. A la table d'hôte très en vogue jusqu'au début du XXe siècle succèdera la mode des petites tables individuelles placées côte à côte, face à face ou dos à dos, ce qui dévoile déjà l'individualisme français et fait oublier que le repas est avant tout un partage, comme le rappelait si justement Trémolières lorsqu'il écrivait : « Manger, c'est se procurer du plaisir en consommant un produit qui a du goût, mais c'est aussi partager le plaisir du repas avec d'autres ».

L'après midi, il est de bon ton, après avoir entendu un concert autour du kiosque, de se retrouver dans un endroit à la mode pour déguster une pêche melba, un sorbet aux fruits, une glace traditionnelle par exemple chez *Béatrix* à Vals, une pâtisserie de renom comme *Calondre, Serve* ou *au Fidèle berger* à Vichy, un chocolat granité dans un salon de thé comme celui de la *Marquise de Sévigné* à Royat. Le soir, on aime dîner dans un restaurant chic, à la mode, comme le « *Chanteclerc* » à Vichy où l'on vient en smoking et en robe du soir.

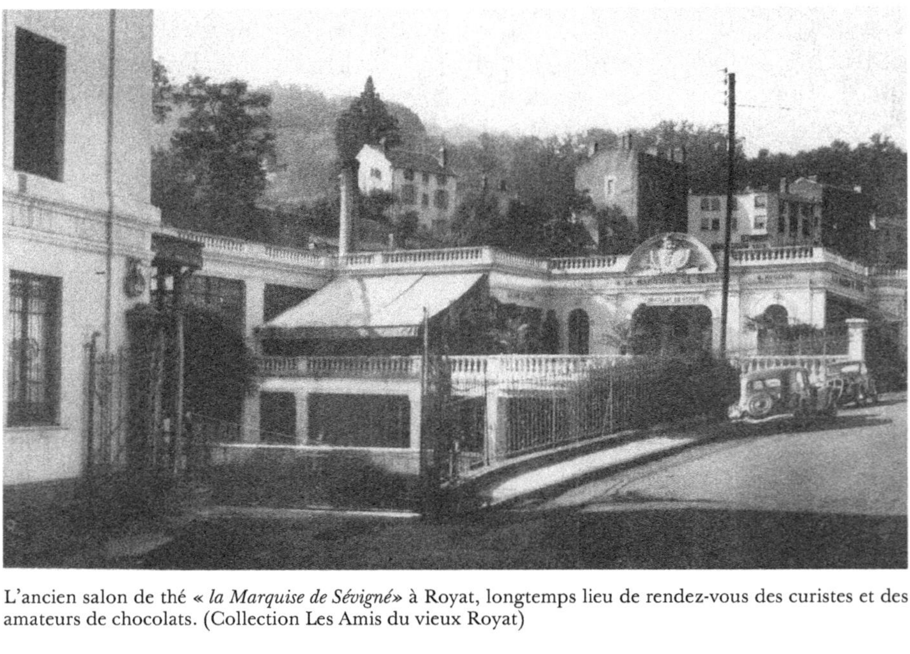

L'ancien salon de thé « *la Marquise de Sévigné* » à Royat, longtemps lieu de rendez-vous des curistes et des amateurs de chocolats. (Collection Les Amis du vieux Royat)

Vers 1882, un pâtissier confiseur du nom de Philippe, installé à Plombières, fait macérer des fruits confits dans du kirsch de Fougerolles avant de les incorporer dans un entremet glacé créé au siècle précédent par un certain Tortoni. C'est ainsi que la glace « Plombières » au goût si particulier serait parvenue jusqu'à nous.

Autre pâtisserie toujours dégustée à Bourbonne, à Niederbronn ou à Amnéville, le kouglof. On raconte que Stanislas Leszczynski, duc de Lorraine, trouvant son kouglof trop sec, au cours d'un repas en son château de Lunéville, l'aurait arrosé de rhum pour le ramollir avant de s'écrier : « il est vraiment baba ce dessert... ». Ainsi serait né, selon la légende, le premier baba au rhum !

A partir de 1895, Royat devient la capitale du chocolat de luxe. Auguste Rouzaud, marié à la fille d'un confiseur clermontois, oriente sa fabrication de chocolats vers des produits haut de gamme. Fervente admiratrice d'Edmond Rostand qui présente Cyrano de Bergerac à Vichy, Clémentine Rouzaud désire témoigner sa grande admiration à l'homme de lettres qui la reçoit au Pavillon Sévigné. Séduite à la fois par l'auteur de Chanteclerc et par le décor de la résidence Sévigné, Madame Rouzaud choisira en 1898 comme marque de chocolat la très célèbre marquise. L'entreprise Rouzaud fera ainsi connaître à travers toute la France la qualité exceptionnelle de ce chocolat auvergnat fabriqué à Royat. A Paris, les magasins de la place de la Madeleine ou de la place Victor Hugo commercialiseront pendant de très nombreuses années un chocolat de grand luxe.

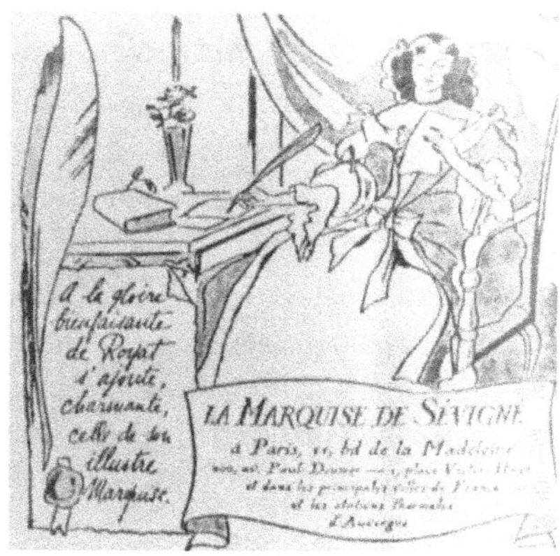

Même si l'eau minérale est au centre de la cure, les plaisirs de la bouche ne sont pas exclus. A. Rouzaud et son épouse créent à Royat la célèbre chocolaterie de *la Marquise de Sévigné.* (Collection particulière)

*A Vals, la célèbre pâtisserie Béatrix présente des bandeaux décoratifs évoquant des génoises avec quatre rangées de tuiles qui épousent la forme des ouvertures. Depuis 1930, la maison Béatrix offre aux curistes et aux gourmands ses glaces aux parfums variés et toujours renouvelés, telle la glace à la pomme de terre vitelotte créée au début du XXI*e *siècle.*

Manger, boire, dormir ne suffisent pas pour occuper la journée du curiste après son passage matinal à l'établissement thermal. Les distractions vont donc se multiplier à l'infini pour satisfaire les différentes catégories de curistes. Protégées du monde extérieur, les stations thermales ne seront guère stimulées que par le bouillonnement des griffons, la musique dispensée dans les kiosques, le papotage des curistes ou le chuchotement des rencontres. Ce fonctionnement de la station en cercles fermés sera d'ailleurs source d'inspiration pour certains écrivains comme Labiche qui choisit pour cadre de ses vaudevilles Bagnères-de-Bigorre avec *J'ai compromis ma femme*, Néris avec *Bocquet père et fils* ou Aix-en-Provence avec *Mademoiselle, ma femme.*

La **lecture** reste un passe-temps important. On lit beaucoup dans les villes d'eaux des journaux locaux comme le *Journal de Vichy*, la *Gazette thermale de Bagnères-de-Bigorre,* l'*Avenir de Luchon,* le *Courrier des Eaux-Bonnes, la Vérité de Lamalou, le journal de Bourbonne.* Destinés en priorité aux curistes, ces journaux fournissent d'abord des nouvelles de la station avec la liste détaillée des personnalités descendues dans les grands hôtels mais ils vantent aussi les traitements utilisés, développent les programmes détaillés des spectacles.

De petites librairies ou des cabinets de lecture permettent à certains curistes de retrouver les romans à la mode, les ouvrages consacrés au régionalisme. A Royat par exemple, une librairie « *La plume d'or* », accueille les curistes amateurs de lecture. La propriétaire, Amélie Murat, lauréate de l'Académie Française pour l'un de ses ouvrages, restera connue comme une poétesse discrète et délicate, parfois comparée à Marcelline Desbordes-Valmore. Les grands journaux parisiens apportent enfin aux curistes les informations nationales ou internationales. C'est ainsi que Paul Valéry qui a accompagné son épouse en cure à La Preste apprendra l'ordre de mobilisation le 1er août 1914 : « Chaque matin, les baigneurs, un microcosme, une colonie perdue dans les rochers au fond de la haute vallée du Tech, au pied du Costabone, se ruent sur le facteur pour avoir la *Dépèche* » !

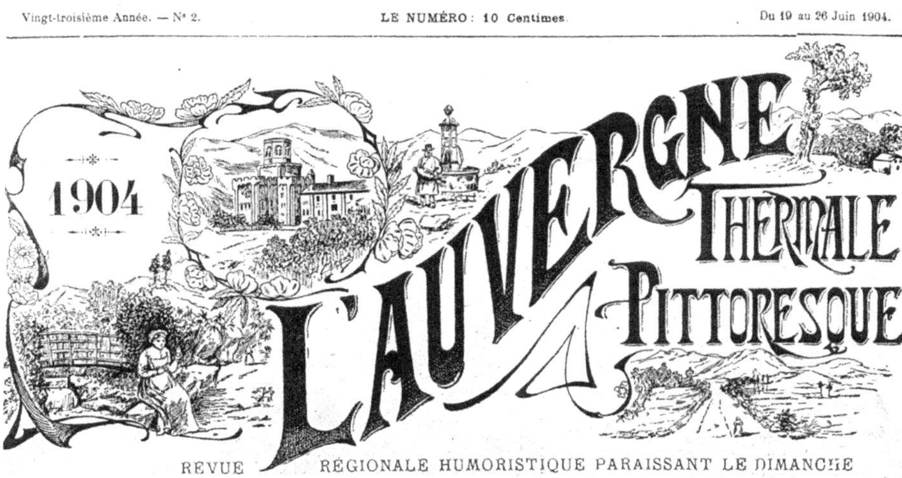

Quand les journaux locaux fournissent aux curistes les dernières nouvelles de la station. (Collection particulière)

La **musique** est présente dans toutes les stations thermales dès la seconde partie du XIXe siècle. Vichy, par exemple, aura son premier kiosque à musique en 1866. Il en sera de même à Salies-de-Béarn. Dès 9 h du matin, résonnent les premiers accords musicaux qui se poursuivent tout au long de l'après-midi et tard dans la soirée. Ce sont des polkas, des gavottes, des valses ou de la musique militaire comme *La marche de l'armée française au Tonkin.* Wagner, Schubert, Chopin, Gounod, Berlioz, Saint-Saëns, Chabrier sont les plus joués. Jacob Eberst, plus connu sous le nom d'Offenbach, capable selon la légende de composer trois valses avant le déjeuner, une mazurka après le dîner et quatre galops entre les deux repas, va devenir l'un des hommes les plus célèbres. Ce musicien « né du croisement d'un coq et d'une sauterelle », au dire de son ami Nadar, enflamme tous les Français avec *Orphée aux Enfers*, *La Belle Hélène* ou *La Duchesse de Gérolstein.* La musique est aussi présente dans les cercles, les cafés, les brasseries, les salons de certains hôtels où ce sont parfois les « baigneurs » eux-mêmes qui se mettent au piano pour se distraire et divertir les autres curistes. Des musiques locales, des harmonies municipales organisent de grandes fêtes populaires à la différence des bals qui se donnent dans les salons des casinos ou de certains palaces.

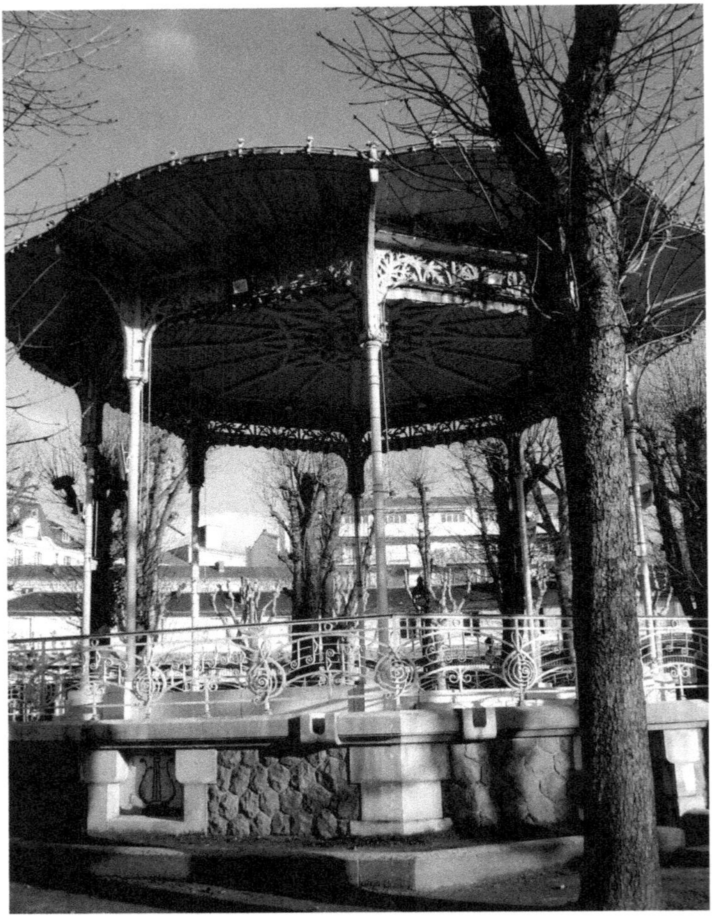

Le kiosque à musique, lieu de rencontre et de détente dans la station. A noter les gardes du corps du kiosque qui dessinent des portées de musique et les soubassements divers instruments. (Parc thermal de Vichy à proximité de la source de l'Hôpital, collection particulière)

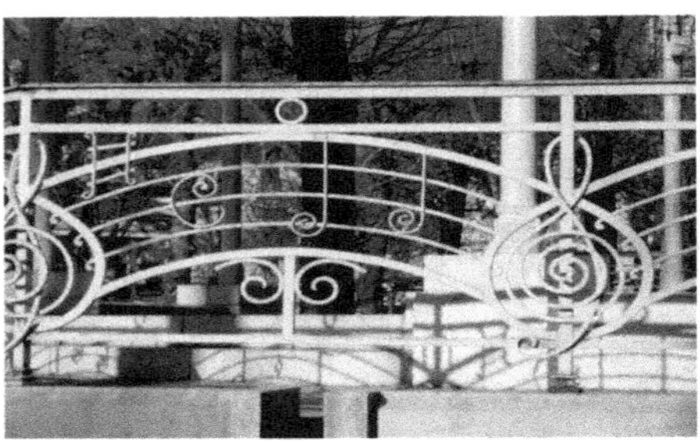

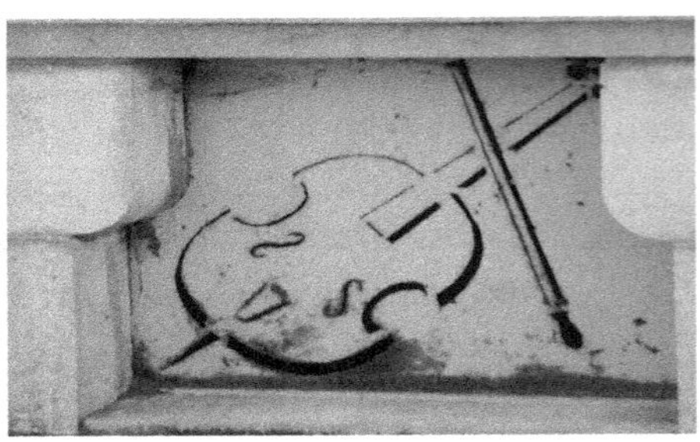

Parmi les autres distractions fréquemment rencontrées, on peut citer les conférences, le théâtre – Lamalou devient et restera longtemps la capitale provinciale de l'opéra comique –, les concours d'élégance et surtout la fréquentation des **casinos** qui se développent à partir de 1855. Challes construit son casino style empire en 1883. A Châtel-Guyon, Niermans qui vient de construire le Negresco à Nice, réalise un casino avec une salle des fêtes, un salon de lecture. Néris possède son casino-théâtre de style à l'italienne connu sous le nom de « *bonbonnière* ». Baptisé André Messagé, en hommage au compositeur et chef d'orchestre montluçonnais, il sera inscrit à l'Inventaire Supplémentaire des Monuments historiques en 1984. L'Atrium Casino de Dax construit par A. Granet sera fonctionnel à partir de 1928. A la fois lieu de distractions, de loisirs et de réception, les premiers casinos français seront appelés *Vauxhall* pour rappeler un célèbre lieu de plaisirs à Londres alors que dans les stations allemandes et austro-hongroises on parle de *Kursaal* ou *Kurhaus* comme ceux de Baden-Baden ou de Wiesbaden.

Le décret impérial du 24 juin 1806 avait autorisé exceptionnellement les jeux de hasard dans les stations thermales pour concurrencer Spa ou Aix-la-Chapelle. Un siècle plus tard, en juin 1907, une loi adoptera une nouvelle réglementation concernant les cercles et les casinos des stations balnéaires, thermales et climatiques : pendant la « *saison des étrangers* », c'est à dire la période de fonctionnement des établissements thermaux, il sera permis d'ouvrir des « locaux spéciaux distincts et séparés où seront pratiqués certains jeux de hasard ». Ainsi s'explique la présence d'un casino avec sa ou ses salles de jeux dans la plupart de nos stations thermales françaises. La réglementation précise en outre un partage des gains entre l'Etat et les communes. Le casino devient ainsi à la fois locomotive de l'expansion économique et pôle d'attractions pour les curistes et les habitants des environs. Il participe non seulement à la vie mondaine mais contribue indirectement à l'économie de la station avec les taxes sur les jeux. Dans certaines stations, des employés, tels que les croupiers, forment une véritable caste qui se transmet de père en fils au sein d'une même famille.

Les casinos sont aussi des lieux de distraction avec salons de thé, salles de réunion, de concert ou de conférences mais aussi des hall d'exposition, des salles de bal et les plus grands possèdent même une salle de théâtre. Le casino devient ainsi le centre de la vie mondaine de la station où l'on organise des concours d'élégance. Chaque station veut avoir son casino : Cauterets devient célèbre avec son *Vauxhall*, Bagnères-de-Bigorre avec son *Frascati* crée par un ancien consul d'Espagne : on y trouve « restauration, café, billard, salles de jeux, salles de bal, cabinets de lecture ». Vichy représente à l'époque une sorte de « Bayreuth français » pour les mélomanes en raison de la qualité de ses spectacles musicaux et de la renommée des artistes lyriques qui fréquentent le Grand Casino. Charles Munch y dirige concerts ou opéras tandis que Vincent d'Indy y présente ses œuvres. Le Casino de Vichy possède un orchestre de 100 musiciens et une troupe de 90 chanteurs ou choristes où l'on voit défiler les étoiles des ballets russes, les divas de la Scala de Milan. Mais Vichy c'est aussi « le plus Grand Café du Monde » fréquenté pendant la saison, de mai à octobre, non seulement par les curistes de l'Europe entière, mais aussi par de très nombreux coloniaux d'Afrique ou d'Extrême Orient. L'*Elysée Palace*, le *Grand Casino*, le *Casino des Fleurs*, *l'Eden Théâtre* accueillent tous les noctambules qui rêvent de fortune. Cette activité nocturne prolongée et répétée n'est pas toujours du goût du corps médical. « Quand vous arrivez aux eaux minérales, faites comme si vous entriez dans le temple d'Esculape. Laissez à la porte toutes les passions qui ont agité votre âme, toutes les affections qui ont si longtemps tourmenté votre esprit » conseillait déjà au siècle précédent le baron Alibert, médecin chef de l'hôpital Saint-Louis ! Bien rares seront les curistes qui appliquent ce sage précepte. Certains s'adonnent aux jeux de société dans les salons de leurs hôtels pour passer la soirée. Ce sont alors les jeux de carte (la bouillotte, l'impériale) les échecs, les petits chevaux, le whist, le baccara, l'écarté, considérés comme des jeux de bonne compagnie.

« Quand l'étoile du soir paraît à l'horizon,
Le baigneur sort de table et se rend au salon.
Dans le jeu de piquet, l'avocat, le notaire
Cherchent à tromper l'ennui d'une épineuse affaire ;
Les jeux ne sont ici que d'amusants repos ».

Par contre d'autres fréquentent les salles de jeux des casinos pour gagner :

« Là viennent tous les ans, exactes au rendez vous
Les vieillards éclopés… et la vieille joueuse
Que l'aurore au tapis vert surprend à son retour ».

En cette fin de siècle et en ce début du XXe siècle, la **mode** est aussi un élément déterminant pour fréquenter telle ou telle station : « on vient prendre les eaux pour céder aux exigences de la mode »! Les plus prestigieuses enseignes du commerce parisien s'implantent dans les grandes stations comme Vittel, Contrexéville, Vichy, mais aussi Baden-Baden ou Wiesbaden où l'on retrouve les bijoutiers de la place Vendôme, les maroquiniers, les fourreurs, les marques de haute couture. Vichy est à la mode ou plus exactement, Vichy est... la mode. On y vient parfois pour s'y soigner mais aussi pour se distraire et souvent pour... se montrer ! Il faut être vu et bien vu dans les endroits à la mode, mode déjà relayée à l'époque par la publicité des premiers guides de voyages, des premières affiches publicitaires. En prenant les mêmes eaux qu'une princesse ou une douairière, en écoutant la même musique que le gotha de l'Europe, on croit s'incorporer un peu à cette aristocratie. En s'approchant des altesses royales, en se frottant aux grands de ce monde, on cherche à s'identifier à cette catégorie de curistes qui fréquentent ces palaces, ces bains hors-classe.

Mais tous n'apprécient pas ce brassage, ce cosmopolitisme thermal. Taine n'hésite pas à écrire : « Pour y voir de grands hommes, il faut les apporter reliés en veau dans sa malle ! Il est également convenu qu'aux eaux la conversion est spirituelle, qu'on n'y rencontre que des artistes, des hommes supérieurs, des gens du grand monde.... ». Dans sa *Correspondance*, Flaubert déplore, lui aussi, la grande popularité des stations thermales et l'affluence des foules qui s'y pressent : « Vichy est peuplé de Rouennais et... d'une quantité de bourgeois ignobles ».

Quant aux **sports**, on joue au tennis, au golf, on fréquente les premiers tirs aux pigeons (le shah de Perse inaugure celui de Contrexéville au cours de sa première cure au tout début du XXe siècle). Crée en 1908 par Joseph Aletti pour attirer une clientèle internationale de joueurs de golf dans un ancien marécage de 32 hectares sur les bords de l'Allier, le golf « 18 trous » de Bellerive restera longtemps un des éléments phare du patrimoine vichyssois symbolisé par son club-house de pur style britannique. Courses de chevaux et concours hippiques occupent les très nombreux « sportifs par procuration » qui viennent parfois pour la beauté du spectacle mais aussi pour l'attrait du gain. Mais seules quelques grandes stations comme Vichy, Aix, Dax, Evian, Vittel, construisent des hippodromes. Vichy deviendra d'ailleurs la capitale incontestée des courses de chevaux chaque été, la première quinzaine d'août, avec son grand prix qui rivalise même avec celui de Deauville.

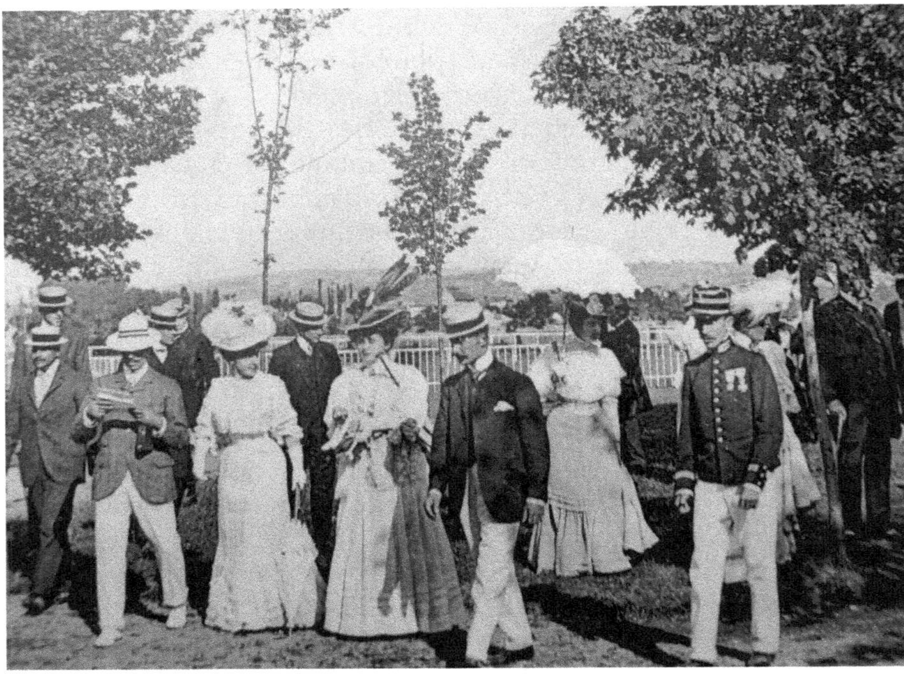

Parmi les nombreuses distractions offertes aux curistes : le champ de courses. (Collection particulière)

Dès cette époque apparaît la pratique du vélo : « la vélocipédie doit être recommandée aux goutteux, diabétiques et obèses ainsi qu'aux chlorotiques et scrofuleux. Un air un peu vif, bien renouvelé vaut mieux pour combattre un sang trop pauvre que toutes les préparations ferrugineuses du monde » !

La marche reste souvent la première distraction du curiste. Recommandée par le corps médical pour faciliter l'assimilation des eaux thermales consommées parfois encore en surabondance, la marche se réalise au sein de la station ou aux abords les plus immédiats. On trouve des promenades aménagées à Luchon (allées d'Etigny), à Bagnères-de-Bigorre (promenade des Coustous), aux Eaux-Bonnes (promenades Eynard, Jacqueminot, de l'Impératrice, promenade horizontale pour relier Les Eaux-Bonnes et Les Eaux-Chaudes). Promenades et parcs permettent aux curistes de redécouvrir la nature (Vittel, Contrexéville, Plombières, Martigny-les-bains). A Vichy, l'Etat, propriétaire du domaine thermal, a facilité l'implantation du premier parc des Sources crée par décret impérial signé en 1812. Cette vaste étendue verte plantée de marronniers devient le cœur du nouveau quartier thermal où s'implantent le grand Etablissement thermal, le Casino, les buvettes, les grands hôtels. Pour lutter contre les débordements de l'Allier, l'ingénieur Radoult de Lafosse fait enrocher les berges de la rivière mais les terrains resteront longtemps marécageux, au point que les coassements nocturnes des grenouilles auraient troublé le sommeil de l'Empereur lors de ses séjours dans la station ! Un second parc sera alors aménagé sur les treize hectares de prairies humides implantées dans une boucle de l'Allier. Avec ses essences variées le plus souvent exotiques, il deviendra un lieu de repos, de lecture pour le curiste ou tout simplement d'observation des « baigneurs », des « étrangers » pour les vichyssois. Vernet-les-bains représente à l'époque le modèle de la petite ville d'eaux avec son parc thermal qui possède sa pièce d'eau, sa cascade, son île mystérieuse, son casino, son établissement thermal, son grand hôtel et une quinzaine de villas disséminées dans la verdure, sans oublier une « vacherie »... pour la cure de petit lait. Même les plus petites stations comme Argeles-Gazost (le *Petit Nice* avec son parc à l'anglaise de 20 ha), Bains-les-bains ou Martigny possèdent leur parc thermal (celui de Martigny, toujours aussi romantique, existe encore, bien que la station ait disparue). Chateauneuf-les-bains a le sien à partir de 1882 et la rareté de certaines essences le fera même classer en arboretum en 1994. Crée par la famille Viple, exploitant des thermes, il bénéficiera, lors de sa conception, des conseils éclairés de deux pharmaciens clermontois, éminents botanistes, Bargoin et Lecoq. A Vals, le parc thermal qui renferme plus de 300 arbres et possède plus de 40 essences différentes a la particularité d'être animé, toutes les six heures, par une source intermittente découverte en 1865 par Firmin Gallimard : « le jet monte, tombe, remonte, retombe grandissant à chaque chute, ronflant, crachant, rugissant jusqu'à ce qu'arrivé à l'épopée, il lance avec une majesté souveraine sa colonne d'eau réduite en poussière impalpable » ! Quant à la station de Barbotan, elle s'est enrichie d'un parc connu pour ses magnifiques lotus et ses plantes exotiques : en hommage au créateur de la Chaine Thermale du soleil, on lui a donné le nom d'Adrien Barthélémy.

La marche peut aussi prendre la forme d'excursions en montagne à pied, à cheval, à dos d'âne ou de mulet. Dans son *Manuel du voyageur*, Joanne, l'auteur des célèbres guides du même nom, met en garde le curiste contre la qualité de certains guides : « tout individu à qui la fantaisie en prend, se fait guide. Pas de règlement, pas de tarif ! Il faut débattre le prix pour chaque course et ne pas craindre de marchander ».

Enfin, dans la plupart des stations se déroulent tout au long de la saison des fêtes publiques populaires où l'on s'efforce de promouvoir le folklore et les traditions locales pour émerveiller curistes et accompagnants : courses aux ânes, courses en sac, courses aux œufs, mâts de cocagne.

Aujourd'hui, la journée du curiste s'est sensiblement modifiée, même si la matinée reste toujours consacrée aux soins thermaux. A la différence des stations allemandes ou de l'Europe de l'Est, le kiosque à musique reste désespérément vide. Les casinos ont eux aussi beaucoup souffert des transformations sociales qui ont marqué depuis un siècle la clientèle thermale. Les salles de réunions et les salons des casinos ont perdu de leur prestige avec la disparition des clients exceptionnellement fortunés. Certains ont fermé, d'autres se transforment en palais des congrès, d'autres encore limitent leur activité aux salles de jeux envahies par les bandits manchots et diverses machines à sous alors que les sous-sols abritent des discothèques fréquentées par la jeunesse et les noctambules des environs. Les pièces de théâtre se font de plus en plus rares et les saisons théâtrales de plus en plus courtes. Heureusement les curistes comme les touristes peuvent encore admirer dans un grand nombre de stations l'exposition vivante d'architecture thermale que représentent les hôtels, les villas, les casinos, les établissements thermaux où se superpose un très large éventail de styles avec des décors Art Nouveau, des façades néoclassiques, des tourelles gothiques, des dômes byzantins. En parcourant par exemple certains quartiers de Vichy, à proximité des parcs, les villas montrent des styles très variés. Le Grand Casino, jadis capitale d'été de la musique, de la danse, de l'art lyrique, possède toujours ses cariatides figurant les quatre saisons, son horloge, son baromètre et sa marquise d'époque, tandis qu'à l'intérieur le visiteur retrouve la salle Berlioz très richement décorée et sa verrière, sans oublier la magnifique salle de théâtre.

XVII. DES ANNÉES DIFFICILES

Le régime de Vichy

Dès juin 1940, de nombreuses stations thermales situées au sud et au centre de la France voient arriver les premiers réfugiés qui s'installent dans le désordre et l'improvisation totale. L'armistice signé le 25 juin prévoit le partage du territoire national avec une « zone non occupée » où siègera le gouvernement français. Gouvernement et Parlement, installés d'abord à Bordeaux, se replient sur Clermont-Fd mais les moyens d'hébergement sont très insuffisants. Les ministères doivent se répartir entre Clermont et la station thermale toute proche de Royat : le *Métropole* et *l'Hôtel Thermal* hébergent le Conseil d'Etat ; au *Régina* se tient le Ministère des Finances. Quant au Président Lebrun, il investit le *pavillon Majestic.*

Début juillet, le choix se portera sur Vichy dont la capacité hôtelière (plus de 250 hôtels) permet de loger les ministères et les très nombreux fonctionnaires : tous les bâtiments, des grands hôtels aux plus modestes pensions de famille, vont accueillir l'ensemble du personnel des ministères. La récente modernisation du central téléphonique est un autre argument important qui va dicter ce choix, sans oublier l'influence de Laval dont la propriété de Châteldon se situe seulement à quelques vingt kilomètres au sud de Vichy.

Le 10 juillet 1940, la salle de l'opéra du Grand Casino accueille députés et sénateurs réunis en Congrès pour une révision de la Constitution. On substitue l'Etat Français à la République en accordant les pleins pouvoirs au maréchal Pétain : c'est le début du régime de Vichy. On installe au *Parc* et au *Majestic* la maison du chef de l'Etat. Le maréchal et ses collaborateurs occupent le troisième étage, à l'angle de la rue du Parc et la rue Petit, le second est réservé à la Présidence du Conseil (ce sera l'étage de Laval et de Darlan), le premier étage aux services du Quai d'Orsay ; au rez-de-chaussée se trouve le *Chanteclerc*, l'un des seuls restaurants où l'on pourra consommer du beurre jusqu'à la fin de la guerre...

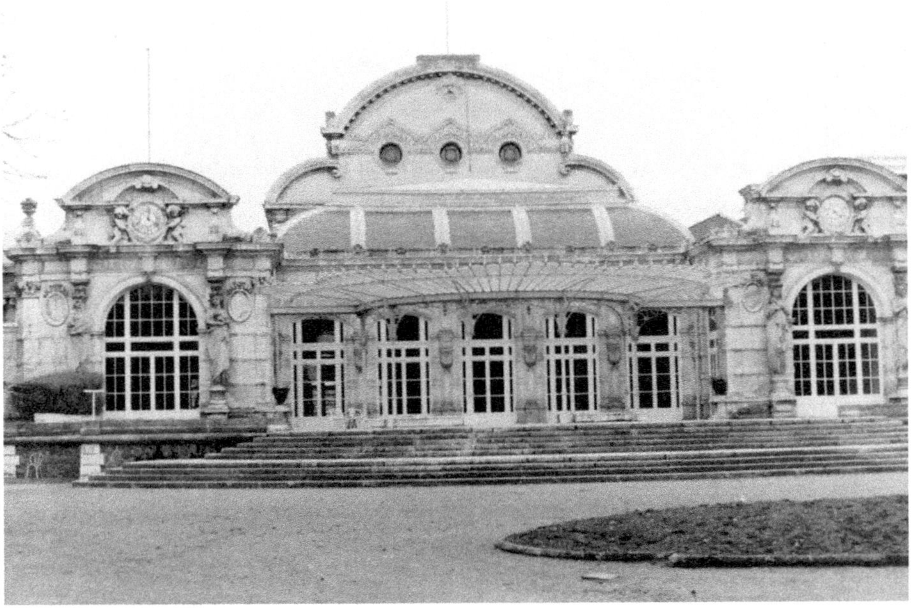

Le Grand Casino de Vichy, avec sa façade percée de baies en plein cintre entourées de cariatides figurant les *Quatre Saisons*, abritera, en juillet 1940, les parlementaires français qui signeront la fin de la III e République. (Collection particulière)

Le *Carlton* abrite les ministères des Finances, de la Justice, du Travail, de la Production Industrielle. L'*Hôtel de Paris* est réservé à l'Information et à la Propagande. L'*Aletti Palace* accueille le ministère de la Guerre tandis que l'hôtel des *Ambassadeurs* reçoit le corps diplomatique. Les hôtels de *Séville* et de *Lisbonne* sont le siège de la Légion française des combattants et l'hôtel du *Portugal* deviendra, à partir de 1942, celui de la Gestapo. Dans ces hôtels réquisitionnés et ces palaces classés au guide Michelin trois ou quatre étoiles, on va rencontrer des militaires dont les képis s'ornent, eux aussi, d'étoiles. Selon le grade et l'importance de la fonction, on attribue des locaux plus ou moins adaptés : les directeurs de cabinet ont droit à une suite ou à deux chambres dont on a fait tomber la cloison séparatrice. De son imposant bureau, le chef de cabinet s'efforce de régler les affaires de l'Etat alors que derrière son fauteuil une porte dérobée conduit directement à l'ancienne salle de bain dans laquelle les dossiers s'accumulent dans la baignoire ! Les moins chanceux, situés au bas de l'échelle de l'administration, se contentent d'un simple paravent pour cacher un lavabo ou un bidet. Aux étages, à coté des ascenseurs, les offices, prévus initialement pour réchauffer les petits déjeuners des curistes, sont transformés en bureau pour les sténodactylos. Et c'est ainsi que Vichy devient capitale de l'Etat Français de 1940 à 1944. Cette capitale éphémère, ce régime de Vichy laissera à ses habitants un nom longtemps pénible à prononcer, comme une sorte de pastille au goût amer, difficile à digérer pendant de nombreuses années.

Plusieurs autres stations thermales françaises verront leurs hôtels réquisitionnés : certains, comme le Grand Hôtel de Bains-les-bains, sont transformés en caserne, d'autres vont servir de résidences surveillées. Aux confins du Bourbonnais, du Limousin et de la Marche, Evaux-les-bains voit son Grand Hôtel réquisitionné entre 1942 et 1944 par les autorités de Vichy, puis transformé en camp d'internement administratif pour y placer en détention des généraux, des députés, des personnalités politiques comme E. Herriot, L. Jouhaux ainsi que de nombreux juifs. De même Vals, « la reine des internements administratifs mis en place par l'Etat Français », recevra un certain nombre d'hommes politiques comme G. Mandel, M. Dormoy, J. Moch ou V. Auriol. A Gréoux, le Grand Hôtel et l'hôtel des bains serviront de centres d'internement pour étrangers. Quant à l'occupant allemand, il implante à Vittel un « camp d'accueil », le fameux *camp des internés de Vittel* qui reçoit des femmes d'origine américaine, canadienne, britannique, polonaise ou juive en provenance de Drancy. Un tel regroupement avait été prévu pour servir de monnaie d'échange avec d'éventuels prisonniers allemands. Il en sera de même aux Eaux-Bonnes où les allemands assignent en résidence des républicains espagnols et des prisonniers du camp de Gurs. A l'inverse, à Ussat-Ornolac, l'hôtel du Parc hébergera des clandestins de l'armée polonaise avant le franchissement de la frontière espagnole grâce à des passeurs et à des résistants ariègeois. De même à La Preste, dans la haute vallée du Tech, le franchissement de la frontière espagnole si proche se réalise à l'aide de réseaux de passeurs et de résistants très actifs. Le général de Lattre de Tassigny fera une halte au Grand Hôtel de La Preste avant de traverser le col Prégon pour gagner l'Espagne toute proche puis l'Algérie, avant de rejoindre le général De Gaulle à Londres.

L'Aïgat de 1940 dans les stations thermales catalanes

En octobre 1940, de violents orages s'abattent sur tout le massif du Canigou déjà recouvert d'une épaisse couche de neige en cet automne précoce. Après deux jours de pluie ininterrompue, l'eau liée à la fonte des neiges et aux orages entraîne des pierres, de la terre et provoque d'importants glissements de terrain au défilé de la Baillanouse dans la haute vallée du Tech. Sous la poussée des flots, le casino d'Amélie s'effondre, la charpente du pont métallique se tord et le pont romain s'écroule. Plus de soixante habitations seront détruites.

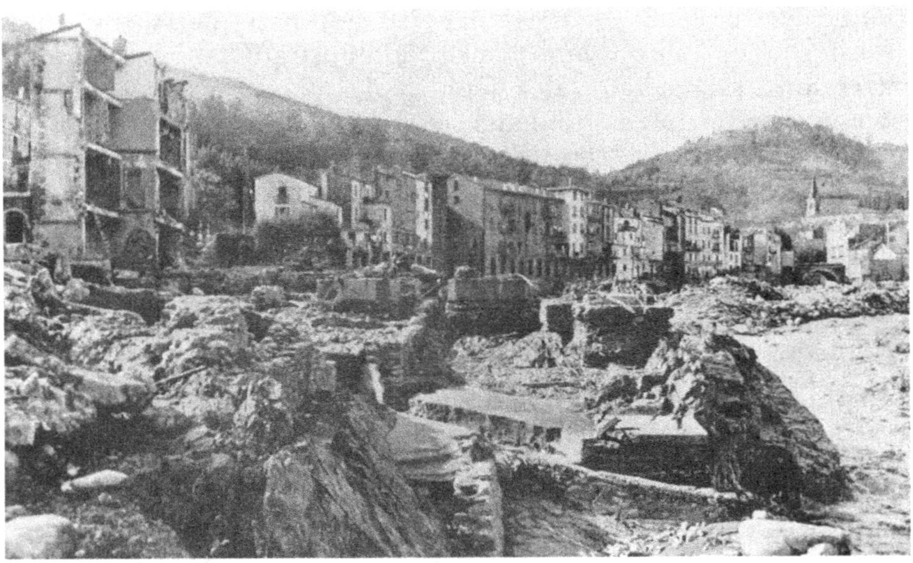

Décor tragique d'un lendemain d'inondation dans le quartier thermal d'Amélie-les-bains. (Photos *L'Illustration* 1940)

Il en sera de même dans la haute vallée de la Têt : à Vernet-les-bains, le Cadi prend les proportions d'un fleuve et roule ses eaux sur toute la largeur de la vallée emportant tout sur son passage. Les villas implantées autour du célèbre parc thermal « se détachent de la terre ferme comme des moellons ; des pièces de séjour apparaissent à ciel ouvert, des meubles avancent par saccades sur des parquets disjoints, basculent et disparaissent ». De part et d'autre du Cadi, les hôtels du Parc, Ibrahim-Pacha, des Thermes, de la Préfecture sont détruits. Seul l'hôtel du Portugal, aujourd'hui propriété de l'Institution de Gestion Sociale des Armées, sera épargné. Le 21 octobre, le quotidien l'*Indépendant de Perpignan* titre en première page : « Vernet-les-bains, hier *Paradis des Pyrénées*, évoque aujourd'hui l'Enfer de Dante ». Plus de dix morts et plus de trois cent sans-abri, tel sera le bilan tragique de cette nuit d'épouvante. C'est à dos de mulet que l'on devra apporter les vivres envoyés par la sous-préfecture de Céret à la population sinistrée d'Amélie.

Il faudra plus de vingt ans pour effacer les traces de cette catastrophe qui a affecté les vallées du Vallespir et du Conflent et redonner vie aux stations d'Amélie, de Vernet et de La Preste. Après la crue, d'énormes blocs de pierre gravés seront découverts à Amélie-les-bains dans le lit même du Tech. Témoins de la présence de l'homme préhistorique à proximité immédiate du majestueux griffon du *Gros Escaldadou**, dans cette harmonieuse courbure de la vallée considérée comme l'endroit le plus ensoleillé de la station, ces inscriptions sculptées sur ces blocs erratiques pourraient, peut-être, s'expliquer par un culte au soleil de la part de nos lointains ancêtres... ou des tout premiers « curistes » du bas Vallespir.

XVIII. L'APRÈS-GUERRE

A l'issue de la seconde guerre mondiale, l'avenir thermal de la France apparaît sous des couleurs bien sombres. L'économie désorganisée par la guerre, ruinée par une inflation galopante, ne permet, ni aux trop nombreuses petites sociétés thermales, ni aux hôteliers de réinvestir, de réaménager ou tout simplement de moderniser leurs établissements. Toute l'hôtellerie des stations éprouve des difficultés à la fois sur le plan économique et sur le plan fonctionnel. Le patrimoine hôtelier thermal a en effet vieilli et se révèle souvent inadapté alors que, dans le même temps, les Français commencent à améliorer progressivement les qualités de leur habitat. Palaces et hôtels réquisitionnés ont subi d'importantes dégradations nécessitant, non seulement une remise en état, mais aussi une remise à niveau. A Vichy, l'hôtel *Radio* est vendu, le *Majestic* rouvre avec seulement une centaine de chambres. La Compagnie Fermière et la Mairie s'engagent à vendre l'hôtel du *Parc* pour remettre en état le *Carlton* qui sera, à son tour, vendu en 1959. Le *Thermal Palace* restera le seul ensemble hôtelier quatre étoiles d'origine. Les grands hôtels disparaissent aussi à Luchon, à Aix, au Mont-Dore. Certains palaces perdent leur fonction hôtelière pour être découpés et vendus en appartements ou devenir des résidences pour étudiants, pour personnes âgées... à moins d'être repris et sauvés par le Club Med. à Vittel ou d'être transformés en lycée professionnel à orientation hôtelière comme *le Continental* à Contrexéville. Comme sur le modèle thermal allemand, subsisteront quelques très rares complexes thermaux intégrant à la fois l'hébergement, la restauration et le centre de soins. Le principe est excellent mais ces ensembles resteront le plus souvent réservés à une clientèle aux importants moyens. Quant aux meublés souvent moins onéreux, s'ils présentent pour le curiste l'avantage d'une vie plus calme et plus régulière parmi des habitudes conservées, trop souvent hélas leurs qualités locatives laissent encore à désirer. Restera le camping en plein essor dans nombre de stations thermales dont les municipalités font un effort méritoire pour installer des terrains bien équipés.

Dans d'autres stations, c'est l'avenir même du thermalisme qui pose problème. La Caisse Nationale de Sécurité Sociale acquiert, par exemple, en 1954 l'établissement de Lamalou-le-haut pour le transformer en Centre de Rééducation Motrice réservé aux enfants atteints de séquelles de poliomyélites. La ville, devenue propriétaire en 1947 de l'établissement de Lamalou-le-bas, y crée un service spécialisé de kinésithérapie en eau thermale mais se trouve rapidement confrontée à une situation financière délicate jusqu'à l'arrivée d'un nouveau maire, Paul Coste-Floret, député de l'Hérault. En 1986, la Chaine Thermale reprend l'établissement thermal.

Naissance d'un thermalisme social

Si le gouvernement du Front populaire a crée un certain « tourisme social » avec les congés payés, il faudra cependant attendre la fondation de la Sécurité Sociale, l'ordonnance du 4 octobre 1945 et les circulaires de 1947 et 1948 pour voir émerger le début d'un thermalisme social accessible à tous. En prévoyant pour chaque français, « *quelle que soit sa condition sociale, le droit au bénéfice de la cure thermale si son état de santé l'exige* », le législateur impose une véritable démocratisation de la thérapeutique thermale car ces nouvelles ordonnances doivent permettre à tout un ensemble de malades de bénéficier des bienfaits de la crénothérapie. Ne serait-il pas injuste en effet qu'un malade ne disposant pas des moyens financiers, ne puisse recourir à une cure thermale ? Mais, inversement, il ne faudrait pas que tout assuré social, du fait de sa cotisation, exige le droit au remboursement d'une cure thermale non justifiée. Bien que la médecine thermale représente moins de 1 % du budget de la Sécurité Sociale (de l'ordre de 0,3 % du budget global des dépenses d'Assurance-maladie), le thermalisme n'est pas une thérapeutique bon marché. Elle présente un certain coût. Aussi va t'-on observer, au cours des soixante années qui vont suivre, une évolution de la législation en fonction des contraintes budgétaires : ordonnances « Pinay » en décembre1958 et février 1959 instituant l'obligation d'un contrôle médical pour toute demande de cure avec notion de plafonds de ressources pour exclure les salariés dépassant ce minimum de revenus, décret d'avril 1960 qui subordonne les indemnités journalières, les frais d'hébergement et de transport à certaines conditions de ressources, ordonnances « Jeanneney », en août 1967, qui remettent en cause les modalités de prise en charge au niveau de la valeur du ticket modérateur, plan « Barre », en 1976, avec modification des plafonds de ressource, projet « Aubry », en mars 2000, de déremboursement de certaines orientations de cures, proposition « Bur », en 2008, de réduire le taux de remboursement des cures thermales de 65 à 35%, « de quoi mettre en ébullition toutes les eaux minérales » !

Les ordonnances de 1945 qui sont à l'origine du thermalisme social vont contribuer à changer le profil des curistes qui fréquentent les stations françaises. Les grands de ce monde qui font et défont la renommée d'une station ne séjournent plus dans les palaces. Les ex-rois d'Europe en mal de couronnes ne sont plus les hôtes assidus de nos stations alpines. Romantisme ne rime plus avec thermalisme et phtisie avec Amélie. Cette nouvelle orientation issue du thermalisme social va permettre de séparer très rapidement deux catégories de curistes, ceux qui viennent encore en « cure libre » non remboursée et ceux, les plus nombreux, pour lesquels une partie de leurs frais de cure est prise en charge par la Sécurité sociale. C'est aussi l'époque où l'on voit apparaitre deux catégories de médecins thermaux : ceux qui ont une « clientèle Sécurité Sociale » et ceux « qui font du libre » ! Ce nouveau thermalisme social favorise aussi le développement des Maisons d'Enfants dans des stations thermales à orientation pédiatrique comme La Bourboule qui va offrir aux jeunes curistes une capacité d'hébergement de près de 1500 lits.

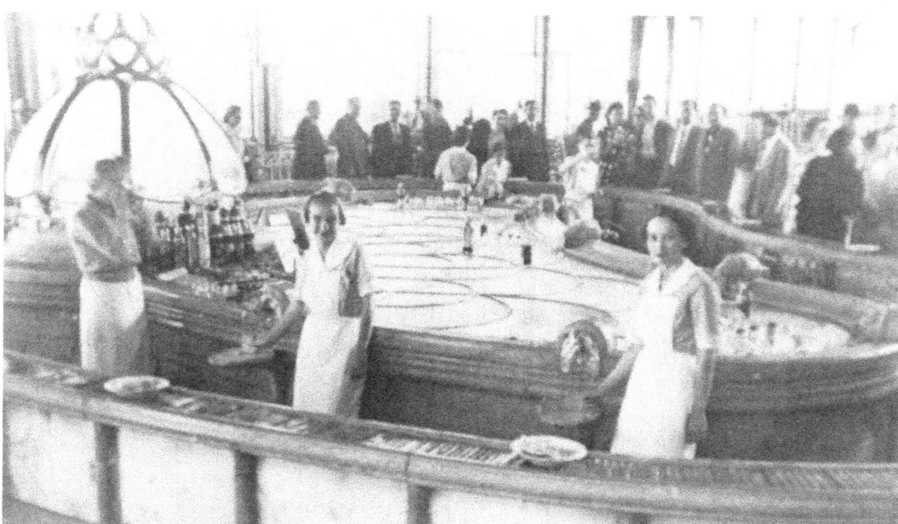

Les ordonnances de 1945 et la naissance d'un thermalisme social permettent l'arrivée d'une nouvelle catégorie de curistes à la buvette des stations thermales. Le pavillon des sources de Vichy avant la disparition des donneuses d'eau en 1971. (Collection particulière)

Pendant les quelques années qui suivent la fin de la seconde guerre mondiale, certaines stations en raison de leur orientation thérapeutique reçoivent encore chaque été de nombreux coloniaux venus d'Algérie, du Maroc, de Tunisie, d'Afrique, du Moyen-Orient ou d'Indochine. Châtel-Guyon, par exemple, « capitale des balafrés de l'intestin », accueille chaque saison de nombreux coloniaux amibiens qui viennent boire quelques verres d'une eau minérale très riche en magnésium ou profiter des bienfaits des entéroclyses et du célèbre goutte-à-goutte rectal comme le rappelait avec humour Alexandre Vialatte, curiste assidu de la station auvergnate : « en chemin, on croise des messieurs qui se hâtent sous les paulownias. Ils ont l'air agressif et le sourcil froncé. Ils serrent les dents, ils vous regardent avec défi. Ce n'est pas parce qu'ils sont méchants mais parce qu'ils retiennent leur lavement avec peine. Tous ne sont pas de ces géants de la cure qui parviennent à le garder quinze jours... et s'en vantent au dessert pour humilier les autres » ! Vichy reçoit toujours de riches coloniaux qui soignent leur foie malade ou leur vésicule stressée par les conditions climatiques d'outre-mer – on parle à l'époque du « syndrome du foie colonial » – Ces colons fortunés dépensent encore très largement tout au long de leur cure dans le commerce local comme dans les casinos : « les croupiers ratissent les jetons à tour de bras sur les tapis verts des salles de jeux ». On construit même en 1954 un aéroport moderne permettant aux Breguets-deux-ponts et aux Caravelles de relier directement l'Afrique du nord à Vichy-Charmeil. « Pendant la saison, Vichy est un petit Paris avec des spectacles, des boutiques, de la verdure... et des soins. Le Grand Casino reçoit encore en été la Scala de Milan ou les ballets du marquis de Cuevas ». Mais la décolonisation en Indochine, en Afrique, au Maghreb, entraînera progressivement une désaffection des stations spécialisées dans le traitement des maladies tropicales ou des pathologies hépatiques, d'où une réorientation progressive de nombreuses stations thermales vers des pathologies dites d'avenir comme la rhumatologie, les maladies métaboliques, les surcharges pondérales.

Nouvelles orientations thermales. Nouveaux concepts. Nouvelles formes de thermalisme

> « Voici juin aux frondaisons noires... Le thermalisme s'éveille en l'homme. Le thermalisme est une nouvelle dimension de la nature. Il distingue l'homme de l'animal car l'animal profite des eaux innocemment et de façon, pour ainsi dire préadamique : il boit, se baigne et se lustre les plumes, il fait mille choses irréfléchies. Quel imprudent ! Le thermalisme est au contraire un usage religieux des eaux : c'est le trafic superstitieux d'une eau devenue scientifique puis au-delà ésotérique : c'est un commerce d'initiés ; c'est une musique ; que dis-je ? C'est un vocabulaire. Autrefois, on prenait des bains de pieds ; maintenant on prend des pédiluves. Dieu créa l'eau informe et molle prête à tout comme à n'importe quoi. Hippocrate la fit thermale ».
>
> *Chroniques* Alexandre Vialatte

Au cours de la dernière partie du XXe siècle, la stabilité puis la baisse de la fréquentation thermale traditionnelle incite quelques stations comme Vichy à rechercher de nouvelles formules de soins. Mettant à profit son expérience millénaire et son savoir faire thermal incontesté, la Compagnie fermière de Vichy s'efforce d'élargir, dès 1971, les indications classiques de cure de la station bourbonnaise en rajoutant l'orientation *Rhumatologie* et en développant le premier centre thermal de remise en forme dans une des ailes du Grand Etablissement. Elle fait appel en 1977 à Bobet pour ouvrir un centre de rééducation fonctionnelle qui va associer les techniques thermales de rééducation et de réadaptation fonctionnelle sous forme de douches au jet, d'applications de boues, de douches sous marines à des techniques de mécanothérapie dispensées par des masseurs kinésithérapeutes. C'est le point de départ du célèbre slogan : « Dix jours à Vichy, dix ans de gagné » !

A partir de 1980, de très nombreuses autres stations thermales vont se réorienter vers la rhumatologie. On crée par exemple, en 1977, sous l'autorité du CHU de Grenoble tout proche, un hôpital thermal à Uriage destiné à accueillir les rhumatisants. On rouvre l'établissement de Cambo et l'on relance la station qui va connaître un nouvel essor. Il en est de même de Saint-Amand-les-eaux, des Fumades avec l'inauguration de nouveaux thermes.

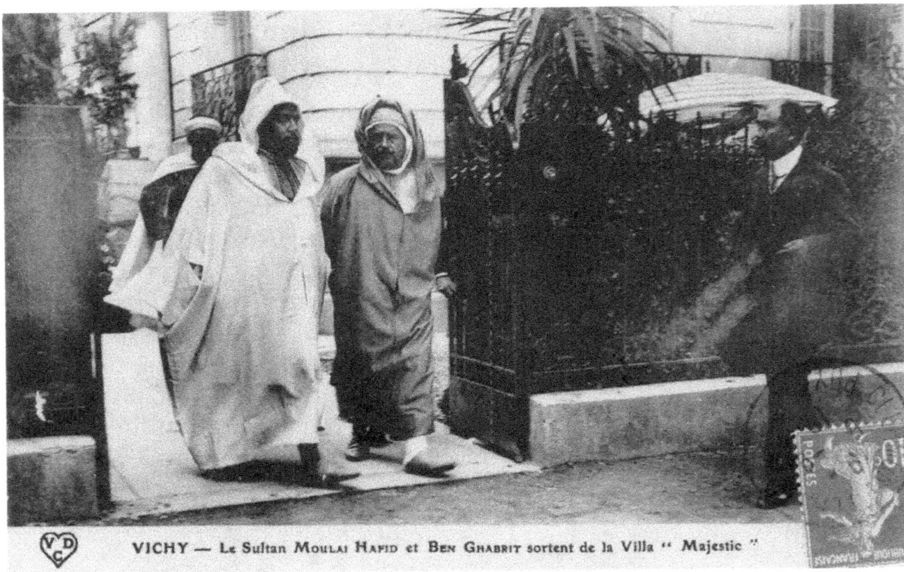
VICHY — Le Sultan Moulai Hafid et Ben Ghabrit sortent de la Villa " Majestic "

Le sultan Moulai Hafid, accompagné de Ben Ghabrit, quitte la *villa Majestic* pour se rendre à l'établissement thermal. (Collection particulière)

Cette remise en cause de l'orientation traditionnelle d'une station thermale spécialisée jusqu'ici dans le traitement de telle ou telle pathologie repose la question fondamentale de la spécificité et des caractéristiques particulières de l'eau minérale de chaque station. Tout au long de la première moitié du XXe siècle, on s'était efforcé, en effet, d'analyser les différentes sources thermales et de rechercher une relation étroite entre leur composition chimique et une activité thérapeutique spécifique : eaux minérales oligo-métalliques ou sulfatées calciques pour traiter certaines lithiases, eaux bicarbonatées sodiques réservées aux troubles gastriques et hépatiques, eaux sulfurées utilisées pour corriger certaines pathologies rhumatismales, certains troubles respiratoires à dominante infectieuse, certaines dermatoses. A l'inverse, au cours des vingt dernières années du XXe siècle, on va observer un élargissement considérable des maladies soignées dans la majorité des stations, à l'exception des stations à orientation dermatologie qui conservent leur spécificité propre. Cette nouvelle conception peut s'expliquer si l'on tient compte des trois éléments qui constituent une cure thermale : d'abord les composants de l'eau minérale *(Sans eau minérale, pas de cure thermale)* ou de ses dérivés (gaz thermaux, vapeurs thermales, boues) mais aussi les différentes techniques appliquées tout au long de la cure et surtout l'environnement thermal. Contrexéville, orientée depuis les travaux de Baguard et de Thouvenel dans le traitement des pathologies de l'appareil urinaire et des lithiases, lance, dès 1979, son célèbre *Forfait Ligne* qui lui permet d'attirer une nouvelle clientèle thermale. Vichy, Châtel-Guyon, Capvern, Aulus rajoutent la *Cure Minceur* à leur orientation *Maladies de l'appareil digestif*.

Au cours des vingt dernières années du XXe siècle, apparait aussi un nouveau concept fondé sur l'utilisation de l'eau thermale dans le cadre de séjours plus courts, non médicalisés et non remboursés afin de procurer le bien-être physique, le mieux-être général : ce sont les **cures thermales de Remise en forme**. Ces séjours s'adressent plus particulièrement à certaines catégories de Français tels que les cadres stressés qui ressentent le besoin ou simplement l'envie de s'accorder une pause au cours d'une vie trépidante, les retraités soucieux de « garder la forme » et de préserver leur santé, certains curistes désireux de prolonger avant l'hiver les effets bénéfiques d'une cure classique réalisée par exemple au printemps ou au début de l'été. Le succès de tels programmes de remise en forme s'explique aussi par une modification des conditions de vie dans nos sociétés industrialisées européennes : raréfaction des contacts humains, dépersonnalisation de l'individu noyé dans une société de consommation, stress engendré par une vie de plus en plus trépidante, besoin physiologique d'être materné, de se réconcilier avec son corps, nostalgie du contact perdu avec certains éléments naturels comme l'Eau, sans oublier, bien sûr, la préservation de la santé.

Ces cures de remise en forme en milieu thermal vont se décliner selon deux formules : les cures « *anti* » s'efforcent de lutter contre des troubles, des dysfonctionnements, des pathologies déjà établies (cures *anti-cellulite, anti-stress, anti-tabac* ou *sevrage tabagique, anti surpoids,* cures anti *jambes lourdes, pleine voix, grand souffle, bon dos*). A l'opposé, les cures « *pro* » se veulent préventives pour maintenir la forme en améliorant certaines performances, en bonifiant le capital santé (*forfait ligne, forfait oxygène, forfait silhouette, forfait souplesse, forfait minceur, eau et mieux-être, eau et beauté, objectif vitalité, cure tonique pour senior*).

Toutes ces techniques de remise en forme font appel aux quatre éléments fondamentaux cités dans les philosophies antiques : l'air, la terre, le feu et...l'eau, cette dernière restant, bien sûr, le point commun de toutes ces méthodes de recherche du bien-être car l'eau thermale aura pour rôle de nettoyer et de purifier à la fois le corps et l'esprit. Le feu se retrouve à travers la chaleur dégagée par le bain, la douche, les vapeurs thermales et surtout l'application ou le contact avec la boue (par exemple bain général de boue fluide qui permet de se mouvoir en état d'apesanteur). La terre sert de support aux enveloppements de boues, de plancton thermal, d'algues, tantôt détoxicants, tantôt amincissants, sans oublier certains adjuvants naturels rajoutés pour drainer (thé vert), stimuler (gingembre), détoxiquer (badiane), tonifier (marron d'Inde). Quant à l'air, il correspond aux vapeurs thermales, aux gaz thermaux dégagés au griffon de la source mais aussi aux innombrables senteurs de plantes exotiques, d'huiles essentielles utilisées tout au long des divers soins de massages ou de modelages proposés (indien, californien, hawaïen, lomi-lomi, suédois, thaï).

Dernier né, le **Thermoludisme** : ce nouveau concept de loisir utilise l'eau minérale pour essayer de remédier au stress de la société actuelle grâce au plaisir retrouvé au contact de l'eau d'une source thermale. Il s'éloigne totalement du domaine médical et rejoint le tourisme en utilisant l'eau minérale à des fins purement ludiques dans un espace nouveau, entièrement indépendant de l'établissement thermal. On y trouve des espaces dédiés au spa, au sauna, au hamman avec lits à bulles, jets de massage, cols de cygne, bains à contre-courant, tables thermomassantes, banquettes bouillonnantes, jacuzzi, bains hydromassants simples ou associés aux huiles essentielles, modelages divers (pierres chaudes, ayurvédique, thaïlandais, shiatsu issu de la médecine traditionnelle chinoise), enveloppements au chocolat, à la pulpe et aux pépins de raisin rouge, autant d'espaces qui veulent essayer de rappeler l'atmosphère antique des bains romains avec le caldarium, le tepidarium et le frigidarium. Pour renforcer ce coté bien-être et stimuler l'imagination du futur consommateur, on n'hésite pas à attribuer à ces centres thermoludiques des noms de légendes, comme *Aquensis* à Bagnères-de-Bigorre, *Mélusine* à La Roche-Posay, *Royat-Toni*c à Royat, *Iléades* à Montrond, *Caleden* qui veut rappeler à la fois la chaleur et le jardin d'Eden à Chaudes-Aigues, *Calicea* à St-Paul-lès-Dax, *Thermopolis, villa Pompéi* à Amnéville.

De nombreux défis à relever pour cette fin du XXe siècle

Un profil « assuré social » très caractéristique du curiste français

Parmi les quelques 500 000 curistes qui font appel chaque année à la médecine thermale, plus de 80 % sont des assurés sociaux, 45 % ont plus de 60 ans et prés de 60 % sont des retraités ou des inactifs. On observe enfin que plus de 60 % sont des femmes. D'autre part, le thermalisme social qui a permis, dès la fin de la seconde guerre mondiale, à plus de malades à faibles revenus de se soigner et de bénéficier de la médecine thermale, contribue à modifier l'image de marque de la plupart des stations françaises. Le fameux questionnaire exigé par la Sécurité Sociale est devenu un préalable à toute cure si l'on veut bénéficier d'une prise en charge. Il impose une prescription médicale de cure dans l'une des douze orientations retenues et exige du demandeur sur le plan administratif de justifier de revenus pour bénéficier de certains remboursements. Ce thermalisme social a fixé par ailleurs une durée de cure identique pour tous, trois semaines, soit dix huit jours de soins, quelque soit la pathologie soignée et l'état du curiste. Enfin, le forfait des soins remboursés (nature des soins, nombre de soins) est limité en fonction de la pathologie soignée et donc de l'orientation de la station.

Une fréquentation très variable tout au long de l'année

La durée de cure limitée à vingt et un jours impose aux établissements thermaux comme aux services d'hébergements (hôtels, locations meublées) et aux commerçants une vie saisonnière très morcelée avec des périodes successives d'arrivée et de départ toutes les trois semaines entre fin mars-début avril et novembre pour la plupart des stations. Il s'y associe un surcroît d'activité à certaines périodes de l'année (période dite de haute saison thermale en septembre et octobre) ou même certains jours (le lundi, principal jour de début des cures, est à éviter pour prendre rendez-vous auprès de son médecin thermal comme pour commencer les soins), ce qui va se répercuter sur les conditions de travail du personnel thermal (planning de soins parfois difficiles à respecter les lundis matins) et éventuellement sur la qualité des soins (risques de diminution de la durée des soins certains lundis). Ce déséquilibre de fréquentation se retrouve aussi au sein des communes, des cabinets médicaux, des commerces, de l'animation locale qui doivent faire face pendant quelques jours à un afflux important de curistes dont les arrivées et les départs sont rythmés de façon immuable tous les 21 jours de cure.

D'importantes différences d'activité d'une station à l'autre

Les quelques cent trente établissements thermaux français répartis en métropole reçoivent chaque année plus de 500 000 curistes avec une fréquentation très variable d'une station à l'autre. Les dix principales stations thermales métropolitaines accueillent, en effet, plus de 50 % des curistes français alors que les dix plus petits établissements thermaux présentent une fréquentation inférieure à 1 % de la totalité des curistes. On observe ainsi un nombre annuel de curistes qui varie de plus de 40 000 pour les stations les plus fréquentées à moins de 400 pour les plus petites structures. Cette grande disproportion ne préjuge en rien de la qualité des soins dispensés au sein des établissements thermaux : on peut très bien trouver dans certaines petites stations thermales un plateau technique très performant et souvent une convivialité, une ambiance presque familiale, bien différente de l'anonymat de certains très grands centres thermaux. Une telle différence de fréquentation influe cependant au niveau des investissements comme des budgets publicitaires.

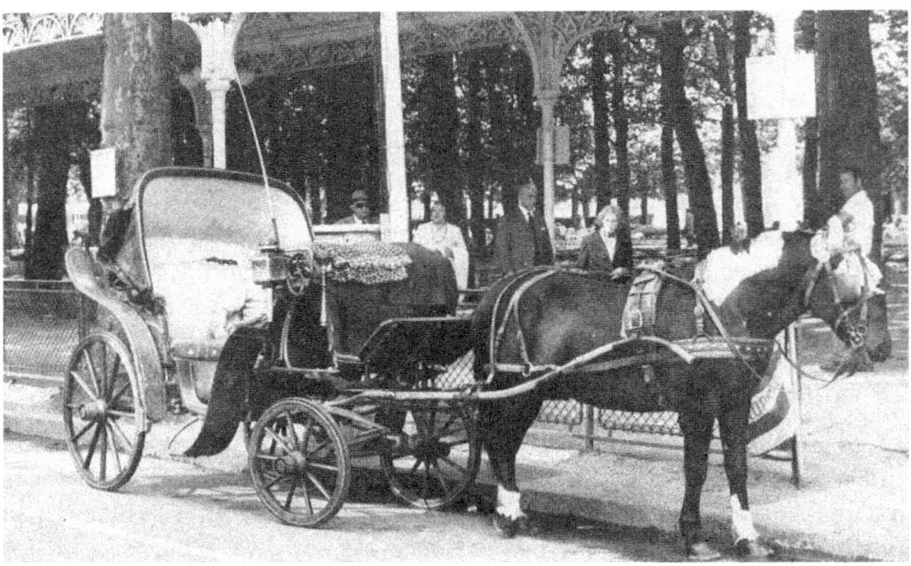

L'un des derniers fiacres à attendre les curistes le long des parcs : la fin d'une époque. (Collection particulière)

Des problèmes d'investissement, de restructuration, de publicité

Le mode de gestion des établissements thermaux varie aussi considérablement d'une station à l'autre. A la gestion directe de l'Etat (autrefois thermes de Plombières ou thermes nationaux d'Aix-les-bains jusqu'en 2012), on peut opposer une gestion sous forme de régie municipale, de société d'économie mixte, de sociétés anonymes privées.

Afin d'améliorer à la fois, l'efficacité du fonctionnement, les investissements, l'assurance qualité, la publicité, on va observer au cours des cinquante dernières années un regroupement des établissements avec des rachats successifs à travers des sociétés telles que *ThermaFrance*, *Compagnie Européenne des bains, Société Européenne de Thermalisme, Promothermes.* Aujourd'hui, on trouve trois importantes structures thermales : *Eurothermes* (Ax, Casteljaloux, Rochefort), *Valvital* créé en 1989 (Aix-les bains, Berthemont, Bourbonne, Divonne, Les Eaux-Bonnes, Lectoure, Lons-le-saunier, Montbrun, Thonon, Morsbronn et Niederbronn) et la *Chaîne Thermale du Soleil* (plus de 20 stations), ce dernier groupe ayant choisi le mot soleil en raison de sa première implantation par Adrien Barthélémy à Molitg, en pays catalan. De tels regroupements d'établissements thermaux permettent souvent de réaliser, non seulement des économies de gestion (équipements et investissements) mais aussi d'améliorer la qualité des soins thermaux, sans oublier des campagnes publicitaires dans la presse ou à la télévision afin de mieux faire connaitre le groupe thermal et de donner une meilleure image de la station. C'est ainsi que, dès 1979, Vals, Neyrac et Saint-Laurent-les-bains se regroupent en syndicat intercommunal pour le Thermalisme et l'Environnement, le SITHERE, afin de mieux valoriser leur image thermale respective.

Des sources thermales jadis florissantes, aujourd'hui tombées dans l'oubli...

En 1882, on recensait en France plus de 1100 sources thermales qui se répartissaient principalement dans des zones montagneuses ; Puy-de-Dôme (130 sources), Pyrénées-Orientales (110), Ardèche (77), Vosges (76), Ariège (69), Hautes-Pyrénées (64), Loire (38), Cantal (34), Haute-Garonne (31). En 1914, on relevait encore dans Paris et sa banlieue, jusqu'à 20 sources « approuvées par la Faculté de Médecine » (Passy, Auteuil, Belleville, Batignolles). Si le Massif Central, véritable château d'eau de la France, a représenté tout au long du XIXe siècle la région française la plus riche en sources minérales, il possède aujourd'hui de très nombreux griffons totalement oubliés, quelques stations thermales disparues, et souvent de nombreuses usines d'embouteillage ruinées par la concurrence féroce des grands groupes minéraliers et dont il ne persiste que des façades délabrées, des bâtiments ruinés, souvent rongés par la végétation, quelques étiquettes délavées de bouteilles, quelques publicités religieusement conservées par les descendants des anciens propriétaires, par de fidèles collectionneurs ou par des associations locales soucieuses de faire revivre le riche passé thermal de leur commune.

Des stations thermales jadis renommées.

Captées dès le troisième millénaire avant notre ère, les sources des Fontaines Salées à Saint-Père dans l'Yonne, au sud de Vezelay, représentent, peut-être, le plus ancien centre thermal français. Les Gaulois y construisirent un sanctuaire autour des bassins sacrés avant l'implantation par les Romains d'un véritable établissement thermal. Mais l'impôt de la gabelle de sel modifiera définitivement le devenir du site et la fréquentation des griffons. Sous le prétexte de soins ou de dévotions, certains habitants des environs venaient chaparder l'eau qui, une fois évaporée, procurait un dépôt de bon sel « ayant franc goût et bel aspect ». A la fin du XVIIe siècle, les gabelous des fermiers généraux devront obstruer les griffons sous plusieurs mètres de remblai, ce qui sera fatal aux fontaines salées de Vezelay.

« Par le fer et par l'eau », telle était la fière devise de Forges-les-eaux, au coeur du pays de Bray. Le village construisit sa renommée en recevant Louis XIII et Anne d'Autriche venus prendre « ses eaux claires lumineuses et bienfaisantes ». Il n'en subsiste aujourd'hui que quelques belles demeures anciennes nichées à travers des parcs et des promenades ainsi qu'un casino renommé.

Conseillée par Jean Pidoux, médecin du duc de Nevers, dans un ouvrage publié en 1584 sous le titre « Des fontaines de Pougues en Nivernais, de leurs vertus, faculté et manière d'en user », la station thermale de Pougues, située entre Nevers et La Charité-sur-Loire, soignera pendant plusieurs siècles les malades atteints de coliques néphrétiques. Fermée depuis 1971, le domaine thermal, devenu en 1976 propriété du conseil général de la Nièvre, a conservé comme seul souvenir de la station déchue son pavillon des sources sauvé de la démolition en 1979.

En publiant un ouvrage sur les eaux de Miers, petite ville implantée sur le Causse de Gramat, un médecin de Louis XVI fait connaitre la station dans le traitement des hypochondriaques, des fièvres intermittentes, des maladies des reins et de la vessie. Fortement minéralisée, riche en calcium, en magnésium, en sulfates mais aussi en oligoéléments comme la silice et le bore, cette eau aura les faveurs de la marquise de Pompadour. Un établissement thermal sera construit en 1911 mais l'activité thermale disparait en 1981 pour reprendre en 1998 avant de cesser de fonctionner en 2005. Les promeneurs peuvent encore admirer dans l'ancienne station le Pavillon des Eaux construit entre 1904 et 1906 avec sa coupole dominée par la déesse Hebe.

Captées dès 1621 par le duc de Lorraine, les sources ferrugineuses de Bussang seront longtemps préconisées pour lutter contre l'anémie, d'où le célèbre slogan : « Bussang = Sang bu ». Plus tard, le docteur Chomel conseillera à Marie Duplessis, la célèbre dame aux camélias, de consommer l'eau de Bussang « coupée avec un sixième de vin ». Au XIXe *siècle, une Compagnie des Eaux Minérales construit un établissement hydrothérapique moderne avec piscines, douches, bains térébenthinés, salles de sudation. Une élégante buvette agrémentée de vitraux, un vaste hall des sources, un embouteillage permettront l'accueil de nombreux curistes et le développement de la station mais, en 1958, l'établissement ferme et en 1971 les dernières bouteilles d'eau minérale sortent des chaines d'embouteillage.*

*L'antique Pomponiana gallo-romaine – l'actuelle ville d'Hyères – possédait des thermes alimentés par les sources San Salvador et de la Font des Horts. Elle sera à l'origine au début du XX*e *siècle de l'établissement thermal de San Salvador, aujourd'hui transformé en hôpital marin.*

Il en est, de même des thermes d'Euzet-les-bains, entre Ales et Uzes, dont les qualités de l'eau minérale furent appréciées par la faculté de médecine de Montpellier dès 1699, de Sails-les-bains, la belle endormie, fermée depuis 2006 et récemment rachetée par un investisseur Quatarien, de Montpeyroux-les-bains à Saint-André-de-Sangonis dans l'Hérault, dont on a retrouvé mention dans un ancien cartulaire de l'abbaye de

Saint-Guilhem-le-désert, d'Alet-les-bains, célèbre pour son ancienne abbaye en pays cathare, et connue dans le sud de la France pendant longtemps pour la qualité de son eau minérale embouteillée, d'Escouloubre-les-bains nichée dans les montagnes audoises, de Gamarde-les-bains reconnue entre 1906 et 1926 pour soigner les maux de gorge et certaines maladies de peau. Vic-sur-Cère aura l'honneur de recevoir Anne d'Autriche venue chercher auprès des eaux un remède efficace pour lutter contre sa stérilité. Ses sources seront très fréquentées au XVIIIe siècle et surtout à partir de 1879, avec l'arrive du chemin de fer. Seul un kiosque buvette rappelle aujourd'hui le passé thermal de la cité cantalienne. Marguerite de Valois, épouse d'Henry IV, serait venue en cure en 1584 à Encausse, proche de Saint-Gaudens dans la Haute Garonne. Elle sera suivie par Mazarin peu de temps avant sa mort. En 1873, on édifie un établissement thermal moderne et le début du XXe siècle représentera l'apogée de la station spécialisée dans le traitement du paludisme. 1968 marquera la fin de l'activité thermale et de l'embouteillage, les locaux seront transformés en lieu d'accueil et de création pour un centre national des arts de la rue ! Saint Denys-les-Fontaines, plus connue sous le nom de Saint Denis-sur-Loire ou de Saint Denis-les-Blois, fréquentée par Louis XII, Henry III et surtout par Marie de Médicis au cours de son exil à Blois, tombe en désuétude aux XVIIIe et XXe siècles. En 1924, un projet grandiose de rénovation de la station voit le jour mais la crise de 1929 sonne le glas définitif de la rénovation de la station.

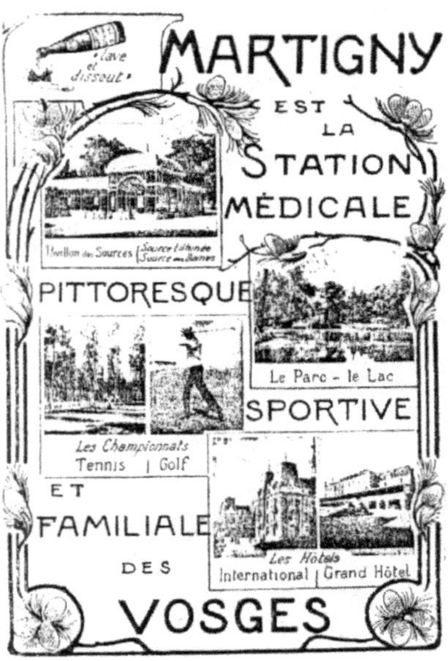

Martigny les bains, *le petit Versailles des Vosges :* une station thermale disparue dont il ne reste aujourd'hui que le parc et un magnifique pavillon des sources entièrement restauré. (Collection particulière)

Martigny-les-bains, « le petit Versailles des Vosges », reçoit une autorisation d'exploitation de ses sources minérales en 1859. Outre la source Savonneuse (comparable aux eaux de Shangenbad) qui alimente le ruisseau serpentant à travers le parc thermal agrémenté de cascades, de kiosques rustiques, d'essences variées, les sources Jeanne d'Arc* fortement lithinée et Fontaine de fer* seront distribuées en boisson dans un magnifique pavillon des sources construit en 1885 et aujourd'hui entièrement restauré. De composition chimique assez comparable à celle des deux* *stations voisines concurrentes de Vittel et de Contrexéville, l'eau de la station thermale de Martigny ne sera plus utilisée à partir de la seconde guerre mondiale.*

Découverte en 1778 par l'abbé Marsonnat, l'eau ferrugineuse de Charbonnières, capable à l'origine de préserver les chevaux du farcin, permettra d'accueillir au XIXe siècle jusqu'à 20000 curistes, sans compter le dimanche les très nombreux citadins lyonnais venus suivre les courses d'ânes ou de lévriers. Depuis la fermeture de son établissement thermal en 1980 et de la source Marsonnat en 1992, Charbonnières n'est plus connue que pour son casino, son hippodrome et... son célèbre rallye « Lyon Charbonnières Rhône ».

Sans essayer d'être totalement exhaustif, citons enfin parmi les stations thermales françaises disparues : La Bauche exploitée entre 1877et 1980, Daulaincourt, la seule source sulfurée du grand est de la France, Saint-Parizé-le-Chatel, Fourchambault, Decize-Saint-Aré, Anthien, Garchizy, Maizières, Santhenay, Velleminfroy, Guillon-les-bains à coté de Besançon, Chatenois dont il ne subsiste que la fontaine Badbronn, Montmirail, longtemps fréquentée par Sarah Bernard.

Quant à la région parisienne, ses ressources thermales furent aussi très utilisées. Sur les flancs de la colline de Passy, un certain Le Givre découvrait en 1657 deux sources ferrugineuses. En 1719, l'abbé Le Ragois dégage d'autres griffons qui seront analysés par Venel en collaboration avec Bayen. Ces eaux ferrugineuses seront reconnues pour combattre la chlorose des jeunes filles mais la station thermale fréquentée par Jean Jacques Rousseau et Benjamin Franklin disparaitra avec le tarissement des sources lié à l'urbanisation galopante de la capitale. Seul souvenir de cette époque thermale, une « rue des eaux » et une « rue de la Pompe » qui rappellent un système qui alimentait en eau le château de la Muette. A Livry Gargan, la source du lac Sévigné essayera, à partir de 1865, de rivaliser avec Enghien mais sans succès puisqu'elle disparaitra dès 1878.

<u>*Et de nombreuses eaux minérales autrefois embouteillées*</u>.

Le plus souvent les cités thermales se doublaient d'un embouteillage de l'eau des sources. Tel était, par exemple, le cas de Saint-Alban-les-eaux, sur la côte roannaise, fréquentée par la marquise de Sévigné et qui posséda un établissement thermal très connu à la fin du XIXe et au début du XXe siècle. La seconde guerre mondiale sonnera le glas de la station qui a conservé un très beau parc et une ancienne usine d'embouteillage (ses eaux ferrugineuses furent longtemps consommées et recommandées par Rika Zarai). Il en sera de même à Ribeauvillé dont la source, captée en

1888 à l'initiative de Staub et Kubo, permit le fonctionnement d'un établissement thermal et dont il ne subsiste que l'embouteillage de la marque Carola. A Soultzmatt, la source découverte au XIIIe siècle par le moine franciscain Tschamser de Thann est encore embouteillée sous la marque Lisbeth* déclinée sous les trois formes légère, pétillante et nature. A Saint-Maurice-d'Allier, dans le Puy-de-Dôme, la source Sainte-Marguerite*, utilisée jadis par Colbert puis Mazarin pour limiter leurs crises de goutte, sera à l'origine d'un petit établissement construit en 1848 et d'un embouteillage dont les bouteilles seront expédiées dès 1929 jusqu'en Indochine. Sur les bords du lac Léman, Amphion possédait des eaux ferrugineuses et sulfureuses célèbres qui firent accourir les princes de Savoie ainsi qu'une riche clientèle sous le second Empire et dont il subsiste le chalet du comte Waleski et la villa Bassaraba de Brancovan. Quant à la buvette Farquenoud alimentée par la source Souriane*, elle rappelait par sa composition l'eau d'Evian si proche. Et d'ailleurs, c'est sur la commune d'Amphion que la société d'embouteillage de l'eau d'Evian a implanté en 1965 son usine d'embouteillage. A Sail-sur-Couzan, l'eau minérale de la source Fontfort* sera à l'origine de la construction d'un petit établissement thermal très fréquenté (1000 curistes recensés pendant la seule année 1872) avec 20 cabines de bains et de douches et d'une usine d'embouteillage. Dès 1930 l'établissement thermal en grandes difficultés financières se transforme en simples bains-douches alors que l'embouteillage Couzan-Brault ferme en 1993.*

XIX. UNE RECHERCHE THERMALE TOUJOURS TRÈS EN POINTE

Découverte de nouvelles sources

Si les premiers développements de l'industrie automobile ont contribué à stimuler la recherche pétrolière dans le sous-sol français, ils ont aussi parfois permis, de façon très indirecte, la découverte de nouvelles sources et parfois l'essor de nouvelles stations thermales.

Un forage réalisé en 1904 par la Gewerkschaft Gute Hoffnung, à la recherche de pétrole en lisière de la forêt d'Haguenau, ramène une eau à 44 ° C. riche en chlorures de sodium et en calcium qui sera à l'origine de la station thermale de **Morsbronn**.

En 1923 l'ingénieur Le Marié effectue à Arcachon un forage pétrolier profond de plus de 470 mètres et découvre une eau froide (25 °C.), faiblement minéralisée, légèrement chlorurée sodique : la source des *Abatilles**. L'année suivante, le professeur Dubreuil de l'Institut Pasteur lui reconnait des effets favorables sur la santé et l'Académie de Médecine donne en 1925 l'autorisation d'exploitation. Un petit établissement sera même construit en 1926 dont il ne reste aujourd'hui qu'une buvette modern style avec mosaïques et vitraux. La société Perrier rachètera la source en 1969 pour développer l'embouteillage et... fermer l'établissement thermal en 1970.

A la même époque, la Société Nationale des Pétroles d'Aquitaine, à la recherche de pétrole, trouve à 840 mètres de profondeur au lieu dit Sébastopol, sur la commune de **Saint-Paul-les-Dax**, une eau chaude à 47° C. Le groupe Thermes-Adour qui cherche à agrandir son centre de rééducation jusqu'ici implanté dans le Grand Hôtel des bains de Dax se transfert à Saint-Paul après que l'Académie de Médecine ait reconnue à la nouvelle source une activité favorable dans le domaine de la rhumatologie en 1979 puis de la phlébologie en 1984. De nouveaux forages permettront en 1994 l'ouverture de trois établissements thermaux (Thermes Christus, des Chênes et Calicéo), d'un centre moderne de remise en forme, d'un espace ludique et aquatique conçu sur le modèle de Baden-Baden.

En 1979, la municipalité de **Jonzac** entreprend un forage pour exploiter une ancienne source chaude découverte dès 1860 au cours de recherches pétrolières anciennes mais restée jusqu'ici inexploitée. La source *Soenna**, ancien nom de la rivière la Seugne, jaillit à 63° C. Les études du laboratoire d'hydrologie de la faculté de Pharmacie de Bordeaux montrent qu'il s'agit d'une eau hyperthermale sulfatée mixte chlorurée sodique riche en oligoéléments. Des essais cliniques mettent en évidence son activité antalgique et décontracturante dans le domaine de la rhumatologie. L'Académie de Médecine sollicitée donne un avis favorable et, en juin 1986, Jonzac rejoint la liste des stations thermales à orientation rhumatologique. On y construit des thermes troglodytes implantés au cœur d'anciennes carrières de pierres à cathédrale pour accueillir les premiers curistes. Cette station élargira rapidement son orientation aux voies respiratoires en 1992 et à la phlébologie en 2006.

Connue du temps des Romains et des Celtes pour sa « Montagne qui brûle », **Cransac** était tombée dans l'oubli pendant plus d'un siècle avec l'extraction minière. Dès 1973, on relance le thermalisme et on réutilise les vapeurs naturelles chaudes de la montagne ardente, en attendant que la Chaine Thermale du Soleil ne rachète les thermes en 1996 et ne construise un nouveau centre thermal dessiné par Demolombe.

A la recherche de nouveaux filons de houille, la société Wendel avait entrepris, dès 1909, des sondages au cœur d'une forêt de 600 hectares entre Metz et Thionville. Soixante dix ans plus tard, on reprend les travaux pour capter à 900 m de profondeur une source chaude à 41° C baptisée source *Saint Eloi** en l'honneur du patron des sidérurgistes. **Amnéville**, l'ancienne cité de l'acier, devient en 1986, sous l'impulsion du Dr. Kiffer, station thermale spécialisée dans le traitement des pathologies rhumatismales et des troubles des voies respiratoires.

La recherche de charbon ou de métaux précieux sera aussi à l'origine de la découverte dans le-Puy-de-Dôme d'une source à proximité du bassin minier de Brassac-les-mines. Un jeune pharmacien, Louis Texier, lui consacre sa thèse de doctorat et invente un procédé original d'embouteillage sous atmosphère de gaz inerte pour lui conserver ses propriétés oxydoréductrices très particulières. En 1979, un nouveau forage plus profond permettra de découvrir et de capter la source *Marie Christine** actuellement embouteillée. Très fortement minéralisée, l'eau du Breuil-sur-Couze est l'eau minérale embouteillée française la plus riche en sodium et en magnésium. Vendue exclusivement en pharmacie, en magasins de régime et magasin bio, en petites bouteilles « dose unitaire » sous le nom d'*Hydroxydase*, elle est recommandée pour lutter contre les maladies métaboliques, la surcharge pondérale, l'excès de radicaux libres.

Dans la Montagne Bourbonnaise, sur la commune de Laprugne, on exploite des mines de cuivre, d'étain, de galène puis, à partir 1956, la Cogéma extrait de l'uranium. A proximité s'écoule une petite source très peu minéralisée et faiblement radioactive (elle aurait même eu l'honneur de recevoir Madame Curie) connue des habitants du pays sous le nom de *Bouna Font* ou Bonne fontaine. Cette source – source *Charrier** – sera rachetée, en 1958, par le groupe Perrier qui souhaite concurrencer Evian pour la préparation des biberons. Le nouveau groupe minéralier lance alors la célèbre publicité choc : « *Bébé aime Charrier* » pour frapper les esprits et retenir l'attention des jeunes mamans. Contre toute attente, ce slogan ne passe pas et se retourne même contre son concepteur car les suites de l'idylle éphémère et malheureuse entre Brigitte Bardot et Jacques Charrier rejaillissent défavorablement sur la source *Charrier**.

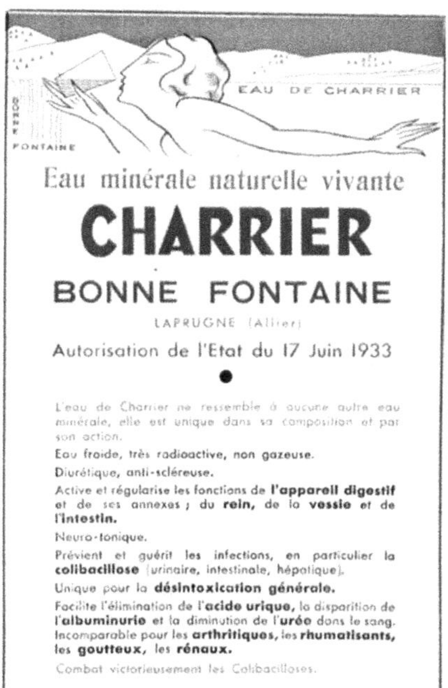

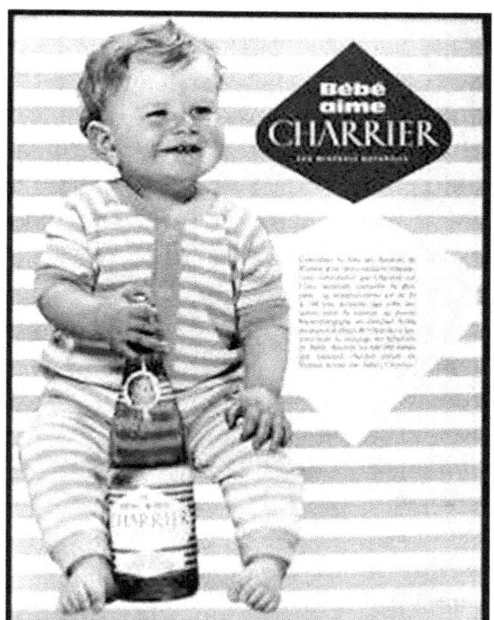

Malgré son célèbre slogan publicitaire «*BéBé aime Charrier*», la «Bonne Fontaine» de Laprugne, « la plus pure, la moins salée des eaux minérales de France » (moins de 25 mg de sels minéraux par litre) ne parviendra jamais à concurrencer Evian pour la préparation des biberons. (Collection particulière)

L'amélioration des captages permet aussi de découvrir de nouvelles sources thermales au sein même des stations : En Gascogne, **Castéra-Verduzan**, patrie du professeur Odilon Lannelongue qui fut tour à tour maire, député puis sénateur, réalise à partir de 1999 un nouveau forage de la *source Renaissance** sulfatée magnésienne ce qui lui permet d'élargir, à partir de 1983, son orientation thermale dans le traitement des maladies du parodonte et des affections des muqueuses bucco-linguales.

Construction et rénovation de nombreux établissements thermaux

L'adaptation des installations thermales doit être constante si la station veut garder son rang et attirer de nouveaux curistes. Certes, les colonnades antiques, les mosaïques orientales, les frontons grecs, si en vogue au XIXe siècle, gardent toujours un charme discret mais cet aspect rétro donne parfois à certains l'image d'une France thermale trop tournée vers son passé.

Depuis une quarantaine d'années, une rénovation des établissements thermaux s'est fait jour. Châteauneuf-les-bains bénéficie, dès 1974, d'un nouvel établissement alimenté par la source des *Bains** qui regroupe les *Grands bains chauds**, Le *Bain tempéré**, le *bain Auguste**, le *bain Julie** ainsi que deux nouveaux captages réalisés en 2000. On modernise les *Thermes Romains* d'Amélie et en 1988, sous l'impulsion de la Chaine Thermale du Soleil, nouveau propriétaire exploitant, l'ancien établissement thermal *Pujade* est démoli pour être remplacé par les *Thermes du Mondony*, considérés à l'époque de leur construction comme l'un des établissements thermaux les plus modernes d'Europe. Avène, délaissée depuis 1965, est rachetée en 1975 par le groupe pharmaceutique Pierre Fabre qui lui donne un nouvel essor dans le domaine de la dermatologie (lancement de la marque Eau Thermale d'Avène). Le nouvel établissement thermal construit en 1990 sera agrandi en 2004. L'acquisition des thermes d'Eugénie en 1962 par La Chaîne Thermale du Soleil favorise un nouvel essor de la station avec la découverte, au cours de la rénovation, d'une nouvelle source thermale *Christine Marie*. L'implantation du créateur de la cuisine Minceur puis de la cuisine Santé Nature, Michel Guérard, permettra à la station de devenir le « premier village minceur de France ».

L'établissement de Balaruc, mis en service en 1987, outre sa piscine thermale largement ouverte sur l'étang de Thau, présente dès sa création un système très mécanisé du transfert et du traitement des boues capable d'améliorer considérablement les conditions de travail du personnel. Depuis 2015, un nouvel établissement d'une superficie de 16 000 m^2, en forme coque de bateau, est implantée dans un site exceptionnel, face à l'étang de Thau.

En 1983, on relance la petite station de Neyrac, connue depuis les Gaulois pour sa célèbre *mofette*, émanation de gaz carbonique pur en provenance de l'ancien volcan du Souilhol. En 1989, un nouvel établissement où dominent le bois et le verre est construit à Aulus au fond de la vallée du Garbet dans le Haut-Couserans au sein des Pyrénées ariégeoises. Depuis 1990, l'architecture audacieuse des thermes Calloux à Vichy cache des avancés technologiques intéressantes comme les circulations individualisées pour le personnel soignant et les curistes. Aux confins de l'Ardèche et de la Haute Loire, la petite station de La Chaldette, se dote, en 1993, d'un établissement en harmonie totale avec la nature sauvage environnante où domine le verre, le bois, la pierre. A Dax, un nouveau complexe thermal conçu par l'architecte Jean Nouvel inclut la partie hébergement dans la partie thermale où sont dispensés les soins. Il en est de même à Ax-les-Thermes et à Gréoux. En 1996, Saint-Amand, connue pour ses eaux sulfatées calcique et magnésienne à pH 7, rénove ses thermes en faisant appel à une architecture de verre capable de faire profiter au maximum le curiste de la forêt si proche. En 1997, le complexe thermal de Saint-Laurent-les-bains est reconstruit dans un paysage grandiose, tout à la fois minéral et végétal. A Aix-les-bains, les thermes *Chevalley* représentent, depuis 2000, une réponse très adaptée au thermalisme du troisième millénaire en juxtaposant les traitements thermaux traditionnels et l'accueil pour une remise en forme. Les architectes ont conçu un bâtiment où se côtoient en totale harmonie le béton, le bois et le verre. 2002 voit l'ouverture de l'établissement de Casteljaloux (groupe Eurothermes) sur l'emplacement des sources thermales captées à plus de 1200 m de profondeur. L'année suivante, Lectoure devient nouvelle station thermale et se dote d'un établissement implanté dans l'hôtel particulier de Goulard. A Thonon, le groupe Valvital rénove les thermes en 2011 afin de permettre aux curistes d'utiliser l'eau de la source *La Versoie** dans des conditions optimales.

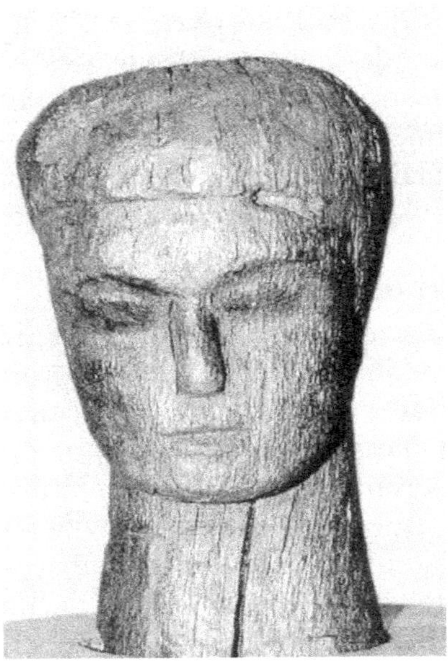

Tête votive en bois sculptée datant du Ier siècle retrouvée en 1977 par P. Krautter dans une décharge publique parmi des gravats issus de la démolition de l'ancien établissement thermal de Bourbonne. (Musée ville de Bourbonne-les-bains)

Mais il arrive, parfois, que ces rénovations ou reconstructions se fassent... au détriment du passé, comme par exemple à Bourbonne-les-bains. L'Etat, propriétaire des thermes depuis 1812, décide en 1976 de rénover l'établissement devenu trop exigu pour accueillir plus de 10 000 curistes par an mais les travaux doivent se réaliser le plus rapidement possible pour ne pas perdre la clientèle thermale et ne pas trop perturber l'activité commerciale locale. Des les premiers coups de pelleteuses, on découvre d'importants vestiges de l'époque gallo-romaine. Malgré l'intervention de la Société Archéologique de la Haute Marne et du représentant de la circonscription archéologique, on continue à extraire chaque jour du sous-sol 500 m3 de restes anciens (gradins de piscine, morceaux de colonnades, dallages) mélangés à de l'argile qu'on dépose dans une décharge. « Dans la frénésie de démolir, on enlevait les chapiteaux à la pelleteuse mécanique... pour les porter à la décharge publique » ! Les archéologues locaux tentent d'ultimes sauvetages en récupérant quelques rares vestiges comme cette tête votive en bois sculptée qui semble provenir d'un sanctuaire gaulois antérieur aux constructions romaines et qui rappelle par sa facture les magnifiques ex-voto découverts à Royat-Chamalières à la source des *Roches**. Certains n'hésiteront pas à parler de véritables saccages de vestiges antiques avec.... l'accord de l'administration préfectorale du département ou de la municipalité.

Des eaux minérales dont on s'efforce de mieux connaitre

- L'origine

A la suite des travaux d'Elie de Beaumont, successeur de Cuvier au Collège de France, on admettait que les eaux minérales avaient une origine profonde, dite plutonienne, en hommage à Pluton, dieu des enfers. On estimait que la chaleur du noyau terrestre central était telle qu'il se formait d'importantes quantités de vapeur d'eau et de gaz qui, remontant en surface à travers des fissures du sous-sol, se chargeaient en éléments minéraux arrachés aux terrains traversés. Ainsi s'était établi une étroite relation entre thermalisme et volcanisme, entre thermalisme et grands mouvements de l'écorce terrestre comme par exemple le tremblement de terre de Lisbonne en 1755 qui diminua la thermalité des eaux d'Aix et de Néris, augmenta le débit des griffons de Bourbon-l'Archambault dont les eaux devinrent « blanchâtres avec un goût acre et savonneux ».

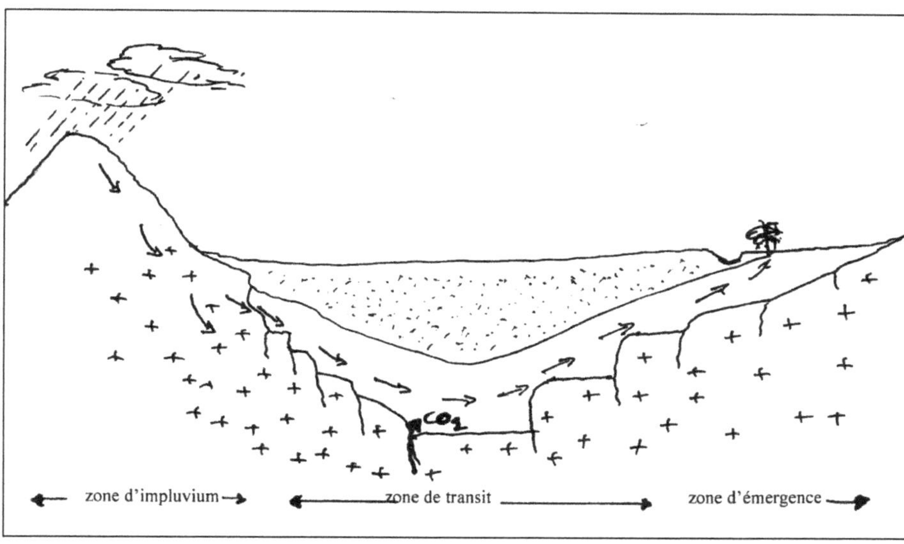

Naissance d'une eau minérale : un long cheminement de la zone d'impluvium jusqu'à l'émergence au griffon.

Aujourd'hui, on admet que toutes les eaux minérales ont une origine atmosphérique, météorique. Des eaux de pluie s'infiltrent dans des zones élevées appelées *impluvium* à travers, soit des terrains perméables comme les sables ou les grès, soit des roches fissurées dans certains massifs cristallins. Ces eaux dites neptuniennes, en hommage à Neptune, dieu de la mer et des eaux, s'infiltrent très lentement et souvent très profondément, ce qui va leurs permettre d'acquérir tout au long de leur long trajet souterrain à la fois leur minéralité au contact des roches traversées et leur thermalité (la chaleur de l'écorce terrestre s'accroissant d'environ un degré tous les 33 mètres selon le degré géothermique). La simple mise en solution sera facile pour certains éléments très solubles dans l'eau qui joue le rôle de solvant. Tel est le cas du sel (chlorure de sodium) avec plus de 300 g/litre de chlorure de sodium à Salies-de-Béarn, Salies-du-Salat, du gypse (sulfate de calcium) présent dans les évaporites déposées en milieu marin lagunaire et retrouvées à des concentrations très élevées dans les eaux sulfatées calciques du bassin lorrain (Vittel, Contrexéville). Cette eau de pluie infiltrée à de très grandes profondeurs, prisonnière sous une épaisse couverture de terrains imperméables qui l'isolent et la protègent, poursuit très lentement son cheminement jusqu'à ce qu'elle rencontre une fracture, une fissure lui permettant de réaliser la seconde partie ascendante de son trajet afin de réapparaitre en surface, au niveau du *griffon*, nom qui nous rappelle cet animal mythique à corps de lion et à tête d'oiseau.

- Eau très faiblement minéralisée < 50 mg/l (Divonne, Saujon, Bagnoles-de-l'Orne)
- Eau faiblement minéralisée 50 < < 500 mg /l (Eugénie, Evian, Thonon, Les-Eaux-Bonnes, Barbotan, Plombières)
- Eau moyennement minéralisée 500 << 1500 mg/l (Vittel, Dax, Néris)
- Eau riche en sels minéraux > 1500 mg /l (Vals, Bourbon-Lancy, Capvern, Contrexéville, Cambo)
- Eau très fortement minéralisée > 10000 mg /l (Salies-de-Béarn 290 g/l, Salies-du-Salat)

Classification de quelques eaux minérales en fonction de leur minéralisation totale exprimée en mg/l

- **La durée de formation**

Des eaux minérales jamais nées de la dernière pluie.

Pour évaluer la durée du trajet souterrain d'une eau minérale, on fait appel à des méthodes isotopiques en particulier par mesure du tritium. On observe ainsi des durées de formation très variables, d'une quinzaine d'années pour Evian, quarante pour Bourbonne-les-bains et des durées beaucoup plus longues pour certaines sources pyrénéennes (plus de 500 ans à Cauterets pour le groupe sud des sources et peut-être 10 000 ans à Luchon). Compte tenu de ce très long cycle de formation, les variations de régime des pluies sur l'aire d'alimentation n'ont aucune incidence au niveau de l'émergence, ce qui explique la constance dans le temps des caractéristiques physico-chimiques (débit, température, éléments minéraux) des sources thermales. Il existe donc un véritable cycle de l'eau minérale qui se forme très lentement dans une zone géographique bien délimitée ce qui permet d'expliquer des analogies de composition physico-chimique entre plusieurs sources au sein d'une même région, d'un même bassin thermal comme on peut l'observer à Vichy même (sources Hôpital*, Mesdames*, Chomel*, Célestins*, Lardy*, Lucas*), et dans ses environs à Cusset (sources Radieuse*, Marie*), à Saint-Yorre, Bellerive, Hauterive, Saint-Sylvestre-Pragoulin, Saint-Priest-Bramefan, Chateldon.

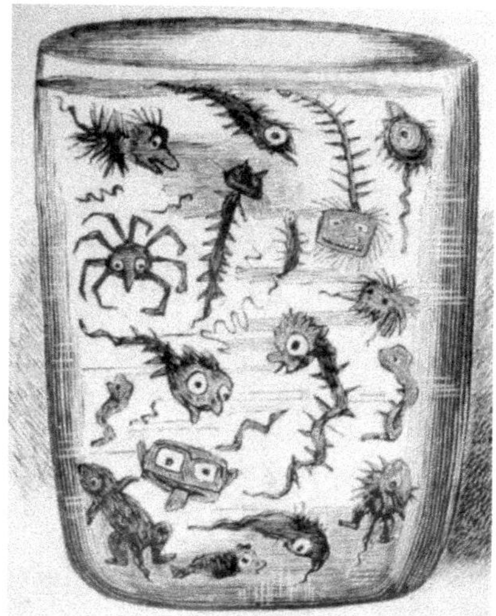

Qu'est ce qu'une eau minérale ? Dessin satirique de Cham. Tout au long du XXe siècle, la recherche thermale s'efforcera de mieux connaitre la composition chimique des différentes sources thermales dès l'émergence au griffon. (Collections histoire de la pharmacie. Ordre national des pharmaciens)

Alors, dans certaines stations thermales, peut-être, buvons-nous l'eau de pluie que Moise vit tomber... lorsque il était dans le désert !

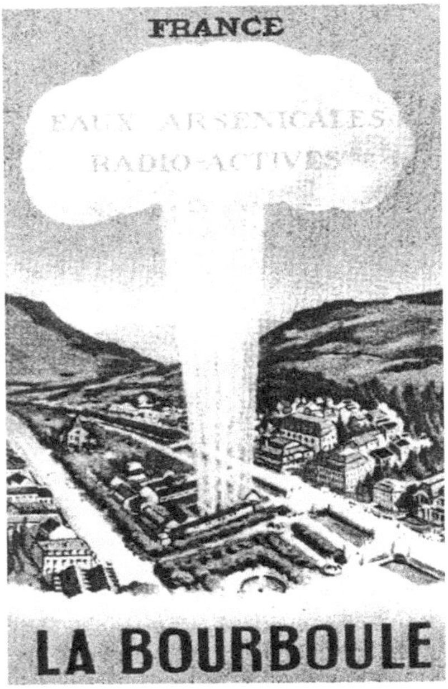

Le radon, découvert dans certaines eaux minérales au début du XXe siècle, devient une excellente publicité pour certaines stations thermales. (Cie. des Eaux de La Bourboule)

- La composition physicochimique

La fin du XIXe et le début du XXe siècle ont permis de mieux connaître la composition chimique des eaux minérales avec la découverte puis le dosage précis de très nombreux oligoéléments minéraux (arsenic trivalent à La Bourboule, sélénium à La Roche-Posay). Bien que soupçonnée dès le XVIIIe siècle par Bourdeu qui écrivait « les eaux minérales chaudes ou froides contiennent une substance active et subtile qui s'évapore en peu de temps et c'est cet esprit universel répandu dans les entrailles de la terre qui donne aux eaux leurs vertus et qui les vivifie », il faudra attendre le début du XXe siècle pour mettre en évidence la radioactivité au niveau de certains griffons (Plombières, Luchon, La Bourboule, Néris, Bourbonne, Evaux). La présence du gaz radon, dont la demi-vie est très courte puisqu'il perd la moitié de son pouvoir d'émission en moins de quatre jours, sera d'ailleurs une excellente publicité pour certains stations... jusqu'en 1945. Son absorption qui se réalise surtout par les muqueuses respiratoires, tout particulièrement en atmosphère chaude (à plus de 40 ° C), et très humide (salles d'inhalation, de humage, émanatorium, vaporarium), entraine des effets sur la circulation, la respiration, la sécrétion de certaines glandes endocrines (hypophyse, surrénale, thyroïde). Même en ingérant ou en inhalant pendant 21 jours une eau minérale riche en radon, le curiste ne risque cependant aucun surdosage, la dose introduite restant toujours très faible et l'élimination très rapide.

- Le mode d'action

Le XXe siècle a aussi ouvert la voie à de nouvelles recherches portant sur le mode d'action des eaux minérales consommées au griffon avec la création, dès 1913, du premier Institut d'Hydrologie dont le rôle était d'effectuer des travaux de recherche dans le domaine de l'hydrologie thermale sur les plans de la géologie (origine des eaux, durée de formation), de la physique (mesures des débit, température, radioactivité), de la chimie (analyse des principaux composants chimiques, classification des eaux minérales), de la pharmacologie (relation entre composition chimique et activité thérapeutique par exemple à l'Institut de Cardiologie de Royat créé dès 1947). De très nombreux laboratoires de facultés de médecine et de pharmacie (Paris, Nancy, Toulouse, Bordeaux, Clermont-Fd, Besançon) se sont efforcés, au cours du XXe siècle, de mettre en évidence, tant sur l'animal entier que sur des organes isolés (bronches, intestin de cobaye, fragments de peau), les effets favorables de l'eau minérale ou de ses dérivés (gaz, vapeurs thermales). On a ainsi pu observer le pouvoir protecteur des eaux minérales vis-à-vis de certains poisons (pouvoir anagotoxique) sur l'animal entier. De nombreux travaux d'hydrologie expérimentale réalisés sur des organes animaux isolés maintenus en survie ont montré des effets variés selon la composition des eaux minérales : variation de la motricité intestinale sous l'action de l'eau de Châtel-Guyon riche en magnésium, modification et régulation des sécrétions biliaires en présence d'eau bicarbonatée sodique à Vichy, disparition du spasme bronchique sous l'effet de l'eau de La Bourboule, variations du tonus vasculaire périphérique après contact avec des eaux carbogazeuses ou après injection de gaz thermal de la source Eugénie* de Royat, modification de la composition des urines et excrétion rénale favorisée de certains calculs sous l'action des eaux sulfatées calciques. La mise en évidence du passage de certains éléments contenus dans l'eau minérale ou de ses dérivés (boues sous différentes formes) à travers la peau considérée pendant longtemps comme une barrière infranchissable, permettra de mieux expliquer les effets de certaines techniques de cure externe (bains, applications de boues, pulvérisations).

Aux effets locaux mis en évidence sur les différents tissus ou organes pendant la première moitié du XXe siècle, s'ajoutent l'observation d'effets plus généraux – action sur le terrain – comme par exemple modification des sécrétions de l'axe hypothalamo-hypophyso-surrénalien (sécrétions d'aldostérone, d'antidiurétique hormone, de cortisol), action sur les rythmes biologiques (apparition après la première semaine de cure de rythme circaseptidien bien mis en évidence par les chronobiologistes de l'école allemande de Marburg), modifications du système immunitaire (variation du taux des immunoglobulines Ig E au cours de la cure à La Roche-Posay, des IgA de sécrétion au Mont-Dore).

XX. DES EAUX MINÉRALES DE PLUS EN PLUS EMBOUTEILLÉES

Pourquoi ce besoin accru de consommer des eaux minérales embouteillées ?

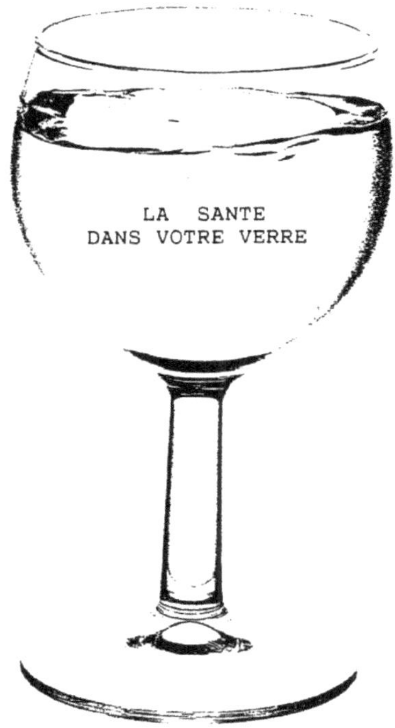

Les Français sont en Europe, avec les Italiens et les Belges, les plus gros consommateurs d'eaux minérales embouteillées. Comment expliquer ce besoin ?

En déclarant que « nous buvons 90 % de nos maladies », Pasteur voulait seulement nous rappeler qu'à la fin du XIXe siècle, l'eau prélevée dans les puits était à l'origine de deux maladies mortelles : la fièvre typhoïde et le choléra. Aujourd'hui les eaux d'adduction distribuées aux Français sont très contrôlées et les risques de contamination bactérienne sont inexistants en métropole. Seul le touriste en pays d'endémie doit hésiter à consommer une eau dont il ignore la provenance. Les propriétés organoleptiques parfois médiocres de l'eau du robinet incitent certains consommateurs à délaisser l'eau courante en boisson pour préférer l'eau en bouteille, sans toujours bien distinguer entre eau de source embouteillée et eau minérale embouteillée. De nouvelles habitudes alimentaires apparues dès la fin des années 1980 ont fait prendre conscience aux Français des risques liés aux excès de calories. On a ainsi vu baisser la consommation du vin au profit des eaux minérales embouteillées auréolées du prestige reconnu

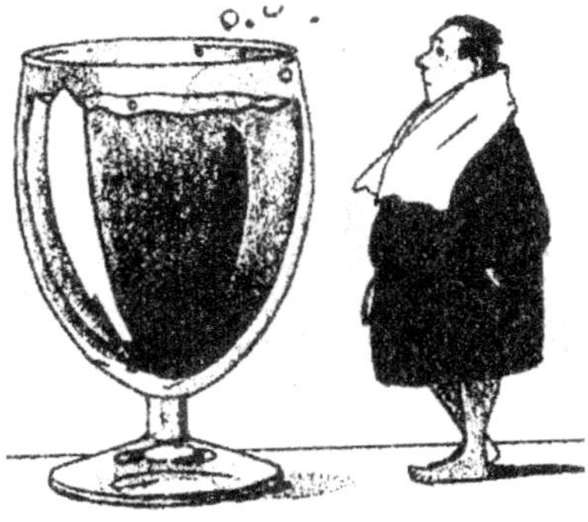

Comment choisir son eau minérale ?

par l'Académie Nationale de Médecine et le Ministère de la Santé qui leurs avaient attribuées un effet favorable sur la Santé. En buvant leur petite bouteille d'eau minérale au bureau, sur leur lieu de travail, dans le métro ou le RER, nombre de consommatrices se donnent l'illusion de faire une cure thermale à domicile ! Bien que deux cent fois plus chères que l'eau du robinet, certaines eaux minérales embouteillées ne possèdent pas, du point de vue composition chimique, les caractères de potabilité de l'eau du robinet et ne devraient donc pas être consommées comme eau de boisson de façon quotidienne. Enfin un certain besoin de l'homme de se rapprocher de la Nature, l'incite à faire appel à cet élément qui reste depuis des temps immémoriaux un mythe, un symbole, un breuvage miraculeux. Mais le principal moteur de vente du marché des eaux minérales embouteillées reste aujourd'hui la Publicité, les publicistes se surpassant pour inventer de nouveaux slogans originaux, vantant tantôt une eau de légende, tantôt un équilibre minéral retrouvé. Cette publicité n'est d'ailleurs pas tout à fait nouvelle puisque dès 1930, Vittel lançait déjà ses premiers slogans : « Prenez une assurance de longévité en lavant vos reins comme vos mains » ou encore « Lave le rein, purifie le sang, nettoie l'organisme » avant de lancer en 1979 « Buvez éliminez » ! Tous les slogans seront bons pour capter l'attention d'un client potentiel à travers le « packaging », depuis le premier code-barres autocollant détachable sur le pack de six bouteilles, la première bouteille compactable après consommation, la première bouteille biodégradable à 50 %, la seule bouteille plastic graduée, le bouchon sport pour permette de savourer son eau minérale pendant l'effort, le bouchon biberon pour le nourrisson ou le bouchon porte-clés capable de se fixer à la ceinture du pantalon ou au sac à dos. Il en est de même de la couleur de la bouteille, variant du bleu au vert en allant du plus clair au plus foncé, de la forme cintrée pour mieux séduire la main de la future consommatrice ou lui rappeler son « contrat minceur » et sa lutte contre d'éventuels bourrelets de cellulite, ou la possibilité d'obtenir encore plus rapidement une « taille fine ». Par tous les moyens les minéraliers veulent séduire le consommateur, en misant sur sa santé, en lui promettant une *digestion légère*, la *vitalité*, le *dynamisme* ou même.... *la fraicheur du teint retrouvée.*

Comme les grands vins, les eaux minérales possèdent leurs grands crus

Dans certaines stations qui possèdent à la fois une activité thermale et un embouteillage, on observe au cours de la seconde partie du XXe siècle des rachats, des transferts, des regroupements avec investissements de certains grands groupes de l'industrie agroalimentaire plus intéressés par l'eau minérale embouteillée... que par la médecine thermale et le fonctionnement d'un établissement thermal. En créant, par exemple, en 1953 la Société Générale des Grandes Sources, Gustave Leven, propriétaire de Perrier, rachète la Société des eaux minérales de Contrexéville afin de diversifier sa gamme de production dans les eaux plates avec la source du *Pavillon**. Ce rachat sera à l'origine d'une nouvelle guerre des captages entre les deux stations lorraines voisines Vittel et Contrexéville et d'une véritable bataille juridico-boursière entre géants de l'agroalimentaire. Le groupe suisse Nestlé (IndoSuez) lance une offre publique d'achat sur les 20 % du capital de Vittel détenu jusqu'ici par les actionnaires historiques créateurs de la station. Une lutte féroce à coup d'OPA se poursuit entre les deux géants de l'agroalimentaire BSN (Danone) et Nestlé. En 1992, le groupe Perrier, propriétaire de l'embouteillage et de l'établissement thermal de Contrexéville, est rachetée par le géant Nestlé, déjà propriétaire de Vittel depuis 1980. Le groupe Nestlé, qui devient Nestlé Water S.A, engage une réorganisation des deux sites hydrominéraux vosgiens jusqu'ici concurrents et apparait comme l'un des leaders mondiaux des eaux minérales embouteillées avec *Vittel Hépar*, Vittel Grande Source**, *Contrexéville**, *Perrier**, *Valvert*,* sans oublier les eaux de source *Aquarel**. Il revend *Volvic** à B S N qui vient de lancer sur le marché une nouvelle eau minérale gazeuse La *Salvetat** prévue pour prendre le relais de *Badoit**. Le débit d'une source reste, en effet, un problème crucial pour tout propriétaire minéralier qui embouteille : si le débit est trop faible, il devient difficile de faire face à la demande en été, d'où risque de

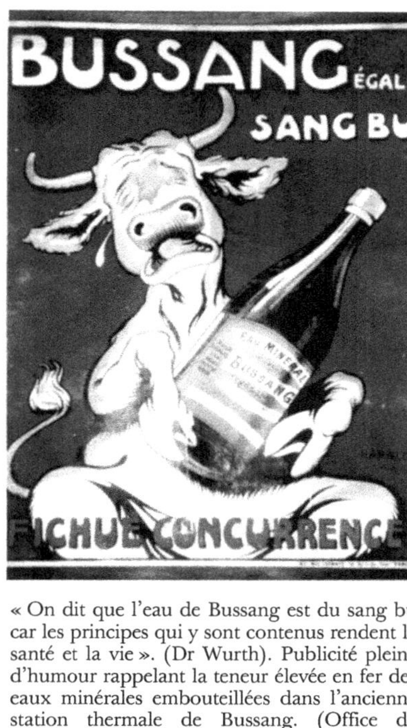

« On dit que l'eau de Bussang est du sang bu car les principes qui y sont contenus rendent la santé et la vie ». (Dr Wurth). Publicité pleine d'humour rappelant la teneur élevée en fer des eaux minérales embouteillées dans l'ancienne station thermale de Bussang. (Office de Tourisme de Bussang)

rupture de stock. Tel est le cas de *Badoit**qui prend le risque en 1990 de diminuer la contenance de ses bouteilles de 1,25 l à 1 litre. Devant la constitution de ces nouveaux empires minéraliers, la Commission Européenne et le Commissariat à la Concurrence de Bruxelles dénoncent un comportement anticoncurrentiel entre Nestlé et B S N. Un troisième partenaire, Castel, jusqu'ici négociant en vins et spiritueux, propriétaire de l'enseigne Nicolas et distributeur de boissons gazeuses et de bières, s'oriente alors vers le créneau très porteur des eaux minérales en créant, en 1993, la marque Neptune. Il rachète au groupe Nestlé les eaux minérales de Vichy ce qui lui permet de commercialiser aujourd'hui les eaux embouteillées de *Vichy-Saint-Yorre**, *Vichy-Célestins**, *Thonon**, *Vernières**, *Chateauneuf**, *Rozana**, *Chateldon**, tout en regroupant sur le site de Saint-Yorre l'embouteillage de l'eau de Vichy *Célestins** et de *Saint-Yorre**.

A l'opposé de ces grands groupes minéraliers, de petits exploitants profitent encore de la renommée d'une station thermale, comme par exemple autour de Vals et de ses 143 sources aux noms si pittoresques (*Constantine*, Rigolette*, Camuse*, Précieuse*, Désirée**) pour continuer à embouteiller des eaux minérales comme l'*Asperjoc* ferrugineuse, la *Ventadour* de Meyras ou la *Reine de Prades*.

	Eau potable	*Eau source embout.*	*Eau Miné embout.*	*Eau Miné au griffon (cure)*
Origine:	surf+ source	source	source	source
Traitement:	triple	non traité (sauf fer, Mn, gaz)	non traité (sauf fer, Mn, fluor, gaz)	non traité
Potabilité :	oui	oui	oui ou non	oui ou non
Minéralisation				
Totale:	< 1500mg	< 1500mg	variable	variable
Sodium	< 200 mg	< 200 mg	variable	variable
Chlore	< 250 mg	< 250 mg	variable	variable
Ca	variable	variable	variable	variable
Mg	variable	variable	variable	variable
Fluor	< 1500µg	< 1500µg	conc. Mentionnée	variable
Nitrates	< 50 mg	< 50 mg	< 50 mg	< 50 mg
Nitrites	< 0,1 mg	< 0,1mg	< 0,1mg	< 0,1mg
Effets Santé	NON	NON	OUI	OUI

Comparaison entre quatre types d'eaux de boisson susceptibles d'être consommées.

Vichy Saint-Yorre	4770 mg / l
Vichy-Célestins	3325
Rozana, Parrot	3000
Vittel Hépar, Arvie	2550
Saint Antonin, Prince noir	2225
Contrexéville	2100
Chateauneuf	2150
Saint Marguerite	1980
Chateldon Sergentale	1845
Vals (selon les sources)	1700
Saint Diéry	1650
LIMITES DE POTABILITE – EAUX DE BOISSON – EAU DE DISTRIBUTION – 1500 mg/l	
Amanda (St Amand-les-eaux)	1330
Quezac, Badoit, Vernières	1200
Vals (selon les sources)	1100
Vittel Grande source	850
Arcens, Vernière	750
La Salvetat	600
Volcan d'Aizac	520
Perrier	500
Thonon La Versoie, Chambon	340
Evian	300
Plancoët, Abatilles, Ogeu	240
Valvert	200
Wattwiller	155
Volvic	130
Celtic	46
Mont-Roucous	25

Classification de quelques eaux minérales françaises embouteillées en fonction de leur minéralisation totale (résidu sec) exprimée en mg/ litre.

Au centre du tableau, en caractères gras, figurent les limites de potabilité exigées pour une eau de distribution, soit 1500 mg/l de minéralisation totale exprimée parfois sous le terme de résidu sec.

On observe qu'un certain nombre d'eaux minérales embouteillées dépassent cette valeur. D'autre part, il s'avère indispensable, avant de consommer une eau minérale embouteillée, de bien connaitre la nature et la concentration des principaux éléments chimiques présents dans l'eau minérale (sodium Na^+, Calcium Ca^{++}, Magnésium Mg^{++}, sulfates SO_4^{--}, bicarbonates HCO_3^-, fluor F^-), d'où l'intérêt de toujours bien lire les étiquettes sur lesquelles sont obligatoirement mentionnées la concentration des principaux éléments chimiques présents.

Sulfatées calciques	Bagnères de Bigorre, Capvern, Aulus, Ussat, Vittel, Contrexéville, La Léchère.
Sulfurées calciques et sodiques	Cambo, Les Eaux Bonnes, Cauterets, Luz-Saint-Sauveur, Barèges, Ax-les-Thermes, Vernet, Molitg, La Preste, Amélie Aix-les-bains, Challes, Brides, Digne, St Honoré Enghein, Saint-Amand les eaux, Castera-Verduzan Camoins, Les Fumades, Bagnols-les-bains, Berthemont
Chhlorosulfurées	Cauterets, Allevard, Uriage, Gréoux, Digne, Argeles-Gazost, Les Eaux Bonnes, Les Eaux Chaudes
Chlorosulfatées sodiques et calciques	Dax, Saint Paul les Dax, Préchacq, Saubusse, La Léchère, Brides, Saint-Gervais, Rochefort
Chlorurés sodiques fortes.	Salies de Béarn, Salies du Salat, Lons le Saunier, Salins-les-bains
Chlorurées sodiques faibles.	Balaruc, Luxeuil, Bourbonne-les-bains, Beaucens, Niederbronn, Morsbronn.
Chlorobicarbonatées.	Bourbon-Lancy, Bourbon-l'Archambault, Evaux, ChâtelGuyon (Mg), Le Mont Dore, La Bourboule (As), Néris, Royat.
Bicarbonatées sodiques.	Vichy, Chateauneuf, Vals, Neyrac, Le Boulou, Montrond.
Bicarbonatées calciques.	Chaudes-Aigues, Lamalou.
Oligométalliques.	Eugénie (sulfurées), Barbotan (sulfurées), Saint-Honoré, Plombières, Bains-les-bains, Divonne, Saujon. Bagnoles de l'Orne, Avène. Evian, Thonon. La Roche Posay (sélénium), Evaux, Rennes-les-bains, Ussat

Classification de quelques eaux minérales françaises en fonction de leur minéralisation.

Aux 300 millions de bouteilles d'eau minérale vendues en 1948 (bouteilles fabriquées encore exclusivement en verre), on doit comparer les 5,5 milliards commercialisés dès 1996 ! A la bouteille en verre se substituera, dès 1968, la première bouteille plastic en PVC puis, en 1994, la première bouteille en PET, en attendant les premières bouteilles biodégradables.

Cette prodigieuse explosion des ventes d'eaux embouteillées entrainera dés le début du troisième millénaire l'accélération de la séparation des domaines embouteillage et soins thermaux. C'est ainsi qu'en 2001 Nestlé Waters se sépare de l'établissement thermal de Vittel au profit du groupe Partouche et en 2008 la commune de Vittel doit racheter l'établissement thermal. Il en sera de même à Contrexéville où la municipalité reprend à sa charge le fonctionnement des thermes.

« Quand tu bois de l'eau, pense à sa source ». Proverbe chinois

XXI. L'AVENIR DE LA MÉDECINE THERMALE

« Moderniser l'activité thermale pour la rendre toujours plus efficace, plus sûre et plus pérenne », tel sera l'objectif du gouvernement rappelé lors de l'intervention de Madame Aubry, ministre de l'emploi et de la solidarité, et repris sous forme de propositions dans le rapport Delomenie publié en octobre 2000.

Le Service médical rendu pour mieux évaluer les effets favorables des cures thermales

Après plus de vingt siècles au cours desquels l'utilisation de l'eau minérale fut tour à tour une pratique religieuse, une simple mode puis enfin une véritable médecine, le corps médical, les Caisses d'Assurance Maladie ont cherché à mieux évaluer scientifiquement les effets des cures à travers une nouvelle notion, celle du *Service Médical Rendu* ou S M R.

En comparant deux groupes de patients atteints de la même pathologie, dont l'un effectue une cure par rapport à l'autre qui suit un traitement allopathique classique, on s'efforce d'évaluer le meilleur rapport coût-efficacité. Il s'agit d'une évaluation médico-économique qui représente un moyen indirect d'apprécier les bienfaits d'une cure thermale à la fois sur le plan curatif mais aussi sur le plan financier à travers le meilleur rapport coût efficacité qu'il est devenu classique d'appeler le *Service médical rendu ou S.M.R.* Depuis 2004, l'Association Française pour la Recherche Thermale ou AFRETH, en collaboration avec la Confédération Nationale des Etablissements Thermaux (CNETh), s'efforce de développer et de centraliser ce type de recherche thermale en mettant en évidence les résultats favorables des cures thermales vis-à-vis de pathologies comme par exemple certains troubles de l'appareil locomoteur (étude *Thermarthrose),* l'insuffisance veineuse (étude *Thermes et Veines),* le surpoids (étude *Maathermes),* l'anxiété généralisée (étude *Stop Tag*).

« Ceux qui disent que les eaux minérales sont bonnes à tout, sont aussi éloignés de la vérité que ceux qui disent qu'elles ne sont bonnes à rien. Je suis certain qu'elles peuvent rendre de grands services quand elles sont administrées avec discernement et à propos ».

Fontan

Une recherche permanente de la qualité

- Au niveau de la ressource thermale

Les sociétés thermales protègent jalousement leurs griffons en respectant scrupuleusement les obligations imposées au niveau des divers périmètres de protection (périmètres immédiat, rapproché, éloigné). Cette protection a pour but de limiter les risques de pollution, d'abord dans la zone d'*impluvium,* là où tombent les pluies et où se forme l'eau minérale en agissant sur les nuisances agricoles (engrais, lisiers), industrielles, urbaines, mais aussi d'éviter de perturber l'équilibre hydraulique local comme on a pu l'observer, par exemple, à la fin du XIXe et au début du XXe siècle avec la guerre des sondages et des forages dans le bassin thermal de Vichy. Les exploitants thermaux s'efforcent d'améliorer le captage des sources thermales en réalisant des captages plus profonds pour obtenir non seulement un débit plus important mais surtout pour éviter toute contamination éventuelle au cours de la remontée en surface des eaux souterraines jusqu'au griffon. Ils ne font d'ailleurs qu'imiter les travaux réalisés il y a plus de deux mille ans par les romains par exemple à Plombières ou à Bourbonne. C'est ainsi que de nouveaux forages ont été réalisés dans la plupart des stations thermales françaises (Ussat, Digne, Rochefort, Bagnère-de-Bigorre avec les forages *Reine* et *Regina*, Luchon permettant d'obtenir une eau à 74°C et un débit de 34 m3/heure, Aix-les-bains avec les forages *Reine Hortense* et *Chevalley* à 2200 m de profondeur et dont le mélange *Victoria* alimente les thermes). Dès 1987, on réalise à Saujon le forage de la *source des Chalets*, eau oligométallique froide légèrement bicarbonatée calcique et magnésienne et qui recevra en 1993 l'agrément pour être utilisée dans le traitement des affections psychosomatiques. Entre 1993 et 1996 de nouveaux forages sont réalisés à Vernet pour recueillir les sources *Charlotte*, *Nathalie* et *Defouilly* aujourd'hui regroupées sous le nom de *source Suzanne* pour alimenter le nouvel établissement thermal.

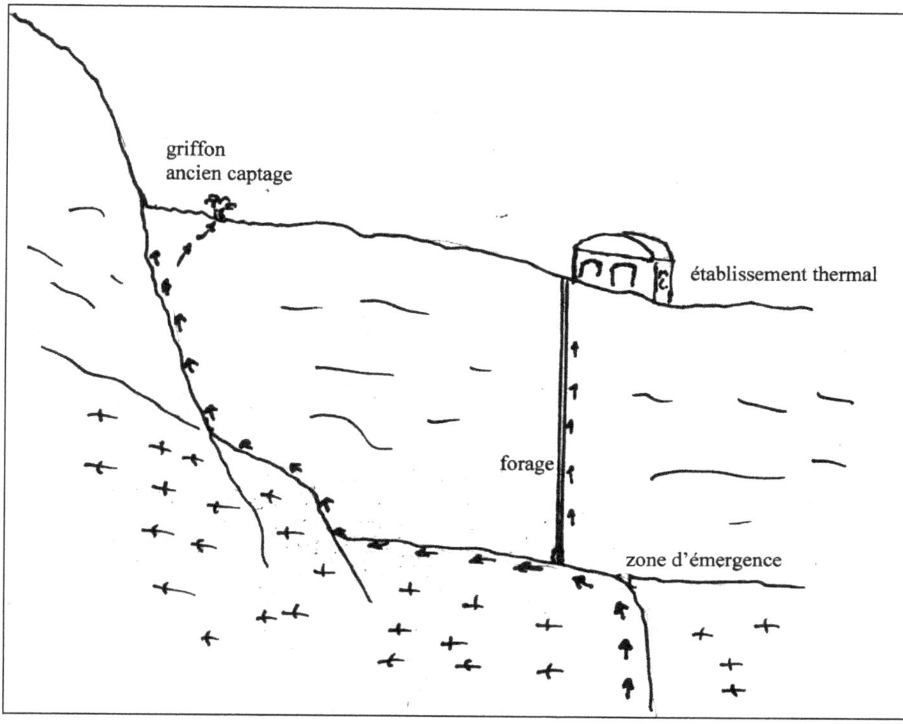

En réalisant des forages plus profonds, les sociétés thermales augmentent le débit des sources et luttent plus efficacement contre les risques de pollution.

- Au niveau de l'exploitation : contrôles sur le plan hygiène et assurance qualité

Moins mondain qu'au siècle dernier, le curiste de ce début du XXIe siècle est devenu par contre plus exigeant concernant la qualité des soins, l'hygiène des établissements et l'efficacité du traitement thermal. Le contrôle des eaux minérales fait l'objet de textes réglementaires très contraignants. Par rapport aux eaux de distribution (eau courante, eau du robinet) qui sont toujours traitées, l'eau minérale est utilisée par le curiste au griffon, en soins individuels, sans aucun traitement préalable, ce qui nécessite donc qu'elle soit particulièrement protégée et contrôlée à différents niveaux au sein de l'établissement thermal. Les contrôles des eaux minérales et des établissements thermaux sont effectués par des laboratoires agrées qui communiquent leurs résultats aux différents services de l'Etat : direction régionale de l'Industrie, de l'Environnement, de la Santé. Ces analyses contrôlent la constance des paramètres physicochimiques de chaque source au cours du temps (température, pH, conductivité, dosage des différents composants chimiques majeurs et oligoéléments). Quant aux contrôles bactériologiques, ils recherchent d'éventuelles pollutions d'origine fécale animale ou humaine (streptocoques fécaux, coliformes, anaérobies sulfitoréducteurs) mais aussi certains germes pathogènes du groupe des légionelles. (Légionella pneumophila étant un germe qui peut facilement coloniser les réseaux d'eau chaude entre 20 et 40 °C au niveau des pommes de douche, des hammams).

A ces contrôles administratifs obligatoires, se rajoutent des analyses réalisées en autosurveillance par les exploitants thermaux eux-mêmes pour renforcer la sécurité et assurer une véritable démarche d'assurance qualité au sein de l'établissement thermal. Ces prélèvements d'autocontrôle sont effectués à différents niveaux de fonctionnement de l'établissement, par exemple au niveau de l'eau (émergence, stockage, échangeurs thermiques, points de distribution), au niveau de l'air (gaines de ventilation, salles de soins), au niveau des sols et des surfaces (zones sèches et humides). Un tel suivi permet de mieux prévenir les risques éventuels de contaminations et de s'engager dans une démarche qualité.

Enfin un respect draconien des règles d'hygiène doit être rappelé à chaque nouveau curiste dès son entrée dans tout établissement thermal car les risques de contamination existent en raison de la concentration en un même lieu chaud et humide de nombreux patients dont certains peuvent être porteurs de germes pathogènes. D'où le rappel de ces quelques conseils d'hygiène individuelle à l'attention de tout curiste : passage au pédiluve avant de pénétrer dans la partie soins, de même avant de descendre dans une piscine, port de chaussures spéciales antidérapantes réservées exclusivement à l'établissement, bonnet de bain obligatoire pour accéder à la piscine, port d'un maillot de bain exclusivement réservé aux soins au sein de l'établissement, lavage quotidien des maillots, bonnets, chaussures après les soins thermaux, enfin circuits bien séparés entrée et sortie au niveau des cabines de déshabillage et d'habillage, entre linge propre et linge sale.

Une meilleure prise en compte du double effet d'une cure thermale

- Un volet curatif recherché depuis toujours

Le curiste à qui on prescrit vingt et un jours de cure vient dans la station, par exemple, pour soulager une douleur persistante d'arthrose, pour retrouver une meilleure amplitude de fonctionnement de son articulation, pour combattre une insuffisance veineuse, pour calmer des accès de sinusite récidivant chaque printemps, des poussées d'eczéma ou de psoriasis. Il recherche d'abord un **effet curatif** qui va se traduire par une double action, à la fois sur le plan local mais aussi au niveau général en agissant sur le terrain par modification des sécrétions hormonales, de l'immunité et de nos horloges biologiques. Cet effet favorable se manifeste en général assez rapidement, dès la première ou la deuxième semaine de cure, mais parfois il ne s'observe que dans les mois qui suivent la cure (diminution des douleurs arthrosiques six mois après la cure, au cours de l'hiver suivant le passage dans la station). Cette recherche d'un effet curatif représente la base même de la médecine thermale et justifie le remboursement des cures thermales par les Caisses d'Assurance maladie. Sous le terme de « Maladies soignées » par la médecine thermale, on inclut aujourd'hui un ensemble de pathologies qui correspondent souvent plus à de grandes orientations, à de grands groupes de pathologies qu'à de véritables maladies. Par exemple l'orientation *Rhumatologie* englobe un certain nombre de pathologies qui se caractérisent par la douleur et la gène fonctionnelle et qui peuvent toucher l'appareil locomoteur au niveau de l'articulation (arthrose), de l'os (ostéoporose), des tendons (tendinites) ou des formes douloureuses plus diffuses (fibromyalgie). Ces orientations médicales fixées conjointement par le Ministère de la Santé, après avis favorable de l'Académie Nationale de Médecine, et par la Caisse Nationale d'Assurance Maladie, peuvent donner droit à une prise en charge pour tout assuré social (y compris depuis 1986, pour les affections des muqueuses bucco-linguales et les maladies du parodonte (tissus de soutien de la dent, gencives et os alvéolaire).

- Mis aussi un volet préventif trop longtemps négligé

Il s'agit d'un second volet insuffisamment pris en compte et insuffisamment développé jusqu'ici par l'ensemble des acteurs du thermalisme français et beaucoup trop souvent négligé par les curistes eux-mêmes. Les vingt et un jours passés dans la station représente en effet pour chaque curiste un temps privilégié pour faire le point sur sa santé (trois visites médicales en trois semaines de cure), pour mieux connaître sa maladie, pour éviter d'éventuelles complications, pour dépister l'apparition d'un nouvel handicap. Le curiste doit profiter de sa cure pour apprendre ou réapprendre de nouvelles règles d'hygiène de vie, pour « retourner à l'école ». C'est le **volet Prévention.** Essayer de guérir, c'est bien, mais n'est-il pas souhaitable, dans un contexte économique difficile, de prévenir la maladie pour économiser de nouveaux frais de santé parmi une population française vieillissante. Parmi les sujets de prévention, on peut citer la recherche d'une meilleure hygiène de vie à travers une lutte contre l'inactivité physique, une plus grande stimulation des activités de l'esprit, une alimentation plus adaptée (mieux manger pour mieux vivre) et, compte tenu de l'âge moyen des curistes fréquentant les stations thermales françaises, une sensibilisation aux problèmes du vieillissement, la station devenant ainsi le relais du mieux vieillir. C'est d'ailleurs la raison pour laquelle le Conseil National des Exploitants Thermaux avait, dès 2007, lancé une recherche concernant le rôle préventif du thermalisme pour mieux adapter la cure thermale aux nouveaux défis de la santé, comment mieux prendre en compte les impératifs de prévention, comment mieux associer cure thermale et bien vieillir.

L'avenir du thermalisme français appartient donc à la fois au maintien de la tradition à travers son volet curatif et ses douze grandes orientations thérapeutiques mais aussi au souci permanent de l'innovation avec en particulier un élargissement vers le développement du volet prévention.

« La chimie est pour les eaux minérales
ce que l'anatomie est pour le corps humain.
Mais elle ne saurait tout nous révéler.
C'est la physiologie des eaux qu'il faut approfondir ».
Alibert

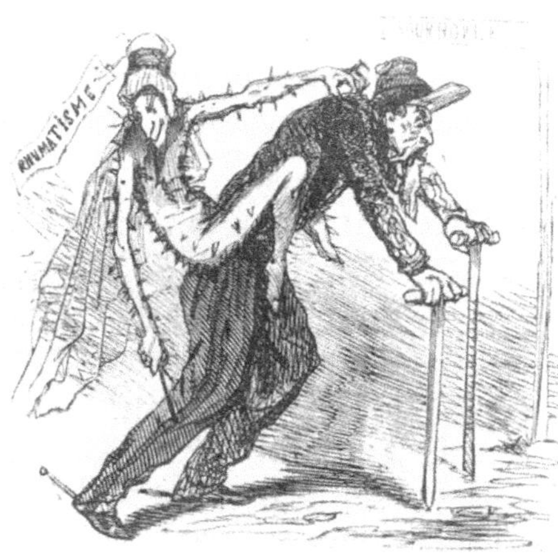

Une femme hérissée de piquants accable l'humanité vieillissante qui se dirige péniblement vers la station thermale pour soulager douleurs et impotence et profiter des effets curatifs et préventifs de la médecine thermale). Caricature de Cham *Extr. La saison des eaux* (Ord. Nat. Pharmaciens. Coll. Bouvet)

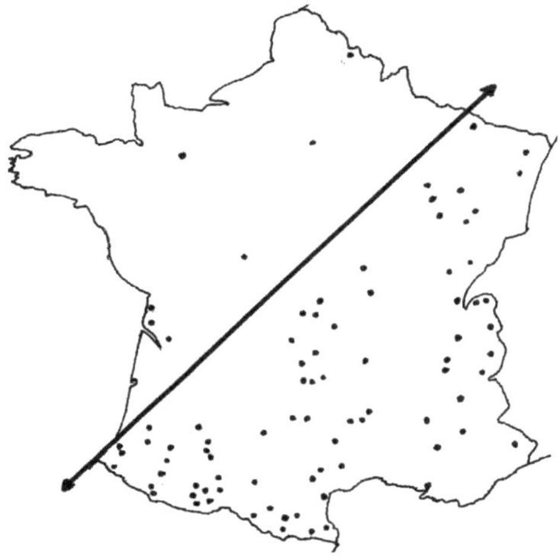

Répartition des stations thermales métropolitaines regroupées essentiellement à l'est d'une ligne allant de Cambo-les-bains à Amnéville-les-thermes.

1 Aix-les-bains
2 Aix-Marlioz
3 Allevard
4 Amélie
5 Amnéville
6 Argelès-Gazost
7 Aulus
8 Avène
9 Ax-les-Thermes
10 Bagnères-de-Bigorre
11 Bagnoles-de l'Orne
12 Bagnols-les-bains
13 Bains-les-bains
14 Balaruc
15 Barbotan
16 Barèges
17 Beaucens
18 Berthemont
19 Boulou (Le)
20 Bourbon-Lancy
21 Bourbon-l'Archambault
22 Bourbonne-les-bains
23 Bourboule (La)
24 Brides-les-bains
25 Cambo
26 Camoins
27 Capvern
28 Casteljaloux
29 Castéra-Verduzan
30 Cauterets
31 Chaldette (La)
32 Challes-les-eaux
33 Châteauneuf
34 Châtel-Guyon
35 Chaudes-Aigues
36 Contrexéville
37 Cransac
38 Dax
39 Digne
40 Divonne
41 Eaux-Bonnes (Les)
42 Eaux-Chaudes (Les)
43 Enghein
44 Eugénie
45 Evaux
46 Evian
47 Fumades (Les)
48 Gréoux
49 Jonzac
50 Lamalou
51 Léchère (La)
52 Lectoure
53 Lons-le-Saunier
54 Luchon
55 Luxeuil
56 Luz-Saint-Sauveur
57 Molitg
58 Montbrun
59 Mont-Dore (Le)
60 Montrond
61 Morsbronn
62 Néris
63 Neyrac
64 Niederbronn
65 Plombières
66 Préchacq
67 Preste (La)
68 Rennes-les-bains
69 Rochefort
70 Roche-Posay (La)
71 Royat
72 Saint-Amand
73 Saint-Gervais
74 Saint-Honoré
75 Saint-Lary-Soulan
76 Saint-Laurent
77 St-Paul-les-Dax
78 Salies-de-Béarn
79 Salies-du-Salat
80 Salins-les-bains
81 Saubusse
82 Saujon
83 Thonon
84 Uriage
85 Ussat
86 Vals
87 Vernet
88 Vichy
89 Vittel

Les différentes stations thermales françaises métropolitaines

CONCLUSION

RETOUR AUX SOURCES POUR PLUS DE SANTÉ, PLUS DE MIEUX-ÊTRE

Le thermalisme français, médecine naturelle par excellence, c'est aujourd'hui, en quelques chiffres :

Plus de 2 000 ans d'histoire que nous avons essayé de survoler.

Près de 90 stations thermales métropolitaines avec plus de 100 établissements thermaux

Plus de 500 000 curistes qui, chaque année, ont le choix entre 12 orientations thérapeutiques, 12 grands groupes de pathologies traitées reconnues et validées par la Caisse Nationale d'Assurance Maladie :

- Rhumatologie RH
- Voies respiratoires VR
- Dermatologie DER.
- Affections des muqueuses buco-linguales AMB.
- Maladies des vaisseaux avec deux sous-orientations : Phlébologie PH.
- Maladies cardio-artérielles MCA.
- Maladies de l'appareil urinaire et maladies métaboliques AU.
- Maladies de l'appareil digestif et maladies métaboliques AD.
- Gynécologie GYN
- Affections neurologiques NEU.
- Affections psychosomatiques PSY
- Troubles du développement de l'enfant TDE.

Mais c'est surtout, pour le curiste, la rencontre de trois éléments indissociables :

- une eau minérale aux caractéristiques physicochimiques constantes, spécifiques selon chaque source
- des techniques thermales pratiquées au sein de chacun des établissements thermaux
- enfin un environnement thermal particulier à chaque station, ce dernier élément étant trop souvent insuffisamment pris en compte par le curiste et par les différents acteurs du thermalisme.

L'eau minérale. A la différence de la balnéothérapie qui utilise l'eau du robinet, de la thalassothérapie qui fait appel à l'eau de mer, le thermalisme ou crénothérapie (du grec *créné* les sources) recourt exclusivement à l'eau minérale et à ses dérivés (gaz thermaux, boues). *Sans eau minérale pas de cure thermale !* Selon la définition française, une eau minérale est toujours une eau de source utilisée par le curiste au sein de l'établissement, c'est à dire au griffon, en soins individuels sans aucun traitement préalable. Cette eau très particulière en raison de son origine et de son temps de formation, possède des caractères organoleptiques (odeur saveur, couleur), physiques (température, débit, radioactivité), chimiques (minéralisation totale et minéralisation spécifique) constants au cours du temps. Enfin et surtout, cette eau minérale présente pour la santé du curiste des effets favorables reconnus par l'Académie Nationale de Médecine et le Ministère de la Santé.

Les *techniques thermales* pratiquées dans les établissements correspondent au second volet d'une cure. Selon les époques, les curistes furent appelés tantôt *baigneurs,* tantôt *buveurs d'eau* en fonction des techniques thermales pratiquées. Aujourd'hui, la cure interne englobe la cure de boisson, la mise en contact de l'eau minérale, des vapeurs thermales, des gaz thermaux avec les différentes muqueuses de l'organisme (gargarismes, inhalations, aérosols pour la sphère ORL, douches gingivales et filiformes sur la muqueuse buccale et le parodonte, goutte à goutte rectal ou entéroclyse sur les muqueuses colorectales) sans oublier la carbocrénothérapie qui fait appel à l'injection de gaz thermaux afin d'améliorer la circulation artérielle dans les artérites débutantes. Quant aux techniques externes, elles mettent en contact l'eau minérale, les vapeurs thermales, les gaz thermaux, les boues thermales avec la peau en faisant appel aux différents types de bains (en baignoire, en piscine, bain locorégional ou général), aux douches, aux applications de boues, aux gaz thermaux (étuves individuelles ou collectives sous forme de vaporarium, d'émanatorium, de hammam).

Troisième élément d'une cure : *l'environnement thermal.* A la différence des autres thérapeutiques, la médecine thermale est une médecine de terrain qui s'adresse au malade dans sa globalité et qui impose au malade de quitter son lieu de vie, ses habitudes, de mettre entre parenthèse ses soucis pour venir pendant vingt et un jours profiter d'un nouvel environnement thermal. C'est donc une démarche volontaire du patient qui quitte le milieu des bien-portants ou supposés tels pour rejoindre la station où il va retrouver, au cours de son passage à l'établissement, à la buvette, d'autres curistes qui souffrent des mêmes maux. Pris dans un sens restrictif, ce nouvel environnement thermal du curiste se limite aux simples variations climatiques au niveau des facteurs atmosphériques (ensoleillement, vents, précipitations, températures), des éléments géographiques (altitude, latitude de la station), des facteurs telluriques (végétation, relief). Pris dans un sens élargi, l'environnement thermal, correspond à quelque chose de beaucoup plus vaste. Si le curiste consacre sa matinée aux soins thermaux : une à deux heures passées au sein de l'établissement, un peu plus s'il réalise une cure de boisson fractionnée, à jeun, au réveil, en position allongée, le reste de la journée doit être consacré d'abord au repos mais aussi à une sorte de retour à l'école. Il doit profiter de son passage dans la station pour réaliser, en étroite collaboration avec le médecin thermal, un bilan de santé complet afin de mieux connaître son handicap et surtout réfléchir à une nouvelle hygiène de vie. C'est cet environnement thermal spécifique à chaque station qui doit permettre à chaque curiste d'apprendre ou de réapprendre de meilleurs règles d'hygiène de vie au quotidien, en particulier dans le domaine de l'alimentation et de l'activité physique afin de développer un important volet Prévention, trop souvent négligé jusqu'ici.

En permettant souvent d'interrompre ou de retarder l'évolution de certains processus dégénératifs comme l'arthrose, d'améliorer de nombreuses affections chroniques (appareil respiratoire, troubles digestifs ou urinaires, maladies métaboliques), les cures thermales ont pendant longtemps limité leur terrain d'action au seul volet curatif. Or l'avenir du thermalisme français appartient à la fois au maintien de la tradition mais aussi à un souci permanent d'innovation avec en particulier un élargissement vers la **Prévention.** Cet important volet préventif peut s'appliquer dans des domaines variés tels que certaines maladies dites de civilisation (surcharges pondérales, diabète, surpoids, syndrome métabolique), la lutte contre la consommation de substances addictives (tabac), la recherche d'une meilleure hygiène de vie au quotidien afin d'essayer de mieux vivre et surtout de mieux vieillir. Au moment où la médecine contemporaine est parfois décriée par certains, non pas pour ses résultats spectaculaires, mais en raison de sa déshumanisation, de sa conception trop analytique, oubliant parfois une vision globale de l'homme et de ses pathologies, la médecine thermale conserve une place de choix. Distribuée généreusement sur le sol français depuis des millénaires, l'eau minérale soigne le corps mais aussi l'esprit, en s'opposant au mal être, en aidant à retrouver un certain bien-être, une sorte d'équilibre qui permet de « faire face » à la fois sur le plan physique, émotionnel, psychologique et social.

Comme le montre la longue histoire de plus de deux mille ans de médecine thermale sur le sol français, les sources thermales demeurent immuables au cours du temps et le thermalisme reste aujourd'hui encore une « *vieille thérapeutique encore pleine d'avenir* ».

Alors, souhaitons que le survol de ce très riche passé d'une thérapeutique deux fois millénaires incite le lecteur à venir découvrir les bienfaits du thermalisme dans l'une des nombreuses stations françaises.

On ne connait bien une science que lorsqu'on en connait l'histoire.
Auguste Comte

BIBLIOGRAPHIE

Abadie F. Histoire de Dax Col. Le Livre d'Histoire Monographie des villes et villages de France 2004

Accart R. Histoire de la station thermale de Châtel-Guyon Ed. de Bussac 1967

André-Durupt V. Pina G Bains les bains : une histoire d'eau Ed. Les Amis du Vieux Fontenoy 2014

Authier A. Duvernois P. Patrimoine et traditions du thermalisme Ed. Privat 1997

Bazin J.P. Chateauneuf-les-bains Ed. Cleopas 2009

Béard Y. Capvern les bains Histoire du thermalisme Société académique des Hautes Pyrénées 1994

Becquart H.M. Les eaux d'Aix-en-Provence 2000 ans d'histoires et de passions Ed. J. Laffitte 2004

Bernard P. Bourbonne-les-bains, ses eaux et ses princesses. Ed. L'Harnattan 2016

Boirot M. Guide historique de Bourbon-Lancy Ed. Le livre d'histoire 2009

Boisseuil D. Nicoud M. Séjourner au bain : le thermalisme entre médecine et société Ed. P.U. Lyon 2010

Boulanger M. Les vertus des cures thermales Ed. Espace Sciences 1997

Bouquerel L. Bagnoles-de-l'Orne, de l'eau de l'air Ed. Corlet 2013

Boyer M. Le thermalisme dans le Grand Sud Est de la France Ed. P. U. Grenoble 2005

Breuillaud-Sottas Fr. Evian, aux sources d'une réussite 1790 1914 Ed. Beau livre 2009

Caron P. Le père Cotte, inventeur des eaux d'Enghien Ed. du Valheirmeil 2002

Chambriard P. Aux sources de Vichy. Naissance et développement d'un bassin thermal Ed. Bleu Autour 1999

Charbonneaud M. Contrexéville aux sources de l'eau Ed. de Mazirot 2007

Chassang P. Chaudes-Aigues : une description, une histoire Ed. Gerbert 1982
Corrocher J. Vichy historique et médical Ed. Dole 1982

Dauge G. Une reconversion par le thermalisme : le cas de Cransac B.U. Université Toulouse 2001
De La Tour J. Mieux comprendre les cures thermales Ed. Expansion scientifique 2003
Delmont P. Néris les bains, les années Belle époque Ed. Créer 2002
Deloménie P. Rapport sur le thermalisme français Paris IGAS 2000
Delsol P. Lambart J. Cl. Le livre des eaux minérales Ed. du dauphin 2008.
Dervaux A.M. Saint-Amand-les-eaux Ed. Sutton 2004
Desgranges B. Luxeuil les bains. Histoire des thermes Ed.Lalloz Perrin 1981
Dedet C. Histoire d'eaux Ed. du Rocher 2006
Donnet P. A. Villes d'eaux en Auvergne Ed. Sutton 2006
Dovaz M. Eau, sources de légendes Ed. Assouline 2000
Dumollar R. De Triviers à Challes-les-eaux... 150 ans de thermalisme O. T. T. 1991
Dupeyre M. Petite histoire du thermalisme dans les Hautes Pyrénées Ed. Pyrémonde 2008
Duvernois P. Patrimoine et tradition du thermalisme Ed. Privat 1997

Evina E. Le guide du buveur d'eau Ed. Solar 1997

Foubert J.M. Bagnoles de l'Orne : médecine, santé, nature Ed. Orep 2009
Flurin R. Cauterets thermale au fil de l'histoire Ed. Monhelios 2010
Francastel P. Luchon et ses vallées Ed. Privat 1999
Frappé J.P. Autrefois Bagnères-de-Luchon Ed. Atlantica 2004
Frenay E. Le thermalisme en Roussillon Publication Archives départementales Pyrénées Orientales 1987
Frieh-Giraud G. Les thermes d'Aix-les-bains Ed. Figep 2005
Frieh-Giraud G. Aix-les-bains : ville d'eau de la belle époque Dauphiné libéré 2005

Gay J.P. Saint Gervais : deux siècles de thermalisme 1806 2006 Ed. Fontaine de Siloé 2006
Giraudier V. Histoire de Vals-les-bains Office de Tourisme de Vals 2000
Godlewski-Dubois B. L'établissement thermal de Saujon, une histoire d'eau et de famille Ed. Les thermes de Saujon
Goubert J.P. La conquête de l'eau Ed. Laffont 1986
Gouhot P. Bourbon-l'Archambault Ed. L'expansion 1975
Grenier L. Jarasse D. Villes d'eaux en France Institut Français d'Architecture 1985
Grosgurin R. Naissance et développement d'une station thermale : Divonne-les-bains 1995

Guitard E.H. Le prestigieux passé des eaux minérales. Histoire du thermalisme et de l'hydrologie des origines à 1950. Société Histoire de la Pharmacie Paris 1951

Haumonte J.D. Parisot J. Histoire de Plombières-les-bains Ed. Le livre d'histoire (réédition 1990)

Honoré B. Uriage en 1900 : le séjour d'un curiste

Jaltel M. Bourbonne-les-bains Plus de 2000 ans de médecine thermale 2011

Jamot C. Thermalisme et villes thermales en France Ed. P.U. B. Pascal Clermont-Fd 1988

Jarasse D. 2000 ans de thermalisme Economie, patrimoine, rites et pratiques Ed. P. U. B. Pascal 2004
Thermes romantiques. Bains et villégiatures en France de 1800 à 1850 Ed. Inst. Et. Massif Central 1995

Jennings E. A la cure, les coloniaux ! Thermalisme, climatisme et colonisation française Presse Universitaire de Rennes 2011

Kastener Le passé de Plombières : Napoléon III à Plombières Ed. Berger-Levrault 1966

Labarthe J. Salies-de-Béarn historique et anecdotique Coll. Les amis du vieux Salies 1996

Labbaye C. Joseph Aletti, le temps des palaces à Vichy Ed. des écrivains 2003

Lacout Y. Renaissance du thermalisme à Cransac Mémoire Toulouse 1984

Lefebvre Th. Raynal C. Du thermalisme à la médecine thermale Le square édit. 2015

Leger G. Les bienfaits des cures thermales Ed. Dangles 2007

Leroy H. Saint-Amand-les-eaux, l'élan des rêves Ed. Light Motiv 2012

L'officiel du thermalisme : publication annuelle Ed. Palindrome

Martin Ph. Le thermalisme en Lorraine Des eaux de soins au tourisme Ed. Le Républicain Lorrain 2010

Mazars Cransac ville thermale 1975

Mourier G. et J. Une ville d'eaux. Vals les bains au fil du temps Ed. Domezon 2008

Negrier P. Les bains à travers les âges Ed. Construction moderne 1925

Noworyta J. Faire une cure aux thermes de Gréoux-les-bains Ed. Jets d'encre 2014

Orsena E. Terrasse J.M. Villes d'eaux Ed. Ramsay 1981

Pac H. Luchon et son passé Ed. Privat 1984
Pagotto N. Le thermalisme à Aix les bains au XIX Institut études savoisiennes 1975
Pajault A. Bourbon-l'Archambault : ses eaux et leurs indications Ed. Exp. Scient. 2003
Pailleron M.L. Les buveurs d'eau Ed. Arthaud 1935
Parmentier R. Bussang au temps du thermalisme Franche-Comté Editions
Pelletier A. La médecine en Gaule : villes d'eau, sanctuaires des eaux Ed. Picard 2003
Penez J. Histoire du thermalisme en France au XIXe siècle Ed. Economica 2004
Perouse G. La vie autrefois à Aix-les-bains : la ville, les thermes, les baigneurs Ed. Dardel 1967
Petiteau F.E. Capvern-les-bains Ed. Sutton 2008
Piera P. Châtel-Guyon, Thermalisme et villégiature Ed. Créer 2012 Ed. Cléops 2013
Piro P. Si Evian m'était contée Ed. Cléops 2013
Poitevin E. Gréoux-les-bains Son histoire, ses eaux, ses histoires Ed. Le livre d'histoire 2004

Queneau P. Médecine thermale. Faits et preuves Ed. Masson 2000

Rives C. Histoire des thermes de Luchon Ed. 1987
Roux E. Fille de Murat-le-Quaire, La Bourboule, naissance d'une commune Ed. Volcans 1975

Salamand G. Histoire vivante du thermalisme à Allevard Ed. Fond de France 2007
Salvani G. Contrexéville et ses environs Ed. Sutton 2004

Thibaud E. Royat et ses environs Ed. Livre d'histoire 2004
Thierry L. Le thermalisme dans la région Rhône Alpes Thèse
Ticon J. Le début du thermalisme à Thonon-les-bains Ed. 2001
Toulier B. Villes d'eaux stations thermales et balnéaires Ed. Dexia Imprimerie nationale 2002
Trebucq S. Petite histoire de Salies-de-Béarn Ed. des régionalismes 2006
Troigros H. Bourbonnes-les-bains et sa région Ed. Guéniot 2005

Verges-Courtois D. Le Boulou « El Volo », son village et ses thermes Ed. La poste d'autrefois 2008
Vivarat L. Uriage-les-bains Imprimerie des deux ponts Grenoble 1979

Wallon A. La vie quotidienne dans les villes d'eau (1850-1914) Ed. Hachette 1981
Watkin D. Bouvet V. Palaces et grands hôtels d'Europe Ed. Flammarion 1984

LISTE DES STATIONS THERMALES MÉTROPOLITAINES CITÉES DANS L'OUVRAGE

(en italique figurent les noms de stations thermales aujourd'hui disparues)

Aix-en-Provence 24 25 28 34 79 91 108 206

Aix-les-bains 24 25 29 41 43 45 46 61 91 92 98 100 101 115 116 117 118 119 127 128 132 143 164 166 168 171 177 178 180 198 211 221 231 241 243 256 261

Aix Marlioz 43 102 143 261

Alet 36 38 234

Allevard-les-bains 144 180 261

Amélie-les-bains 19 21 28 30 36 38 41 44 45 46 79 93 95 105 108 109 110 122 140 141 142 164 165 171 185 186 187 218 219 240 261

Amnéville-les-Thermes 205 228 238 261

Amphion 86 236

Anthien 235

Arcachon 237

Argeles-Gazost 144 189 198 202 213 261

Aulus-les-bains 29 43 153 227 241 261

Avène-les-bains 43 99 179 240 261

Ax-les-Thermes 24 29 41 97 194 231 241 261

Bagneres-de-Bigorre 25 30 33 40 44 59 61 72 73 79 91 95 108 122 166 168 185 190 193 194 206 210 212 228 256 261

Bagnoles de l'Orne 25 79 203 244 261

Bagnols les bains 25 29 38 39 46 261

Bains-les-bains 25 29 46 83 91 92 95 166 213 217 261

Balaruc-les-bains 23 25 29 36 37 43 54 91 151 153 241 261

Barbotan-les-Thermes 24 35 49 55 59 91 213 244 261

Barèges 43 49 72 73 92 95 103 105 106 109 140 151 185 261

Beaucens 261

Berthemont-les-bains 43 231 261

Besançon 145

Boulou (Le) 36 98 261

Bourbon-Lancy 24 29 36 45 79 93 95 168 169 244 261

Bourbon-L'Archambault 24 38 50 51 56 62 63 64 65 67 72 91 95 102 103 132 153 194 199 243 261

Bourbonne-les-bains 21 23 24 26 27 28 29 43 49 53 56 60 77 78 83 89 91 92 103 105 106 107 108 109 110 111 115 132 151 153 166 169 170 172 193 205 206 231 242 245 246 256 261

Bourboule (La) 24 45 132 133 169 223 246 247 261

Brides-les-bains Salins les Thermes Moutiers Tarentaise 45 145 149 153 163 261

Bussang 83 233

Cambo-les-bains 164 187 225 244 261

Camoins-les-bains 100 261

Capvern-les-bains 25 29 168 169 194 227 244 261

Casteljaloux 144 231 241 261

Castera-Verduzan 24 36 46 92 240 261

Cauterets 25 36 41 43 51 53 79 95 100 103 114 115 166 168 194 198 202 210 245 261

Chaldette (La) 241 261

Challes-les-eaux 143 144 163 209 261

Charbonnières 235

Chatenois 235

Chateauneuf-les-bains 95 164 213 240 261

Chateldon 79 85 86 215 245 252

Chatel-Guyon 45 132 133 134 135 153 154 156 166 171 172 194 195 199 203 209 224 227 247 261

Chaudes-Aigues 25 29 37 46 165 228 261

Contrexéville 82 83 84 85 91 109 110 146 164 166 167 179 180 194 195 198 211 212 221 227 235 244 251 254 261

Cransac 37 70 154 196 238 261

Daulaincourt 235

Dax 24 25 29 33 46 53 74 76 149 166 168 179 189 193 199 209 211 241 244 261

Decize Saint Aré 235

Digne-les-bains 25 46 95 105 108 167 168 256 261

Divonne-les-bains 24 25 45 146 163 231 244 261

Eaux-Bonnes (Les) 46 51 92 105 119 178 194 196 198 202 206 212 217 231 244 261

Eaux-Chaudes (Les) 61 119 191 212 261

Encausse 234

Enghien-les-bains 44 81 82 166 180 261

Escouloubre 234

Eugénie-les-bains 44 119 240 244 261

Euzet 159 233

Evaux-les-bains 24 29 36 43 166 217 246 261

Evian-les-bains 24 86 87 127 128 129 160 161 166 194 195 197 199 200 201 203 211 244 245 261

Forges les eaux 36 44 67 68 69 79 90 151 232

Fourchambault Garchigny 235

Fumades-les-bains (Les) 25 29 35 43 159 160 225 261

Gréoux-les-bains 25 29 36 91 167 168 217 241 261

Guillon les bains Baumes les Dames 235

Hyères 233

Jonzac 238 261

Lamalou-les-bains 45 92 95 132 135 136 137 156 180 181 194 206 209 222 261

Léchère-les-bains (La) 148 261

Lectoure 241 261

Lons-le-saunier 145 231 261

Luchon 24 25 30 41 45 91 92 93 114 122 156 164 166 168 169 171 178 179 194 202 206 212 221 245 246 256 261

Luxeuil-les-bains 24 30 33 34 35 36 79 91 92 95 108 166 169 199 261

Luz-Saint-Sauveur46 79 122 194 261

Maizières 235

Martigny-les-bains 109 166 212 213 234

Miers 153 233

Molitg-les-bains 95 231 261

Montbrun-les-bains 149 231 261

Mont-Dore (Le) 29 38 43 46 93 114 115 142 156 165 166 186 191 194 199 221 247 261

Montmirail 153 235

Montpeyroux 233

Montrond-les-bains 148 149 228 261

Morsbronn-les-bains 44 231 237 261

Néris-les-bains 21 24 30 47 52 53 56 115 132 180 194 206 209 243 244 246 261

Neyrac-les-bains 24 29 41 146 241 244 261

Niederbronn-les bains 29 43 205 231 261

Plombières-les-bains 23 29 37 43 44 45 46 47 57 58 59 60 79 83 89 90 91 92 99 100 109 119 120 124 125 132 151 163 166 194 195 200 205 212 231 244 246 256 261

Pougues 55 61 95 170 233

Préchacq-les- bains 59 261

Preste (La) 41 43 84 92 93 118 124 172 206 217 219 261

Rennes-les-bains 41 261

Ribeauvillé 46 159 235

Rochefort 44 99 231 256 261

Roche-Posay (La) 39 43 44 61 97 98 169 189 228 246 247 261

Royat 23 27 28 30 43 45 119 142 180 181 182 183 184 187 188 189 192 194 195 204 205 206 215 228 242 247 261

Sail les bains 29 54 233

Sail sous Couzan 236

Saint Alban les eaux 235

Saint-Amand-les-eaux 36 44 46 71 91 95 105 180 225 241 261

Saint Christau 38

Saint Denis sur Loire 234

Saint Galmier 45 158 161

Saint-Gervais-les-bains 100 143 166 199 261

Saint-Honoré-les-bains 24 29 43 261

Saint Lary-Soulan 261

Saint Laurent-les-bains 29 231 241 261

Saint Maurice es Allier 236

Saint Nectaire 165

Saint Paul les Dax 228 237 261

Saint Romain le Puy 45 159

Salies de Béarn 37 145 153 198 207 244 261

Salies du Salat 29 146 244 261

Salins les bains 144 261

Salvetat sur Agout (La) 44 251

Santhenay 235

Saubusse-les-bains 261

Saujon 147 148 244 256 261

Soultzmatt 236

Tercis 29 41

Thonon-les-bains 44 199 231 241 244 261

Uriage-les-bains 29 163 164 199 225 261

Ussat-les-bains 21 95 100 194 217 256 261

Vals-les- bains 55 132 151 156 161 166 170 195 197 199 203 204 205 213 217 244 252 261

Velleminfroy 235

Vergèze 45 159 161

Vernet-les-bains 37 41 168 186 187 194 199 200 203 213 218 219 256 261

Vic sur Cère 234

Vichy 21 27 29 36 45 46 65 66 67 85 91 93 98 109 111 113 115 120 121 122 123 131 132 137 138 139 140 152 153 154 156 157 158 160 161 163 164 165 166 167 168 169 171 178 185 189 195 196 199 201 202 204 205 206 207 208 210 211 212 213 214 215 216 217 221 223 224 225 226 227 230 241 245 247 252 256 261

Vittel 83 109 129 146 147 156 161 163 164 166 167 195 198 199 202 211 212 217 221 235 244 250 251 254 261

Achevé d'imprimer par Corlet Numérique - 14110 Condé-sur-Noireau
N° d'Imprimeur : 134516 - Dépôt légal : décembre 2016 - *Imprimé en France*

www.ingramcontent.com/pod-product-compliance
Lightning Source LLC
LaVergne TN
LVHW011307061026
849535LV00005B/1440